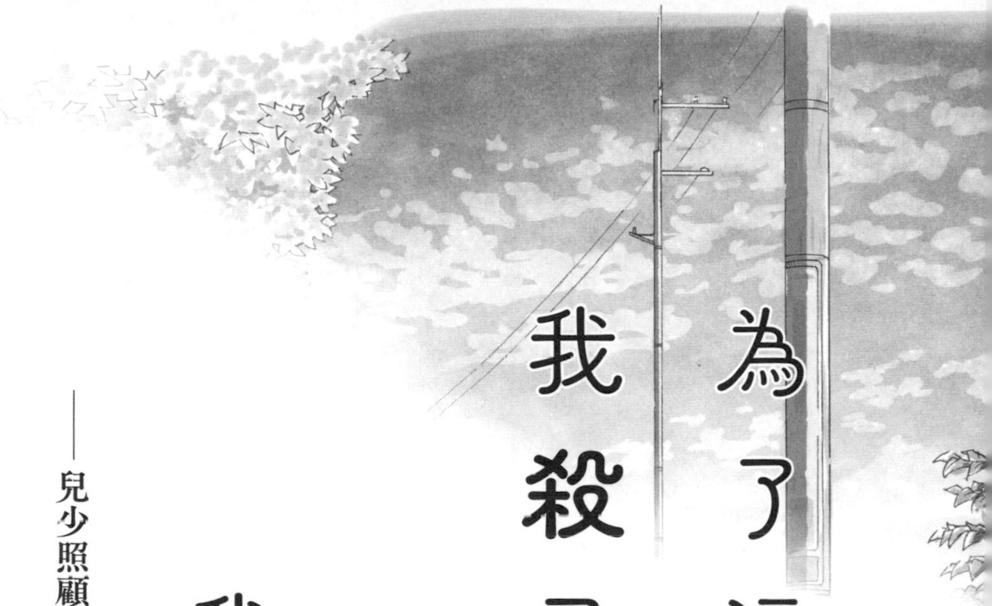

為了這個家我殺了我自己

——兒少照顧者的重生日記

水谷綠 Mizutani Midori ——著

陳令嫻 ——譯

Contents

兒少照顧者：平常從事原本應由成年人負責的家務、照顧家人、長照等勞務的兒童。

本作品為根據採訪資料所創作的故事。每位醫師各有其治療精神疾病的方式，本書所提及之醫療方式僅為部分醫師的意見，並非絕對。疾病症狀依病患情況而有所不同，本書僅提及部分情況，尚祈見諒。

第1話｜小唯是兒少照顧者

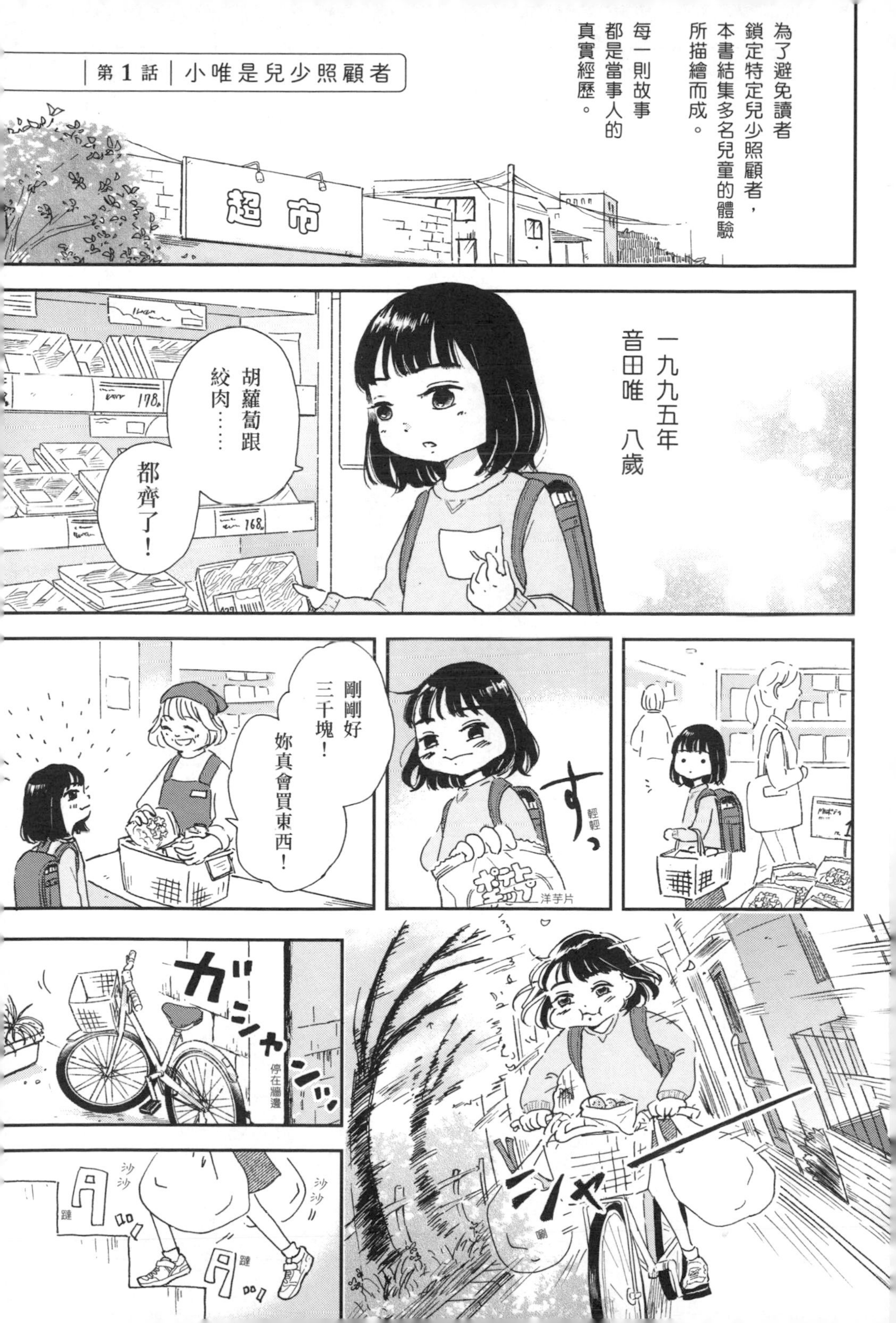

為了避免讀者鎖定特定兒少照顧者，本書結集多名兒童的體驗所描繪而成。
每一則故事都是當事人的真實經歷。
超市
一九九五年 音田唯 八歲
胡蘿蔔跟絞肉……都齊了！
178
168
す
輕輕
洋芋片
剛剛好三千塊！妳真會買東西！
シャ
唰
ガシャンッ
停在牆邊
沙沙
タ
躂
沙沙
タ
躂

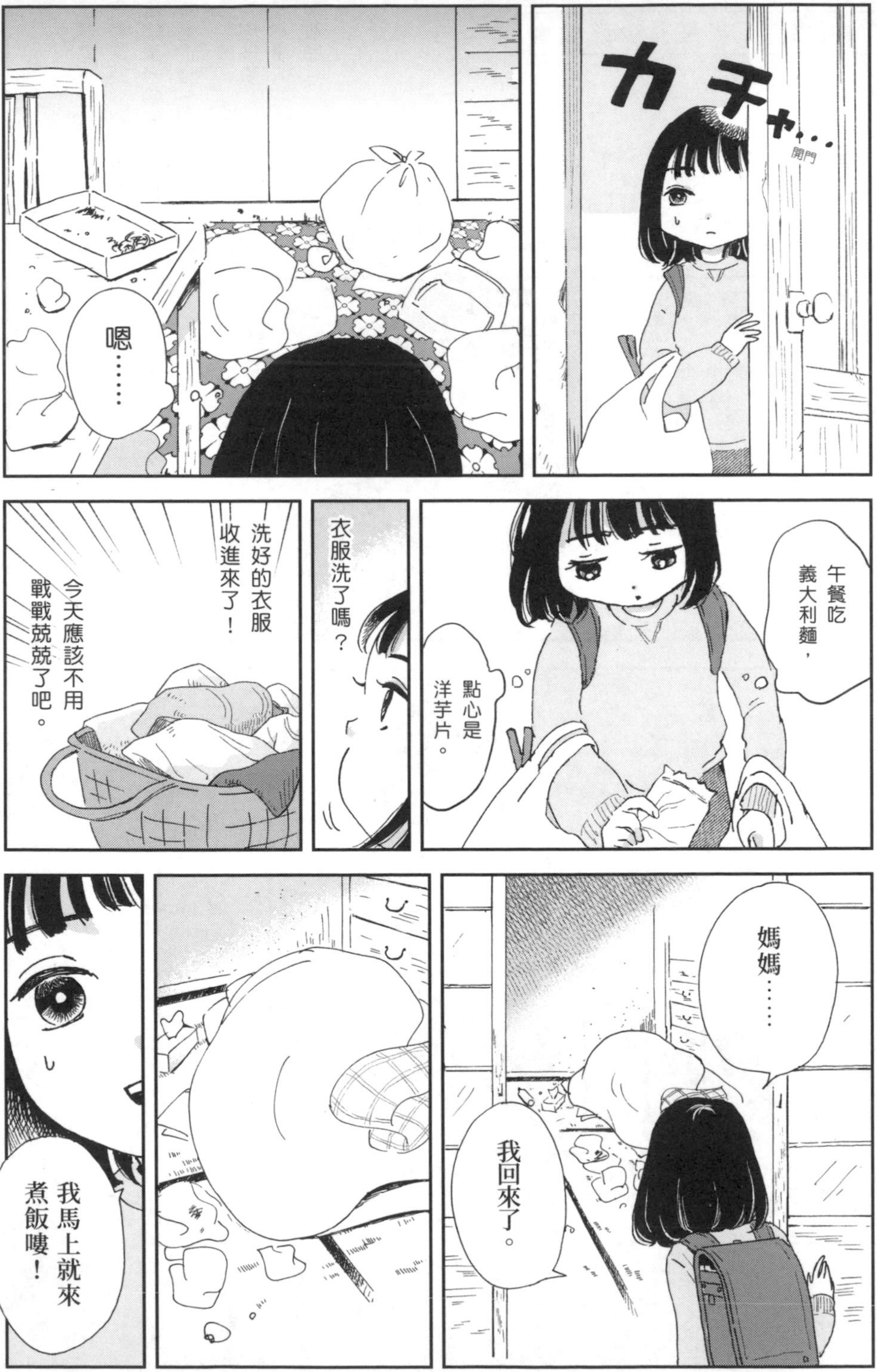
カチャ…
開門
嗯……
午餐吃義大利麵，
點心是洋芋片。
衣服洗了嗎？
洗好的衣服收進來了！
今天應該不用戰戰兢兢了吧。
媽媽……
我回來了。
我馬上就來煮飯嘍！

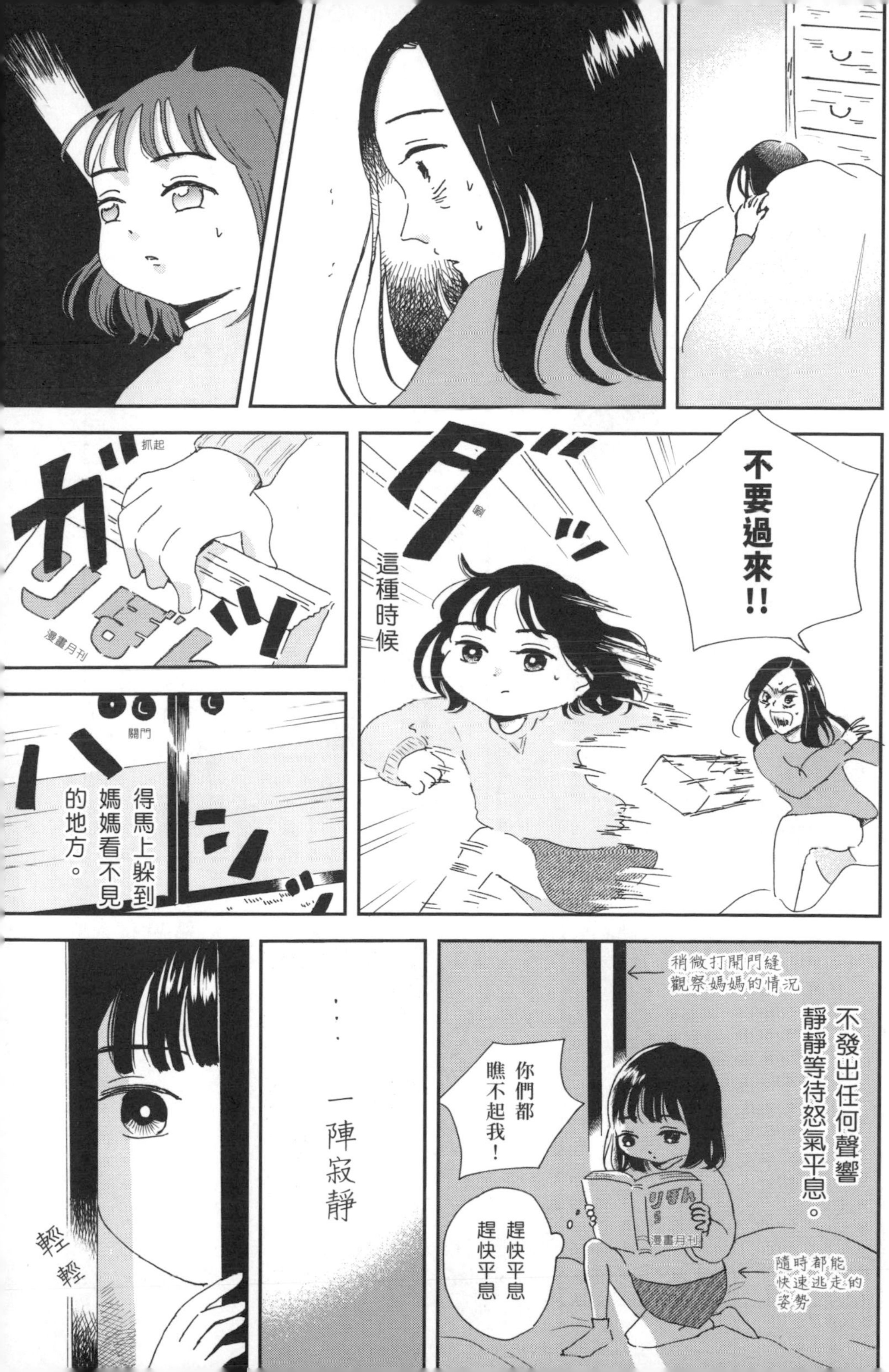

不要過來!!
ダッ
唰
這種時候
ガバッ
抓起
漫畫月刊
バシッ
關門
得馬上躲到媽媽看不見的地方。
稍微打開門縫觀察媽媽的情況
不發出任何聲響靜靜等待怒氣平息。
你們都瞧不起我!
趕快平息趕快平息
漫畫月刊
隨時都能快速逃走的姿勢
…一陣寂靜
輕輕

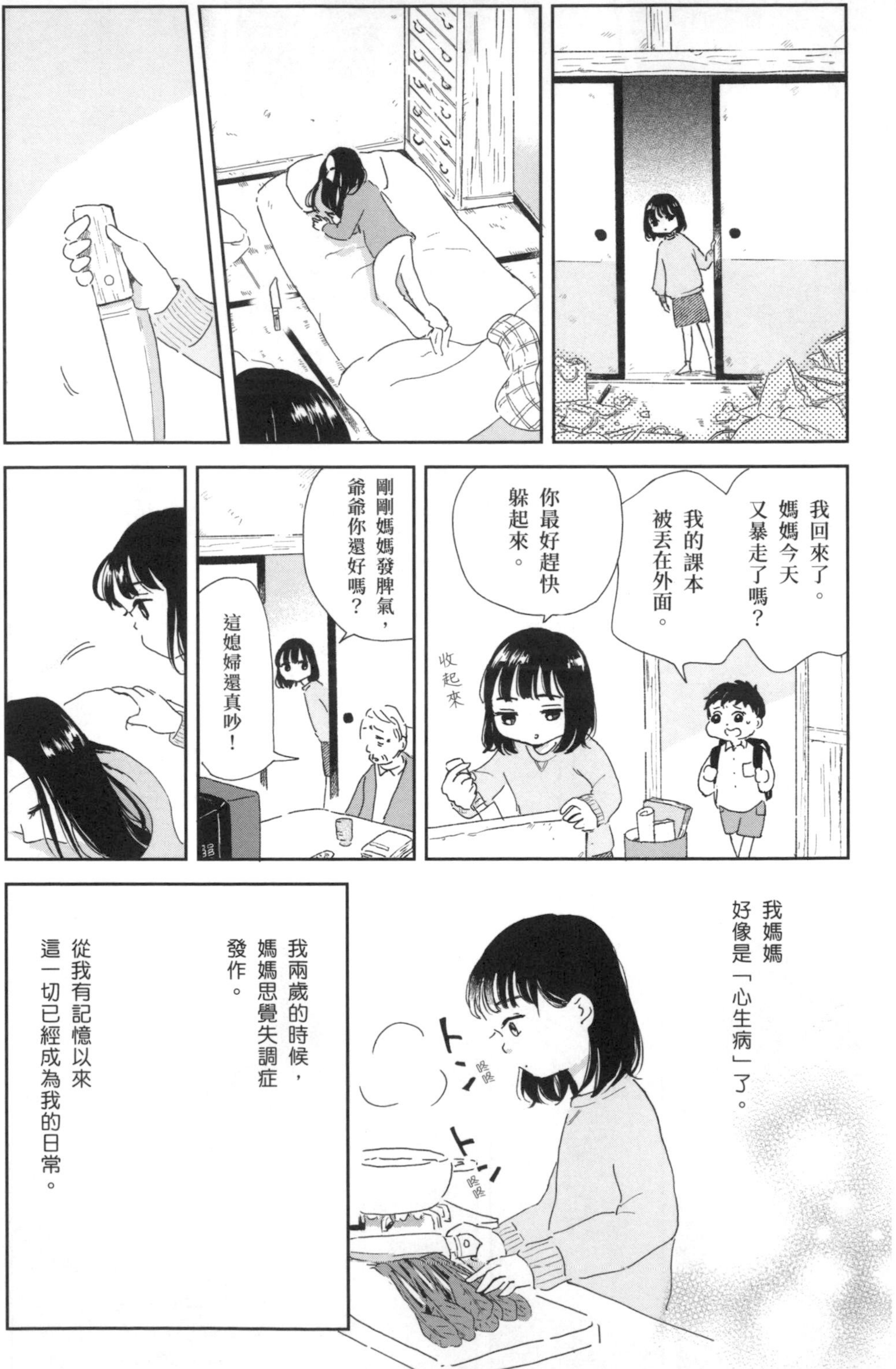
我回來了。媽媽今天又暴走了嗎？
我的課本被丟在外面。
你最好趕快躲起來。
收起來
剛剛媽媽發脾氣，爺爺你還好嗎？
這媳婦還真吵！
我媽媽好像是「心生病」了。
咚咚
咚咚
我兩歲的時候，媽媽思覺失調症發作。
從我有記憶以來這一切已經成為我的日常。

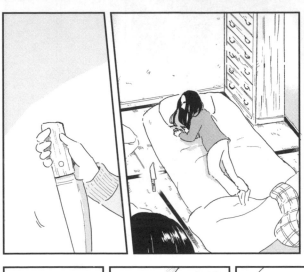

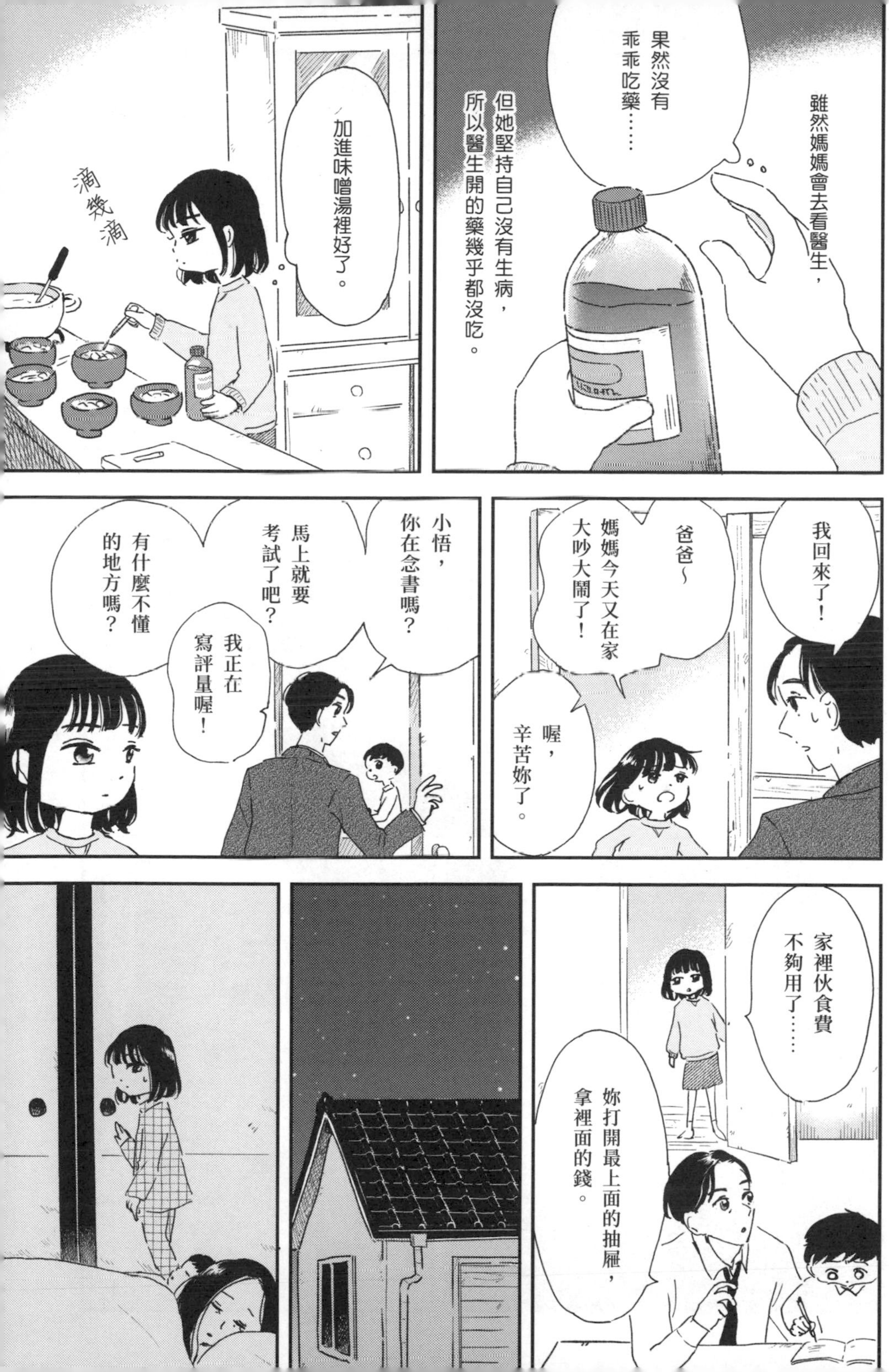
雖然媽媽會去看醫生，
果然沒有乖乖吃藥……
但她堅持自己沒有生病，所以醫生開的藥幾乎都沒吃。
加進味噌湯裡好了。
滴幾滴
我回來了！
爸爸～媽媽今天又在家大吵大鬧了！
喔，辛苦妳了。
小悟，你在念書嗎？
馬上就要考試了吧？
我正在寫評量喔！
有什麼不懂的地方嗎？
家裡伙食費不夠用了……
妳打開最上面的抽屜，拿裡面的錢。

出處：麥克安迪（Michael Ende）《默默》（Momo）遊目族

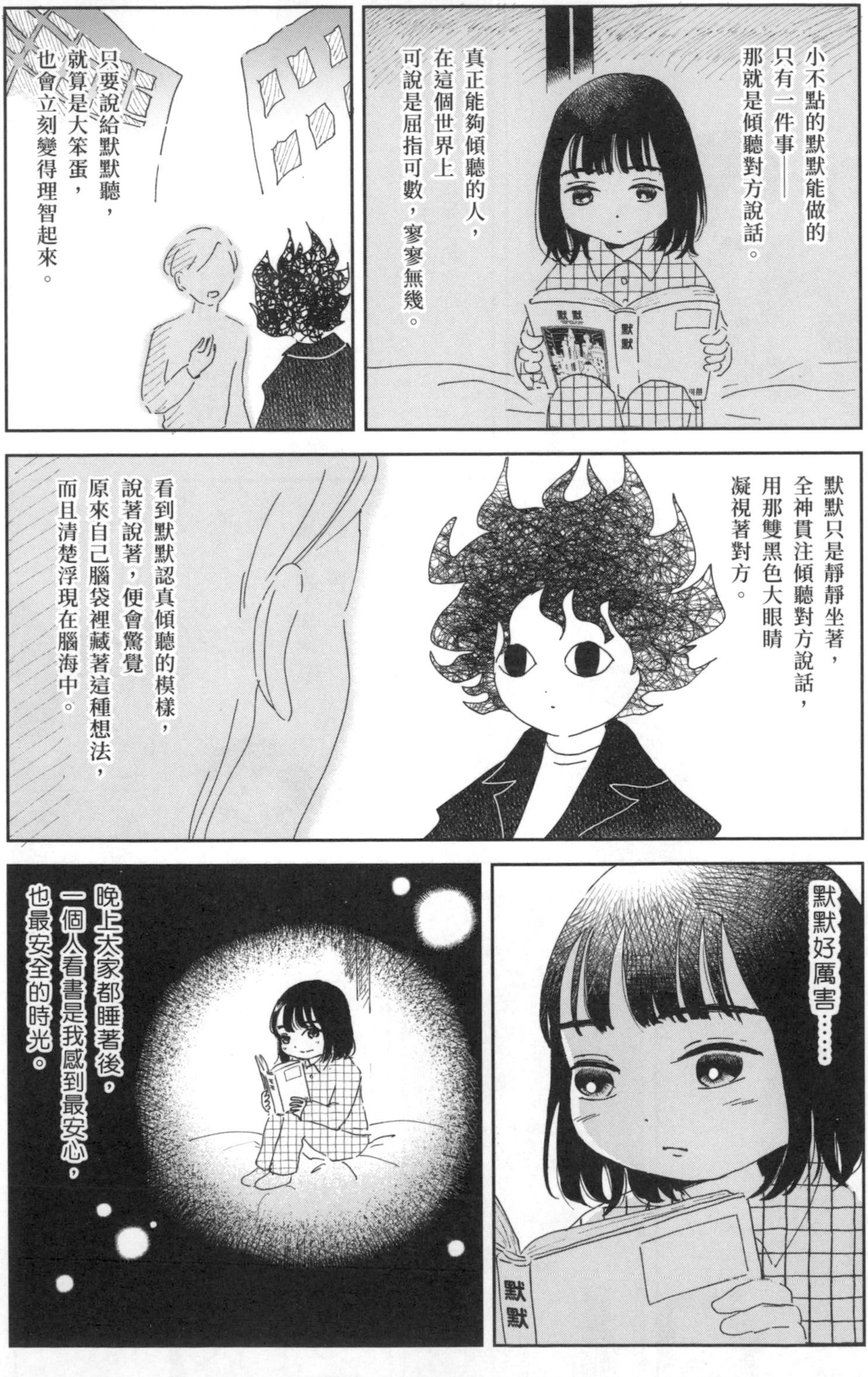

小不點的默默能做的
只有一件事——
那就是傾聽對方說話。
真正能夠傾聽的人，
在這個世界上
可說是屈指可數，寥寥無幾。
默默
默默
只要說給默默聽，
就算是大笨蛋，
也會立刻變得理智起來。
默默只是靜靜坐著，
全神貫注傾聽對方說話，
用那雙黑色大眼睛
凝視著對方。
看到默默認真傾聽的模樣，
說著說著，便會驚覺
原來自己腦袋裡藏著這種想法，
而且清楚浮現在腦海中。
默默好厲害……
默默
晚上大家都睡著後，
一個人看書是我感到最安心，
也最安全的時光。

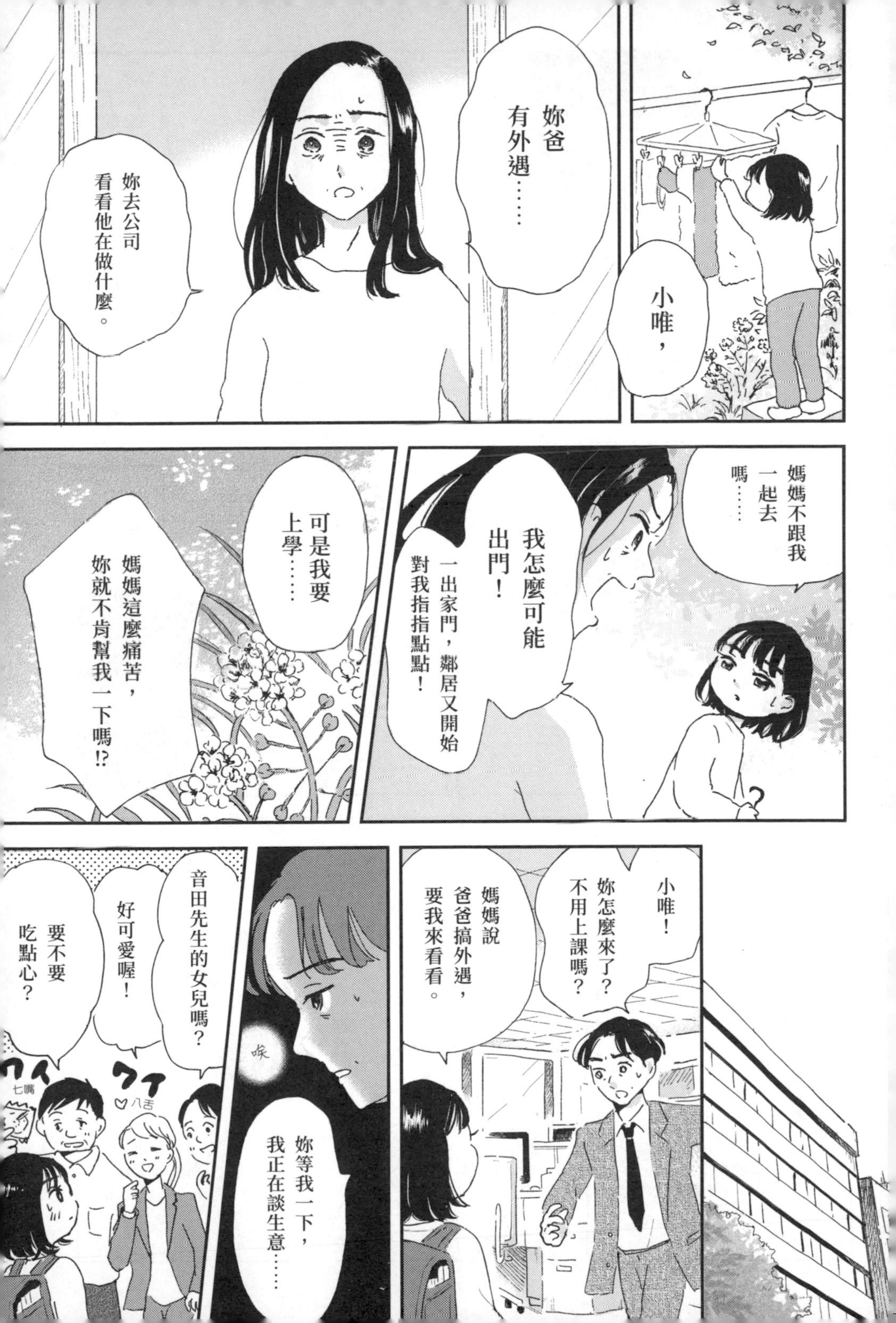
小唯，
妳爸有外遇……
妳去公司看看他在做什麼。
媽媽不跟我一起去嗎……
我怎麼可能出門！
一出家門，鄰居又開始對我指指點點！
可是我要上學……
媽媽這麼痛苦，妳就不肯幫我一下嗎!?
小唯！
妳怎麼來了？不用上課嗎？
媽媽說爸爸搞外遇，要我來看看。
唉
妳等我一下，我正在談生意……
音田先生的女兒嗎？
好可愛喔！
要不要吃點心？
ワイ 七嘴
ワイ 八舌

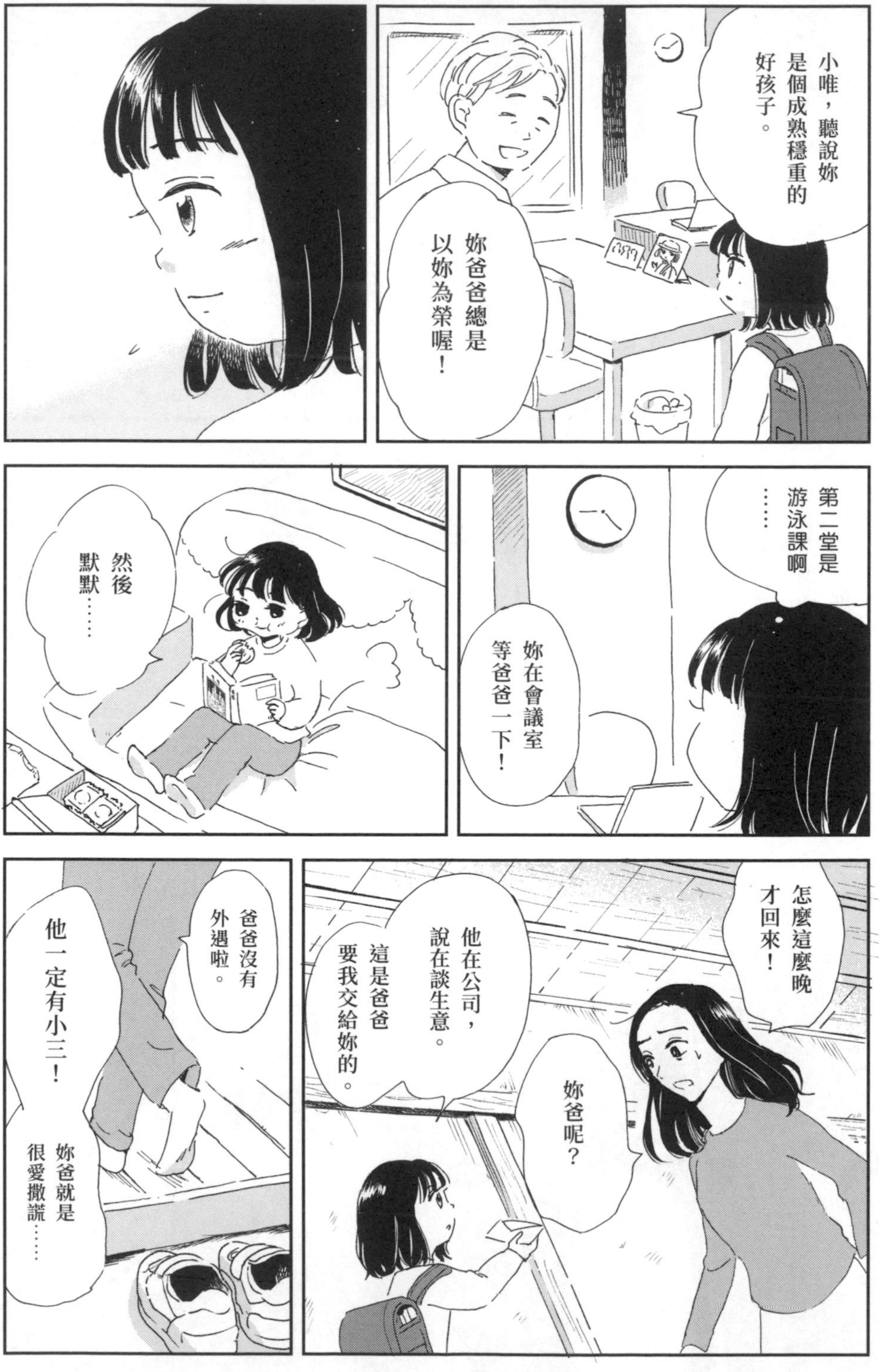
小唯，聽說妳是個成熟穩重的好孩子。
妳爸爸總是以妳為榮喔！
第二堂是游泳課啊……
妳在會議室等爸爸一下！
然後默默……
怎麼這麼晚才回來！
妳爸呢？
他在公司，說在談生意。
這是爸爸要我交給妳的。
爸爸沒有外遇啦。
他一定有小三！
妳爸就是很愛撒謊……

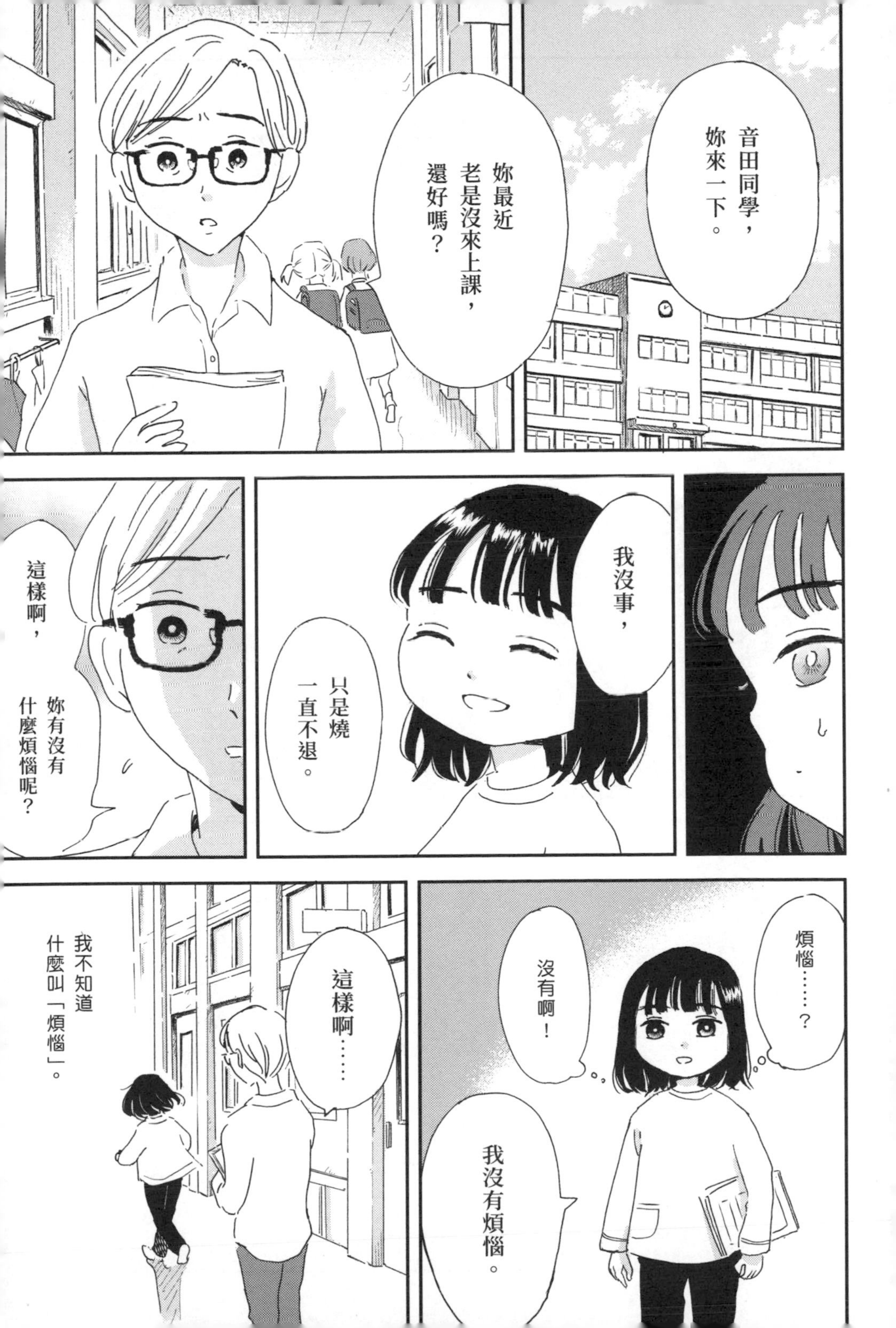
音田同學，妳來一下。
妳最近老是沒來上課，還好嗎？
我沒事，
只是燒一直不退。
這樣啊，
妳有沒有什麼煩惱呢？
煩惱……？
沒有啊！
我沒有煩惱。
這樣啊……
我不知道什麼叫「煩惱」。

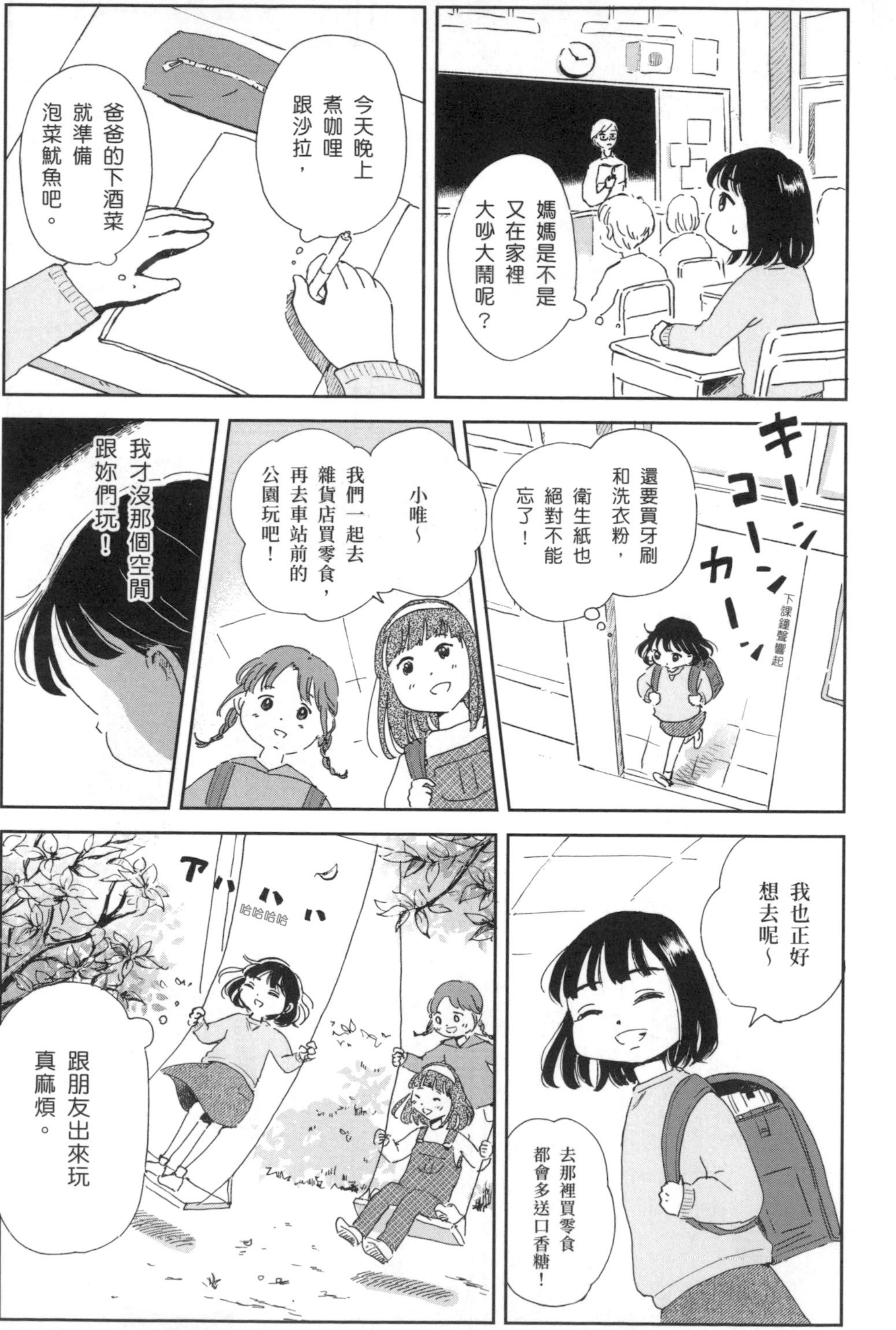
媽媽是不是又在家裡大吵大鬧呢？
今天晚上煮咖哩跟沙拉，
爸爸的下酒菜就準備泡菜魷魚吧。
キーンコーンカーン
下課鐘聲響起
還要買牙刷和洗衣粉，衛生紙也絕對不能忘了！
小唯～
我們一起去雜貨店買零食，再去車站前的公園玩吧！
我才沒那個空閒跟妳們玩！
我也正好想去呢～
去那裡買零食都會多送口香糖！
アハハハ
哈哈哈哈
跟朋友出來玩真麻煩。

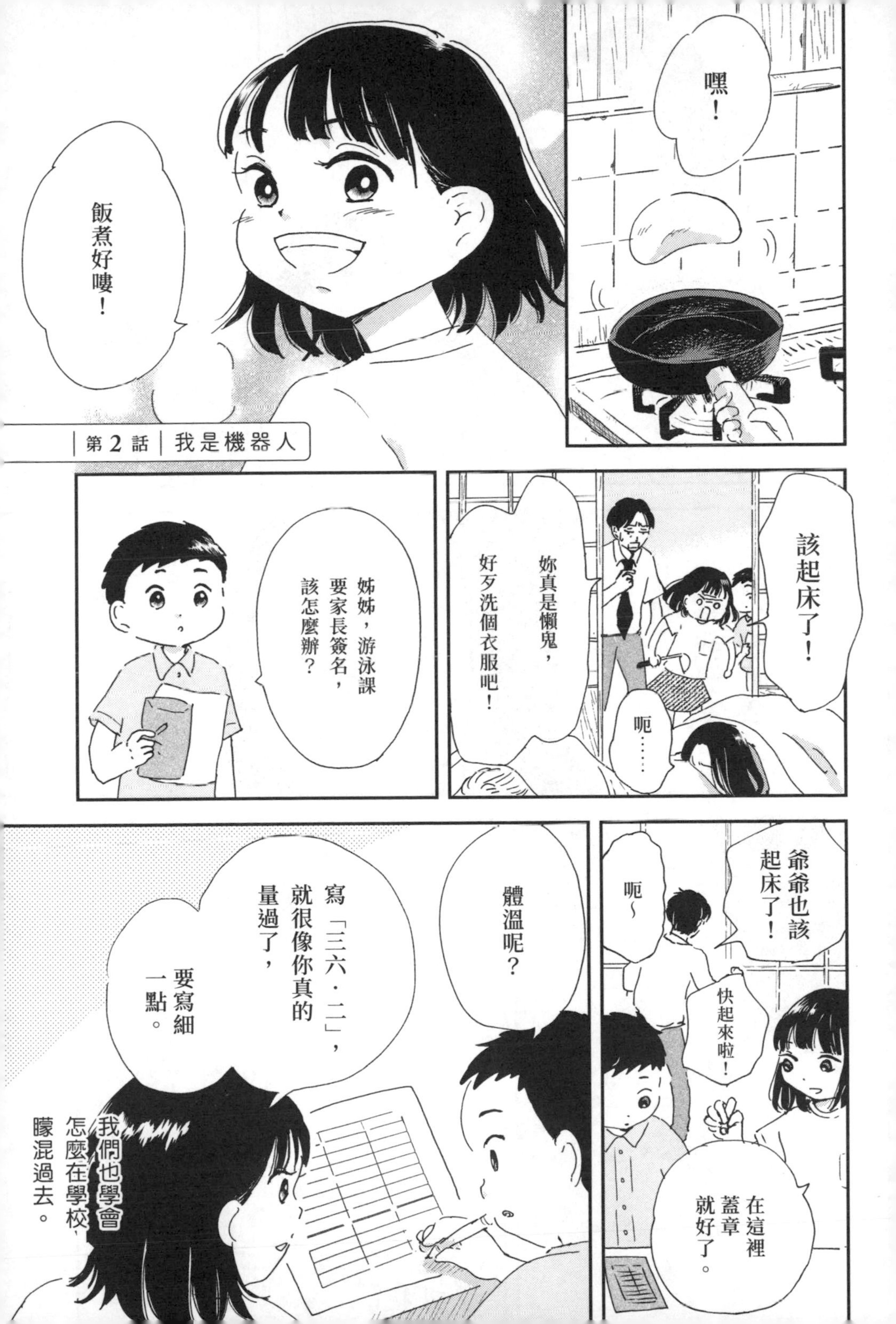
嘿！
飯煮好嘍！
第2話 我是機器人
該起床了！
妳真是懶鬼，好歹洗個衣服吧！
呃……
姊姊，游泳課要家長簽名，該怎麼辦？
爺爺也該起床了！
呃～
快起來啦！
在這裡蓋章就好了。
體溫呢？
寫「三六・二」，就很像你真的量過了，
要寫細一點。
我們也學會怎麼在學校、矇混過去。

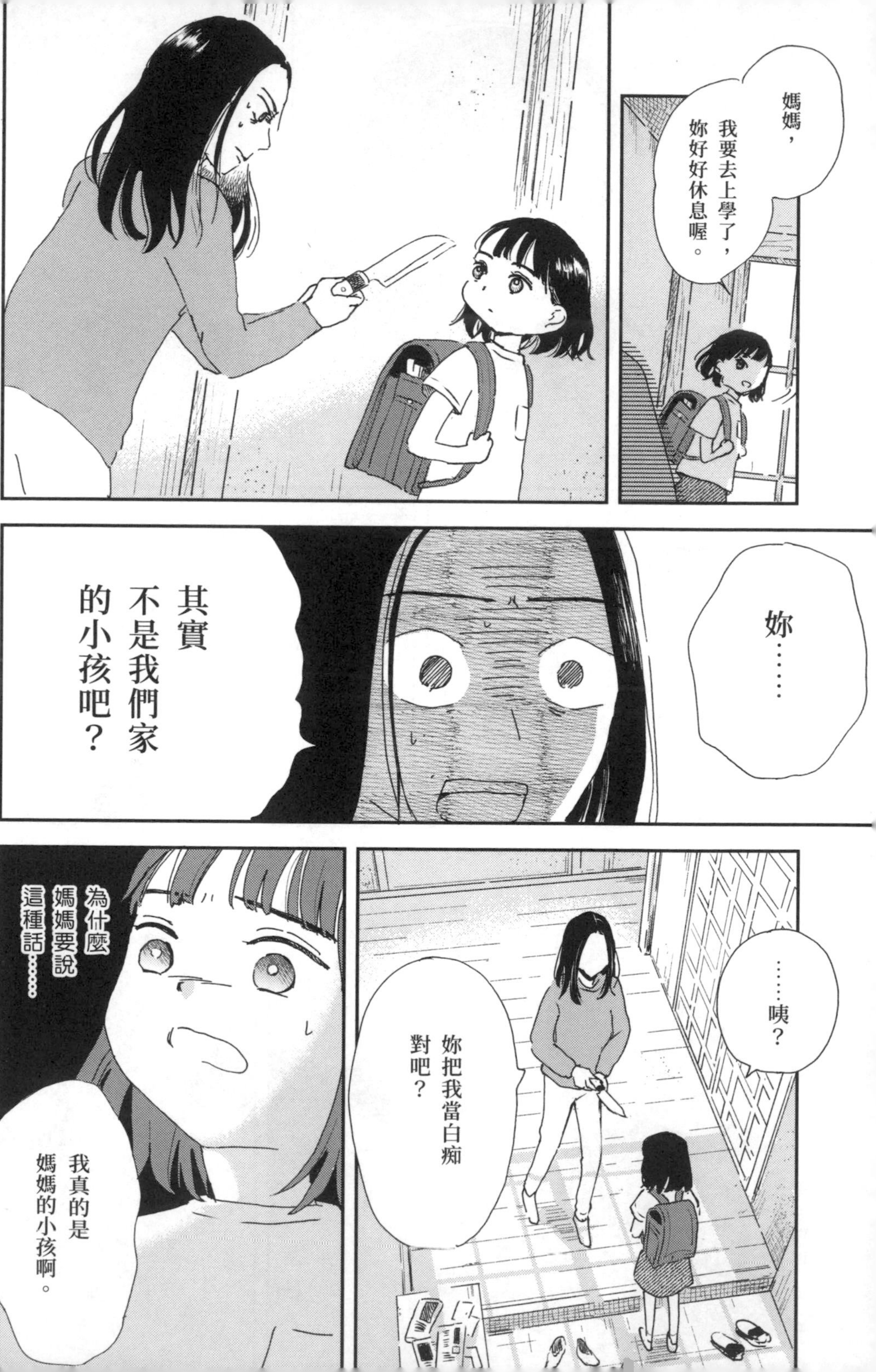
媽媽，我要去上學了，妳好好休息喔。
妳……
其實不是我們家的小孩吧？
……咦？
妳把我當白痴對吧？
為什麼媽媽要說這種話……
我真的是媽媽的小孩啊。

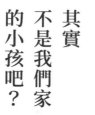

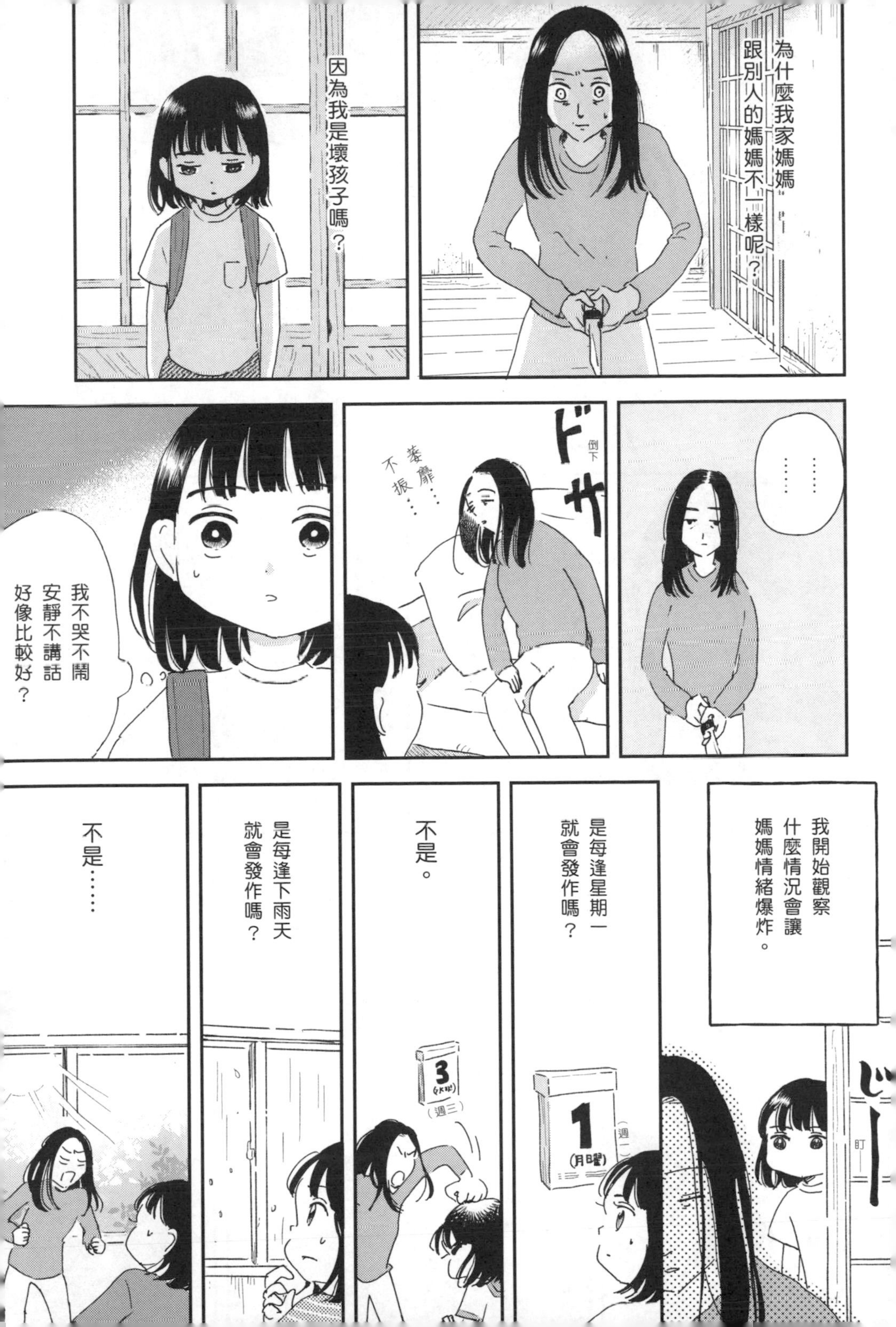
為什麼我家媽媽
跟別人的媽媽不一樣呢？
因為我是壞孩子嗎？
……
……
ドサ
倒下
萎靡不振……
我不哭不鬧
安靜不講話
好像比較好？
我開始觀察
什麼情況會讓
媽媽情緒爆炸。
じーー
盯——
1
月曜
週一
是每逢星期一
就會發作嗎？
不是。
3
水曜
週三
是每逢下雨天
就會發作嗎？
不是……

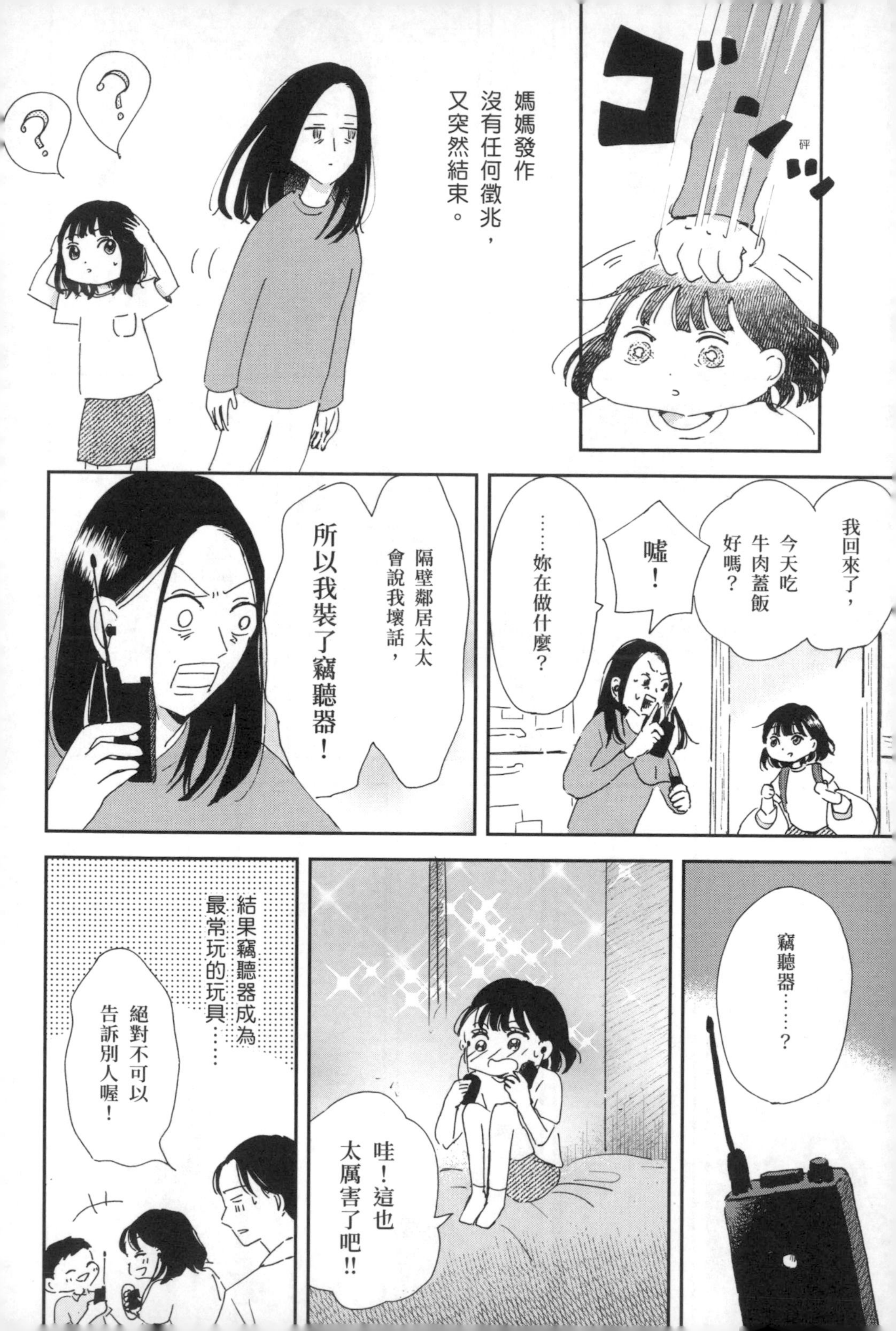

砰
媽媽發作
沒有任何徵兆，
又突然結束。
我回來了，今天吃牛肉蓋飯好嗎？
噓！
……妳在做什麼？
隔壁鄰居太太會說我壞話，
所以我裝了竊聽器！
竊聽器……？
哇！這也太厲害了吧!!
結果竊聽器成為最常玩的玩具……
絕對不可以告訴別人喔！

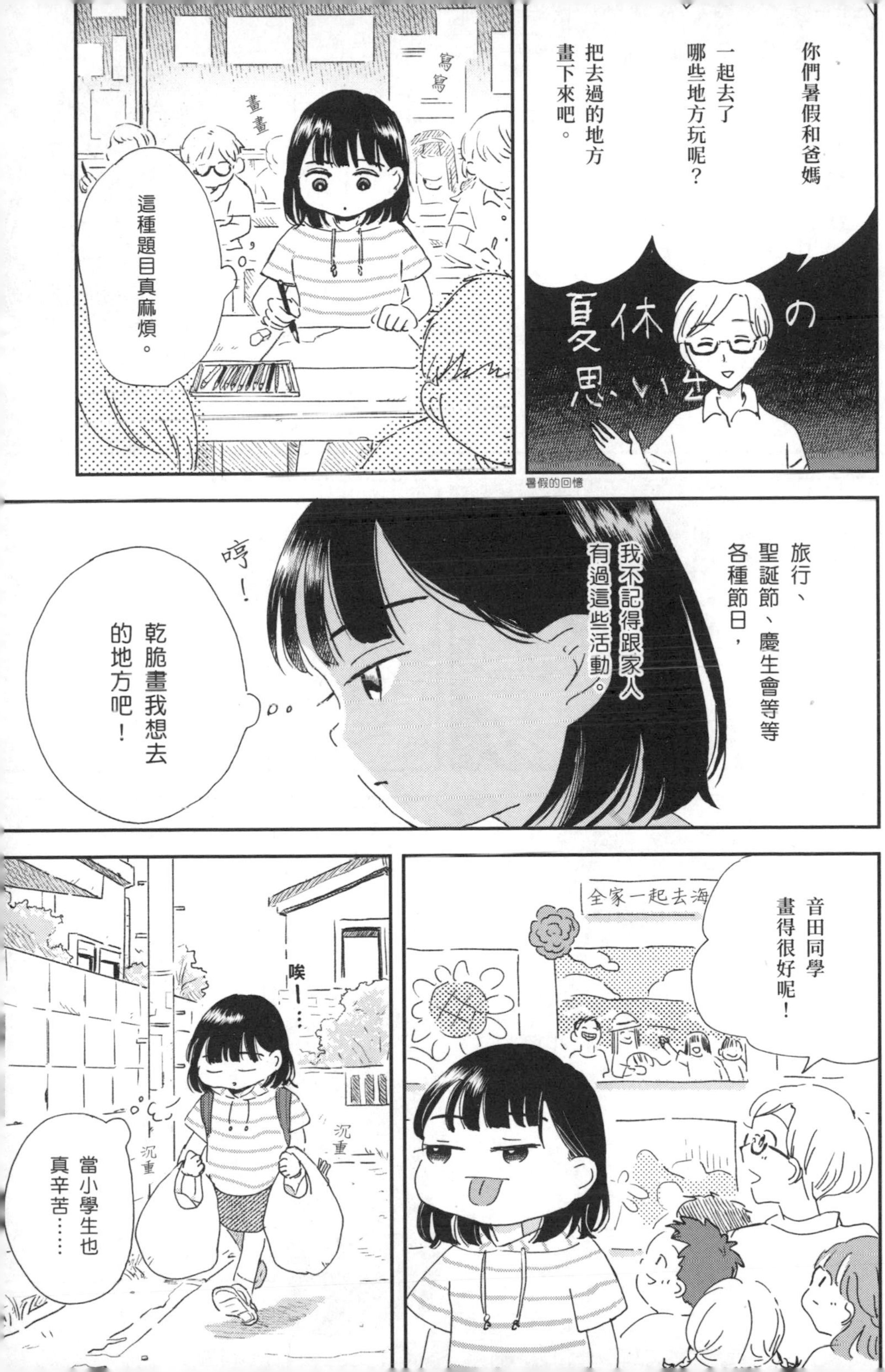
你們暑假和爸媽一起去了哪些地方玩呢？把去過的地方畫下來吧。
夏休の思い出
暑假的回憶
寫寫
畫畫
這種題目真麻煩。
旅行、聖誕節、慶生會等等各種節日，
我不記得跟家人有過這些活動。
哼！
乾脆畫我想去的地方吧！
音田同學畫得很好呢！
全家一起去海
唉——……
沉重
沉重
當小學生也真辛苦……

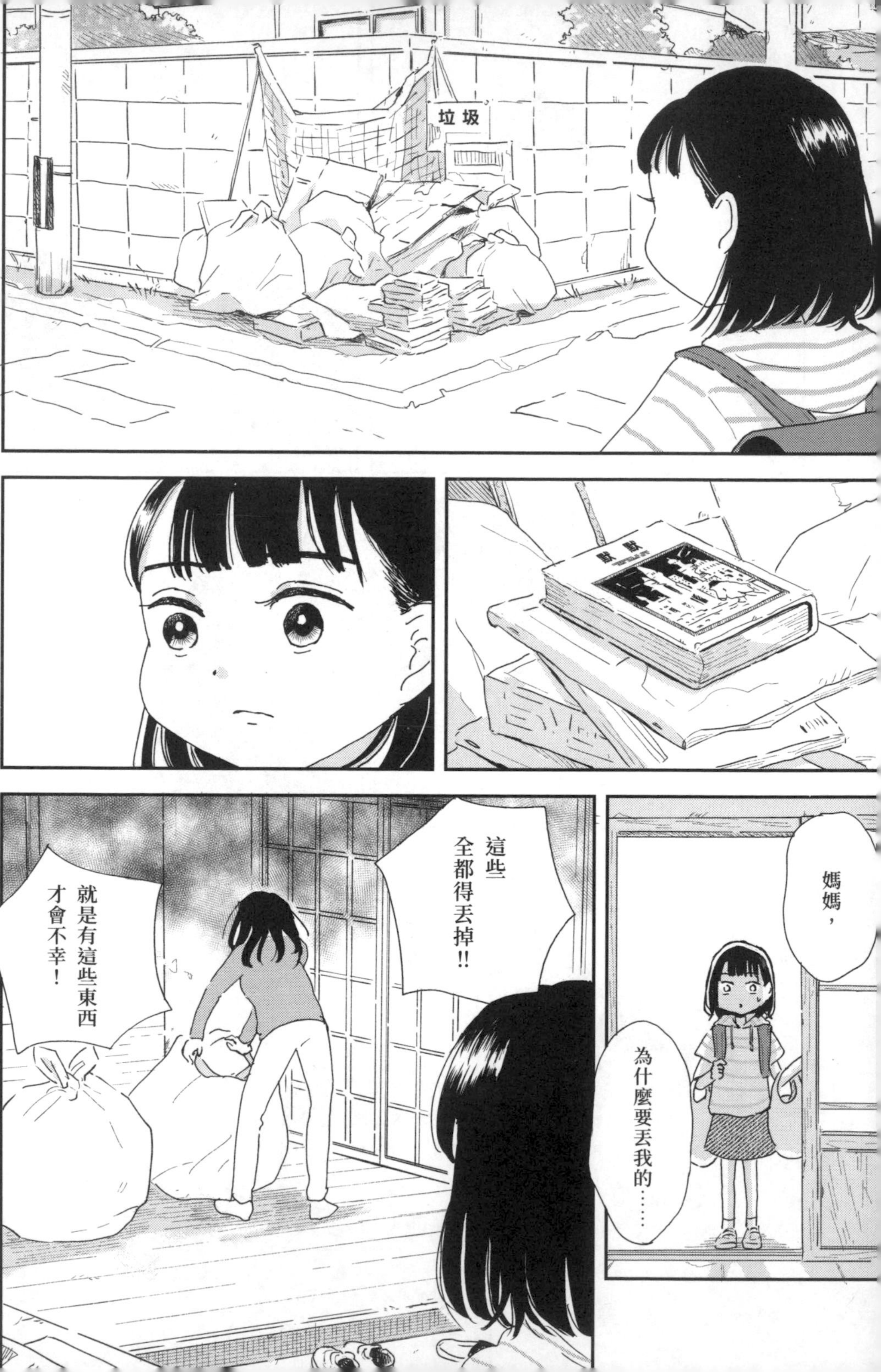
垃圾
媽媽，
為什麼要丟我的……
這些
全都得丟掉!!
就是有這些東西
才會不幸！

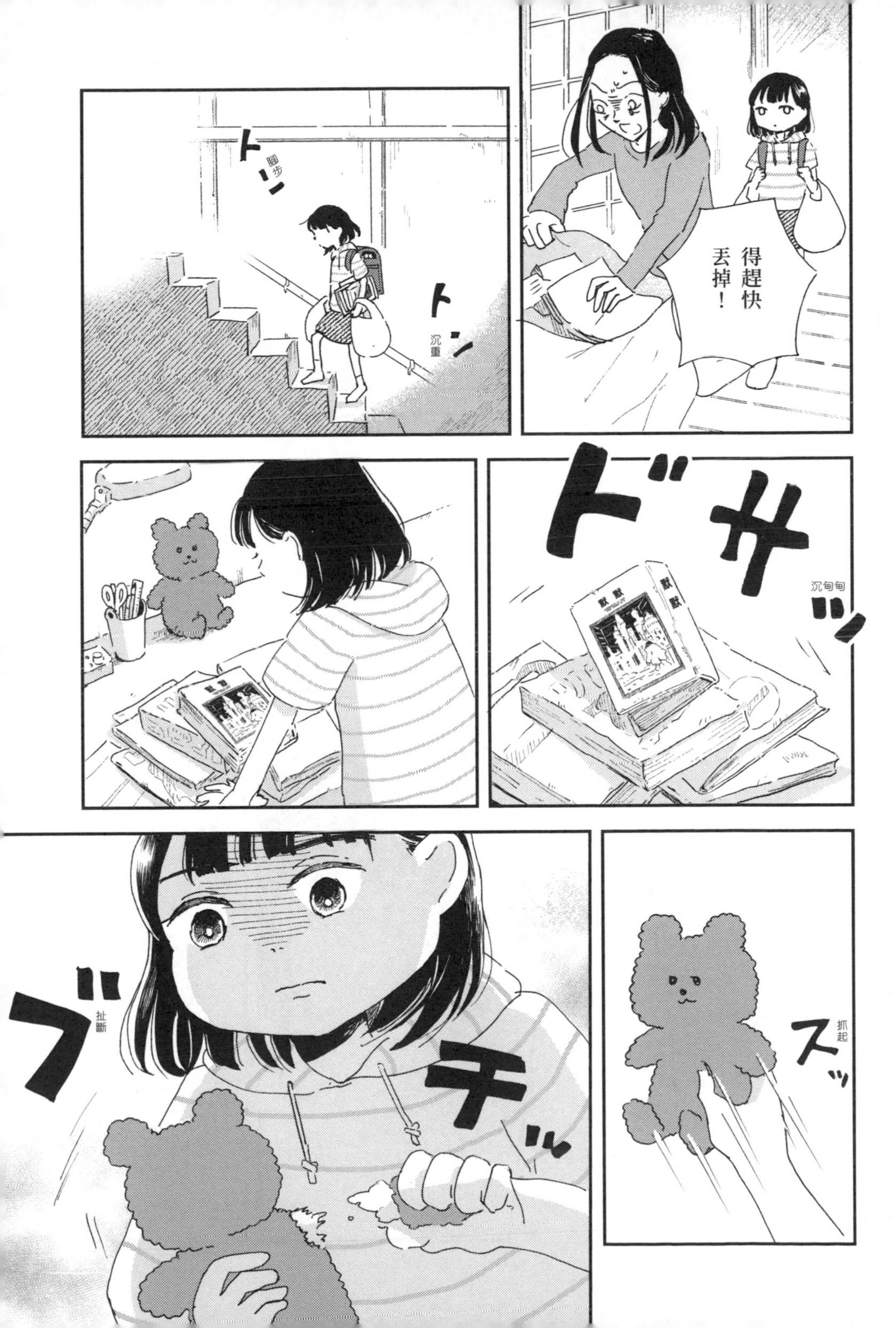

得趕快丟掉！
トン
腳步
トン
沉重
ドサッ
沉甸甸
スッ
抓起
ブチッ
扯斷

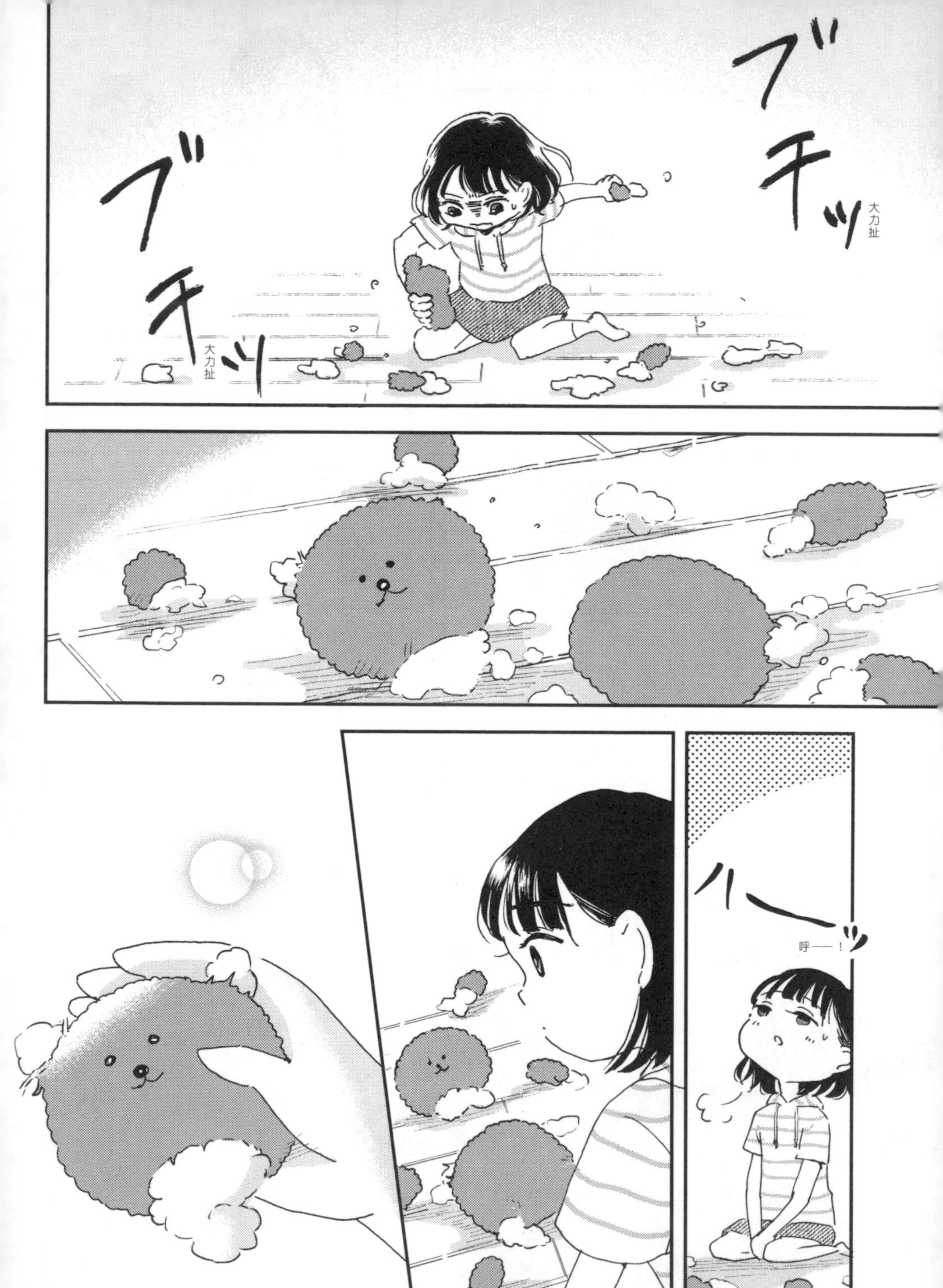
ブチッ
大力扯
ブチッ
大力扯
ハー
呼——！

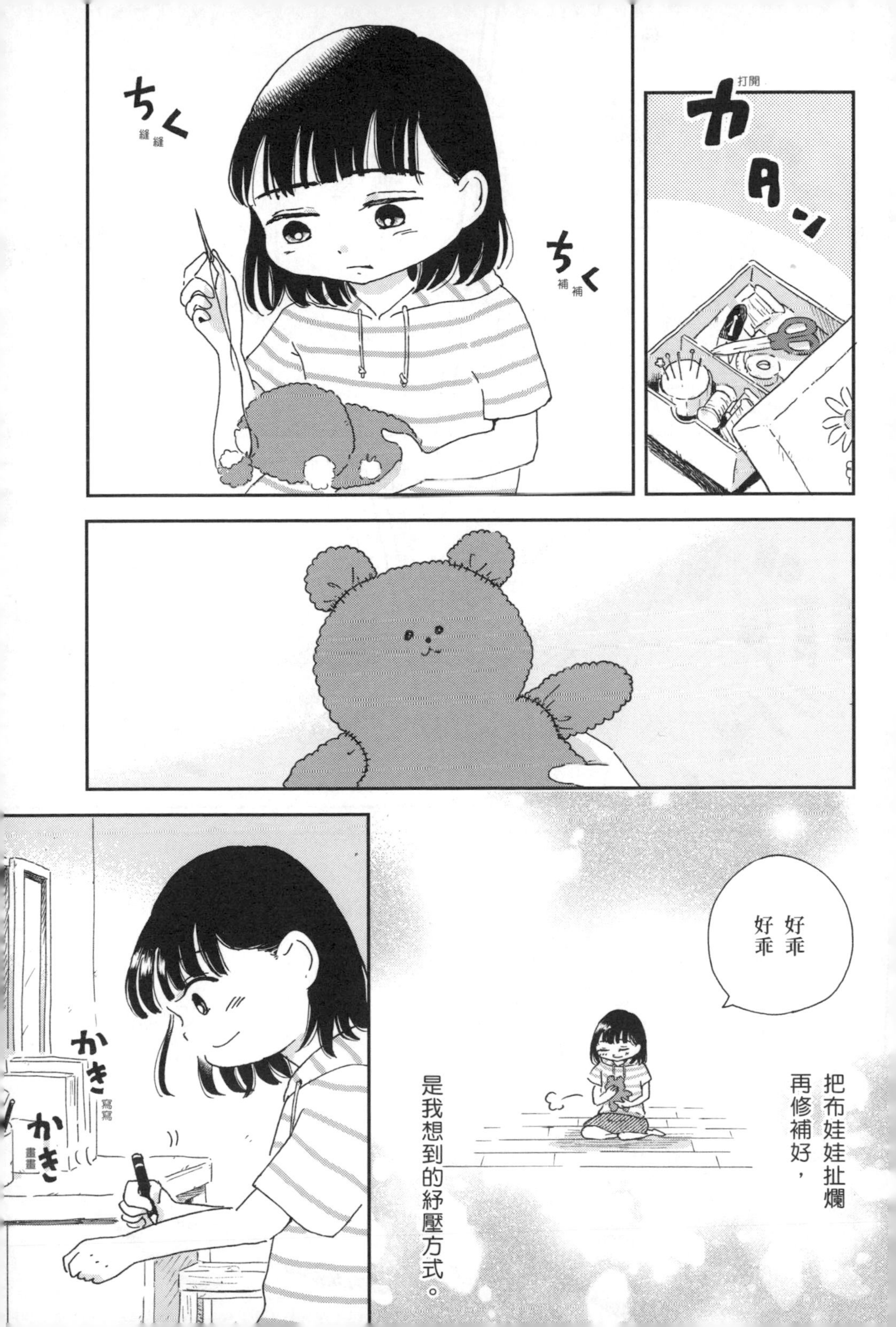
カタン
打開
ちく
縫縫
ちく
補補
好乖
好乖
把布娃娃扯爛
再修補好，
是我想到的紓壓方式。
かき
寫寫
かき
畫畫

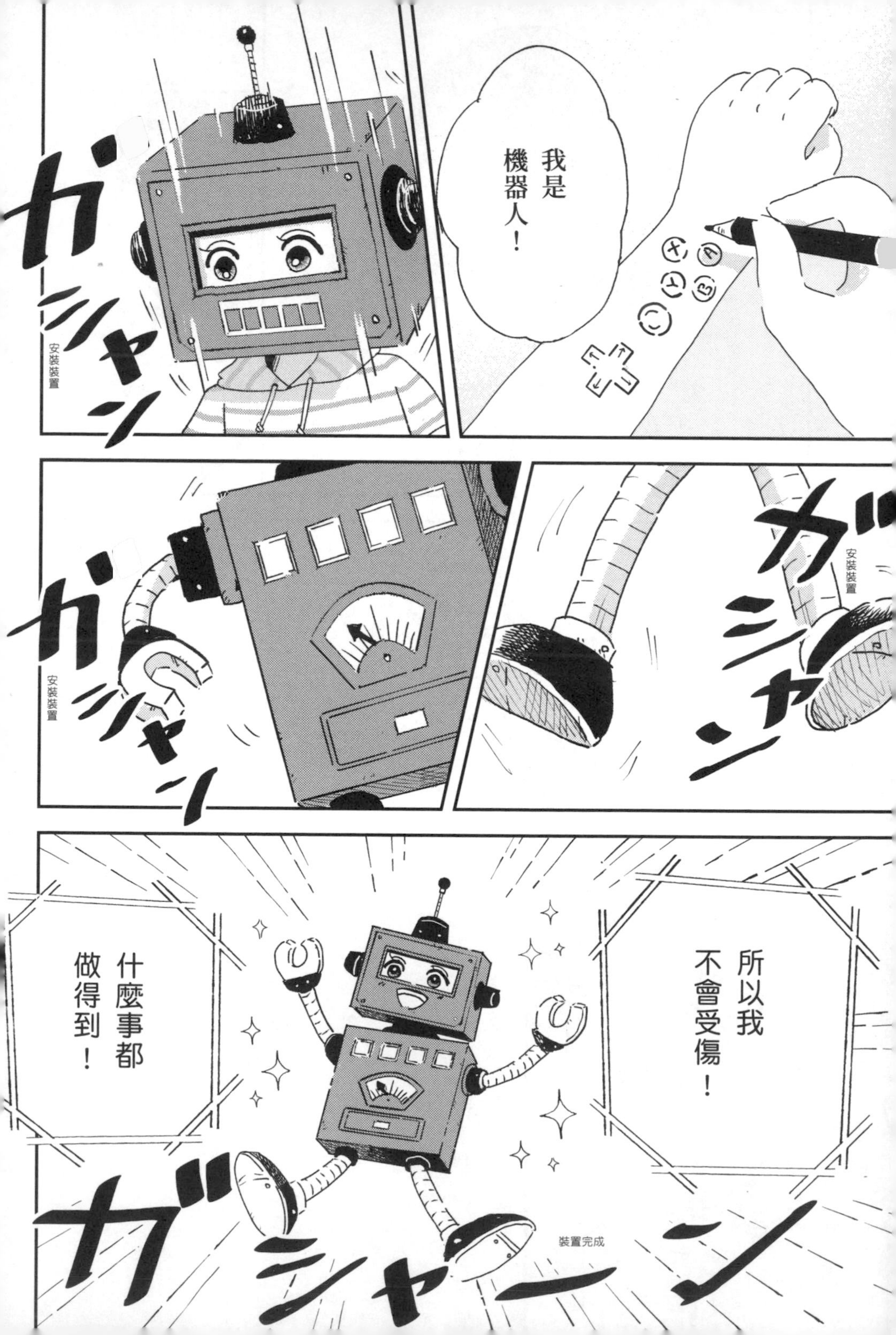
我是機器人！
ガシャン
安裝裝置
ガシャン
安裝裝置
ガシャン
安裝裝置
所以我不會受傷！
什麼事都做得到！
ガシャーン
裝置完成

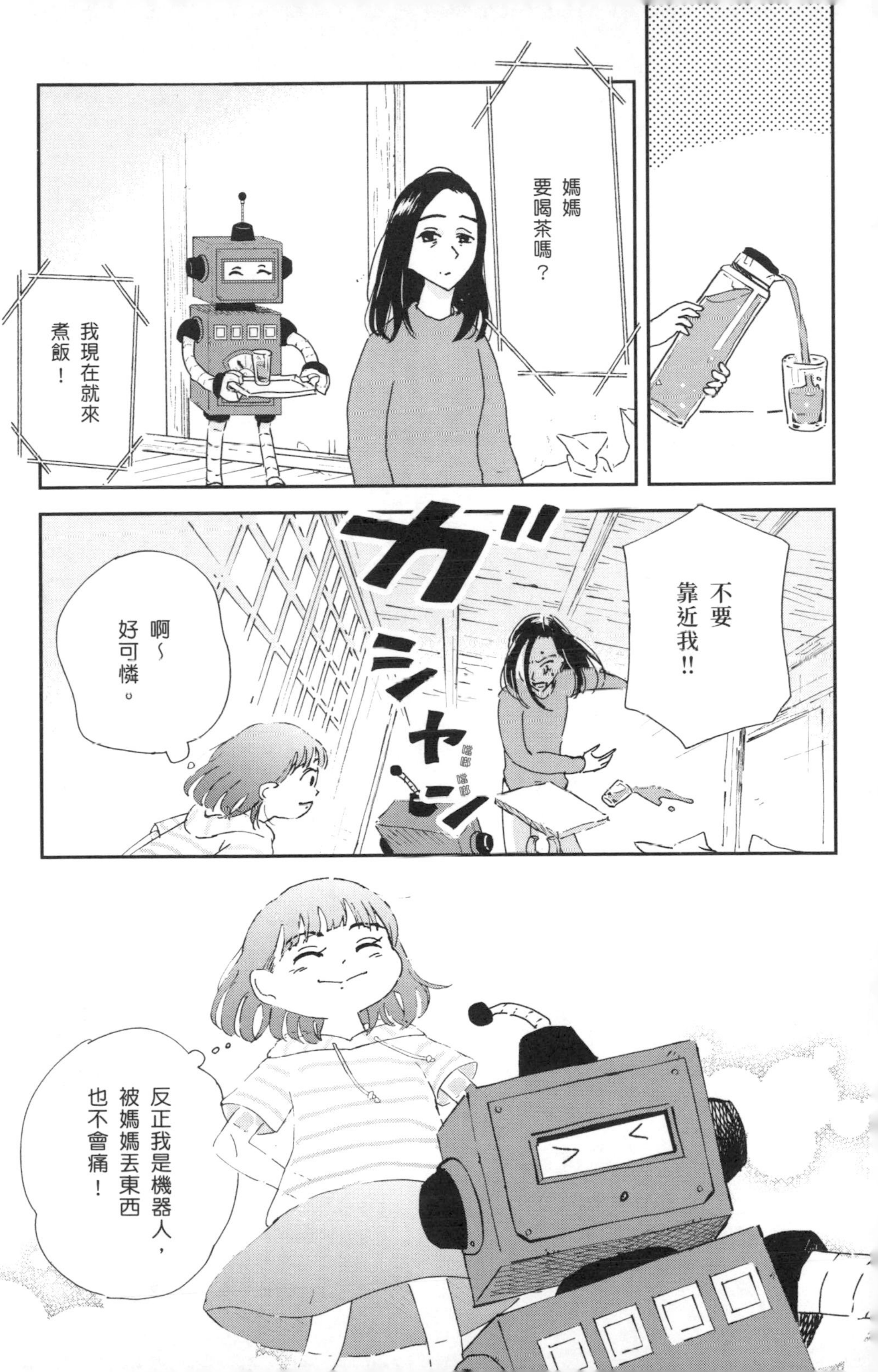
媽媽
要喝茶嗎？
我現在就來
煮飯！
ガシャン
不要
靠近我!!
啊～
好可憐。
反正我是機器人，
被媽媽丟東西
也不會痛！

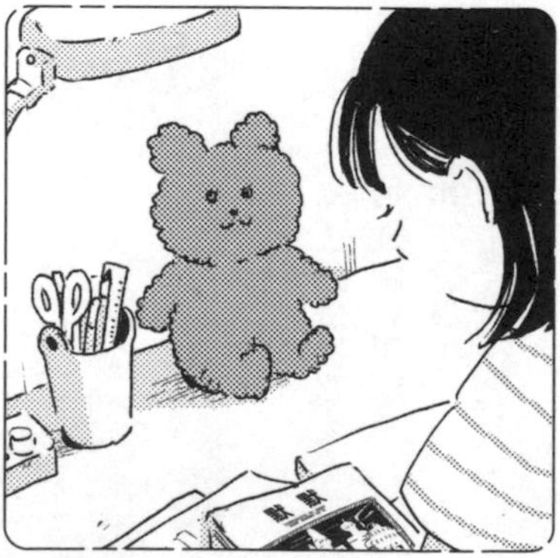

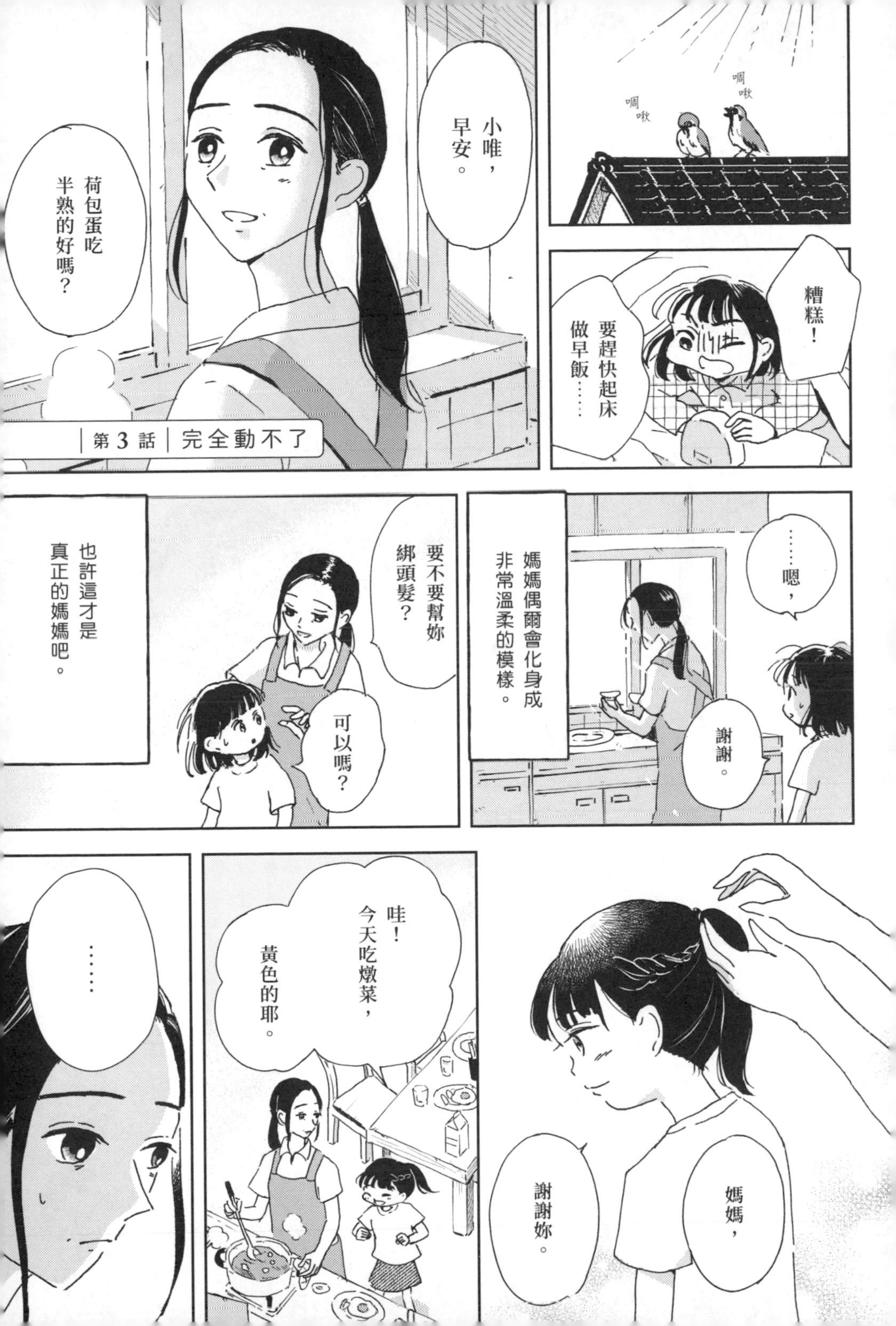
啁啾
啁啾
糟糕！
要趕快起床做早飯……
小唯，早安。
荷包蛋吃半熟的好嗎？
第3話 完全動不了
……嗯，
謝謝。
媽媽偶爾會化身成非常溫柔的模樣。
要不要幫妳綁頭髮？
可以嗎？
也許這才是真正的媽媽吧。
媽媽，
謝謝妳。
哇！今天吃燉菜，
黃色的耶。
……

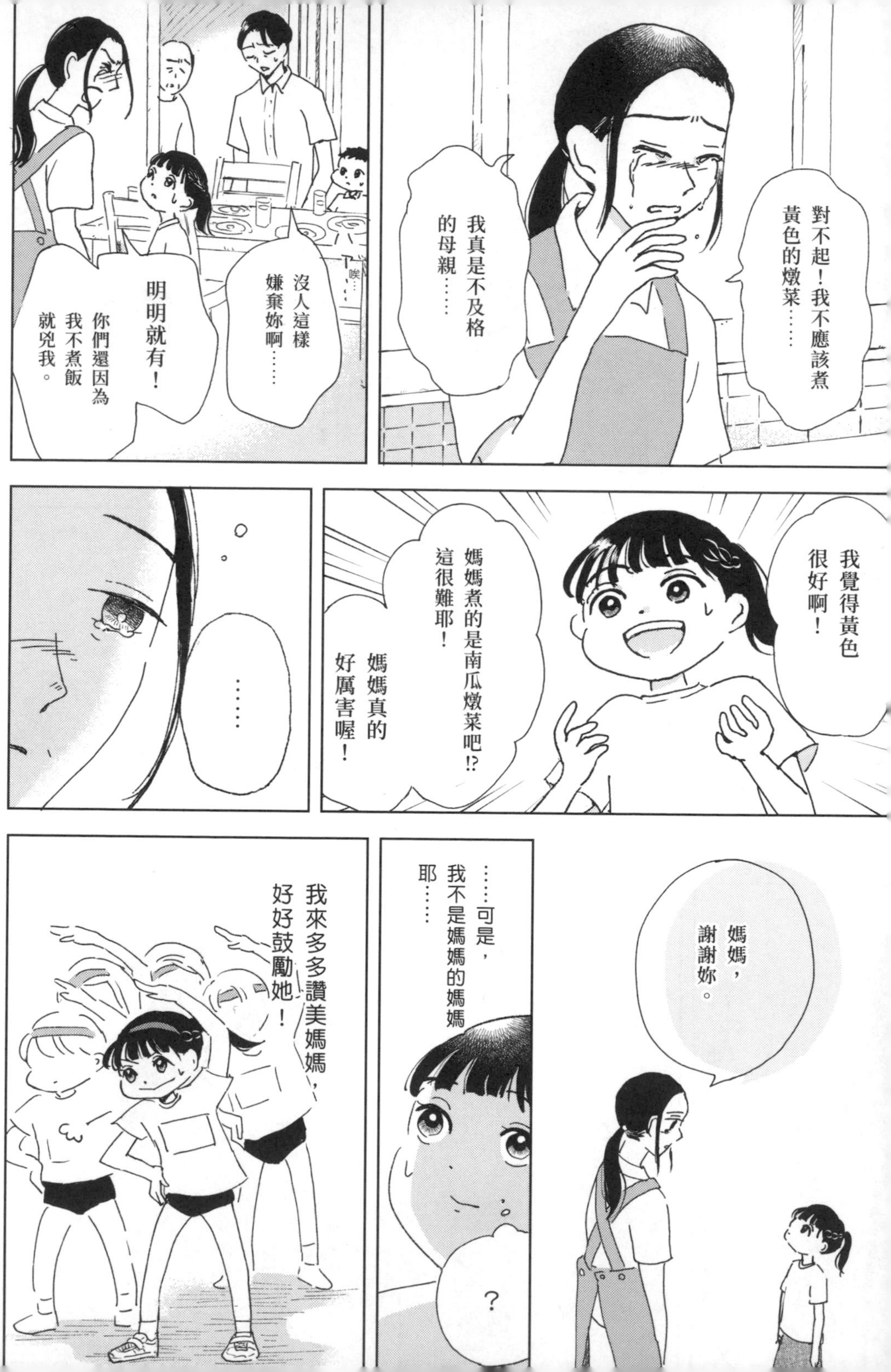
對不起！我不應該煮黃色的燉菜……
我真是不及格的母親……
唉……
沒人這樣嫌棄妳啊……
明明就有！
你們還因為我不煮飯就兇我。
我覺得黃色很好啊！
媽媽煮的是南瓜燉菜吧!?這很難耶！
媽媽真的好厲害喔！
……
媽媽，謝謝妳。
……可是，我不是媽媽的媽媽耶……
？
我來多多讚美媽媽，好好鼓勵她！

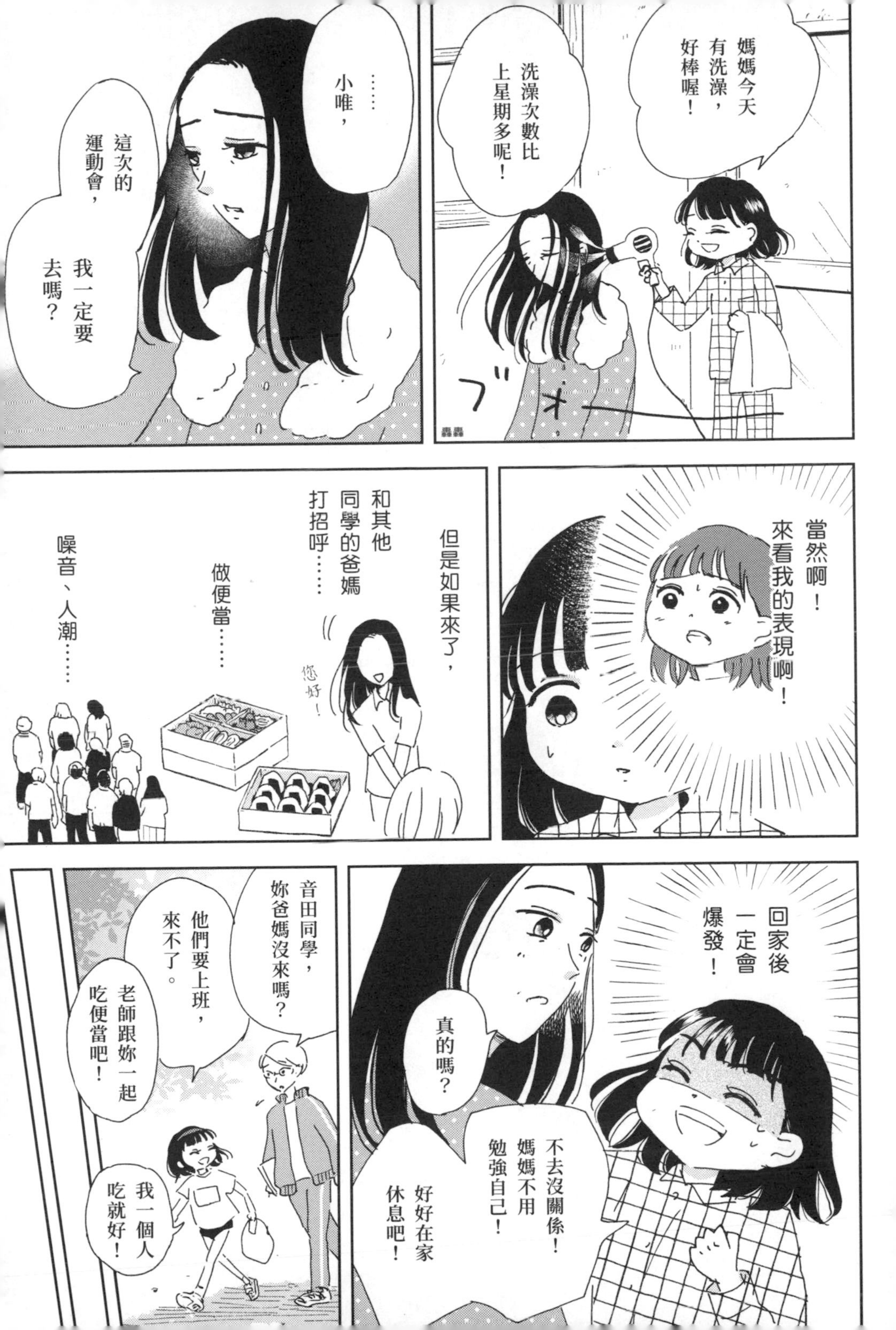
媽媽今天有洗澡，好棒喔！
洗澡次數比上星期多呢！
轟轟
ブオー
……小唯，
這次的運動會，我一定要去嗎？
當然啊！來看我的表現啊！
但是如果來了，
和其他同學的爸媽打招呼……
您好！
做便當……
噪音、人潮……
回家後一定會爆發！
真的嗎？
不去沒關係！媽媽不用勉強自己！
好好在家休息吧！
音田同學，妳爸媽沒來嗎？
他們要上班，來不了。
老師跟妳一起吃便當吧！
我一個人吃就好！

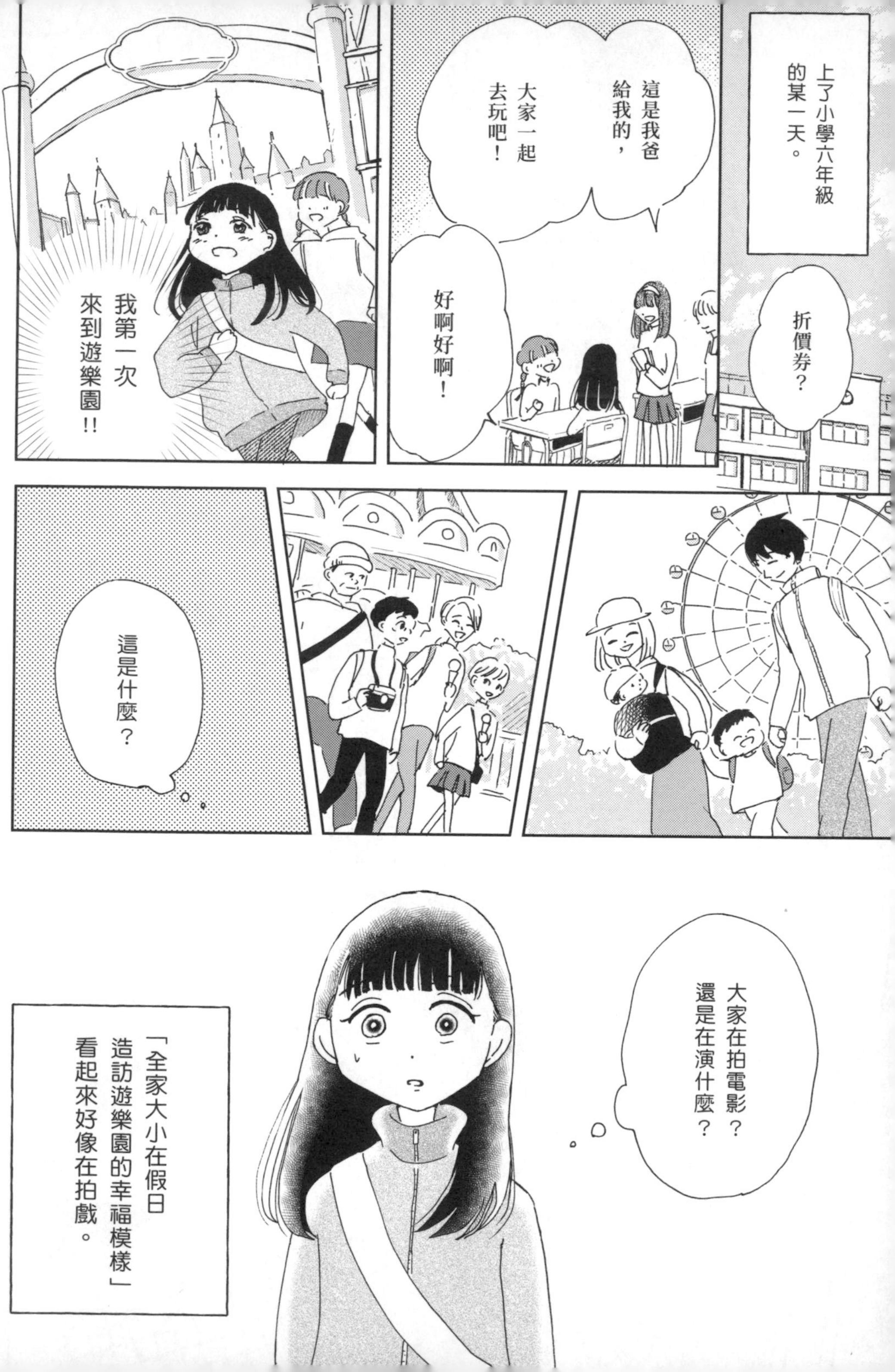

上了小學六年級的某一天。
折價券？
這是我爸給我的，大家一起去玩吧！
好啊好啊！
我第一次來到遊樂園!!
這是什麼？
大家在拍電影？還是在演什麼？
「全家大小在假日造訪遊樂園的幸福模樣」看起來好像在拍戲。

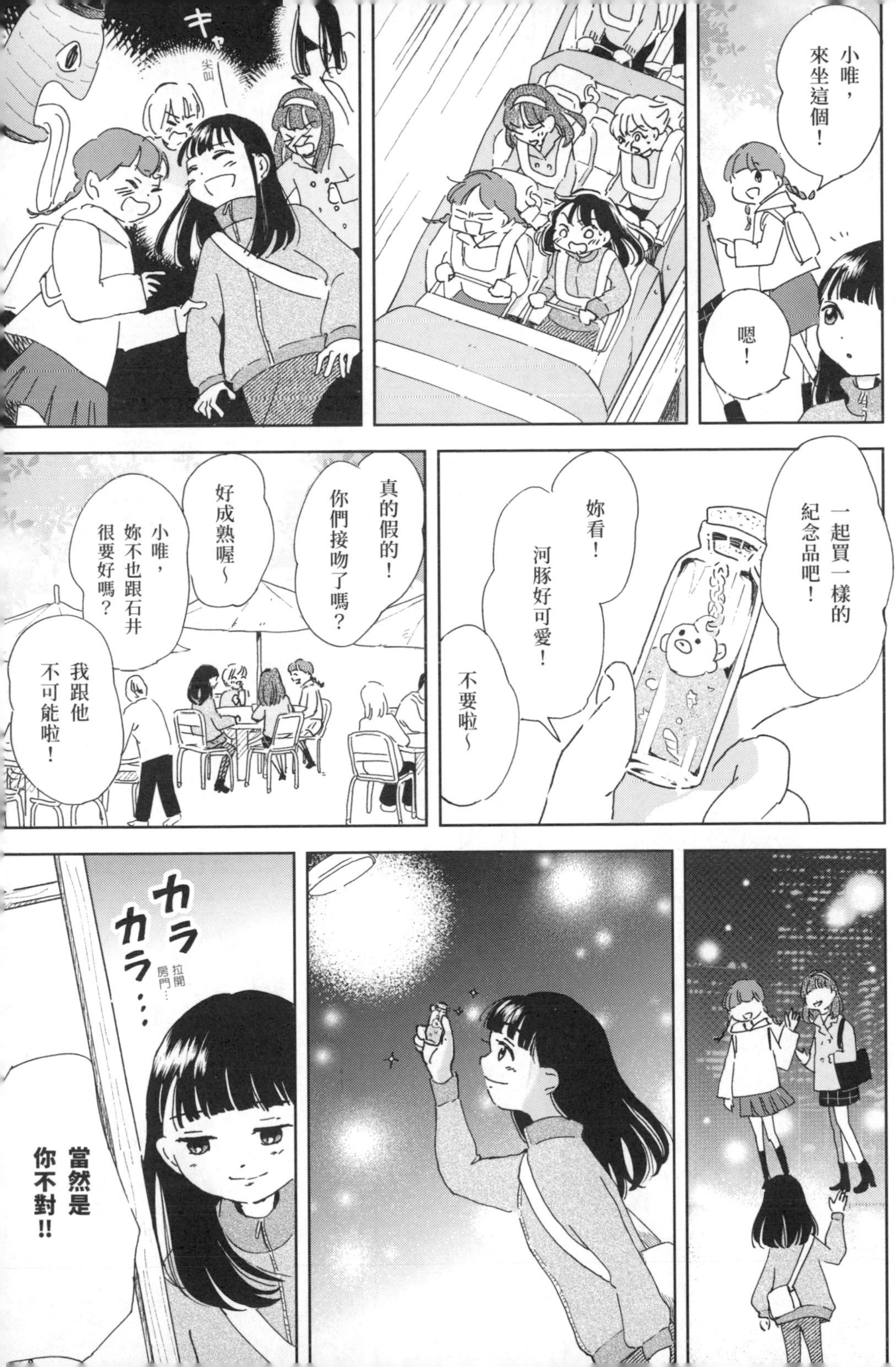
小唯，
來坐這個！
嗯！
キャ
尖叫
一起買一樣的
紀念品吧！
妳看！
河豚好可愛！
不要啦～
真的假的！
你們接吻了嗎？
好成熟喔～
小唯，
妳不也跟石井
很要好嗎？
我跟他
不可能啦！
カラ
カラ…
拉開
房門…
當然是
你不對!!

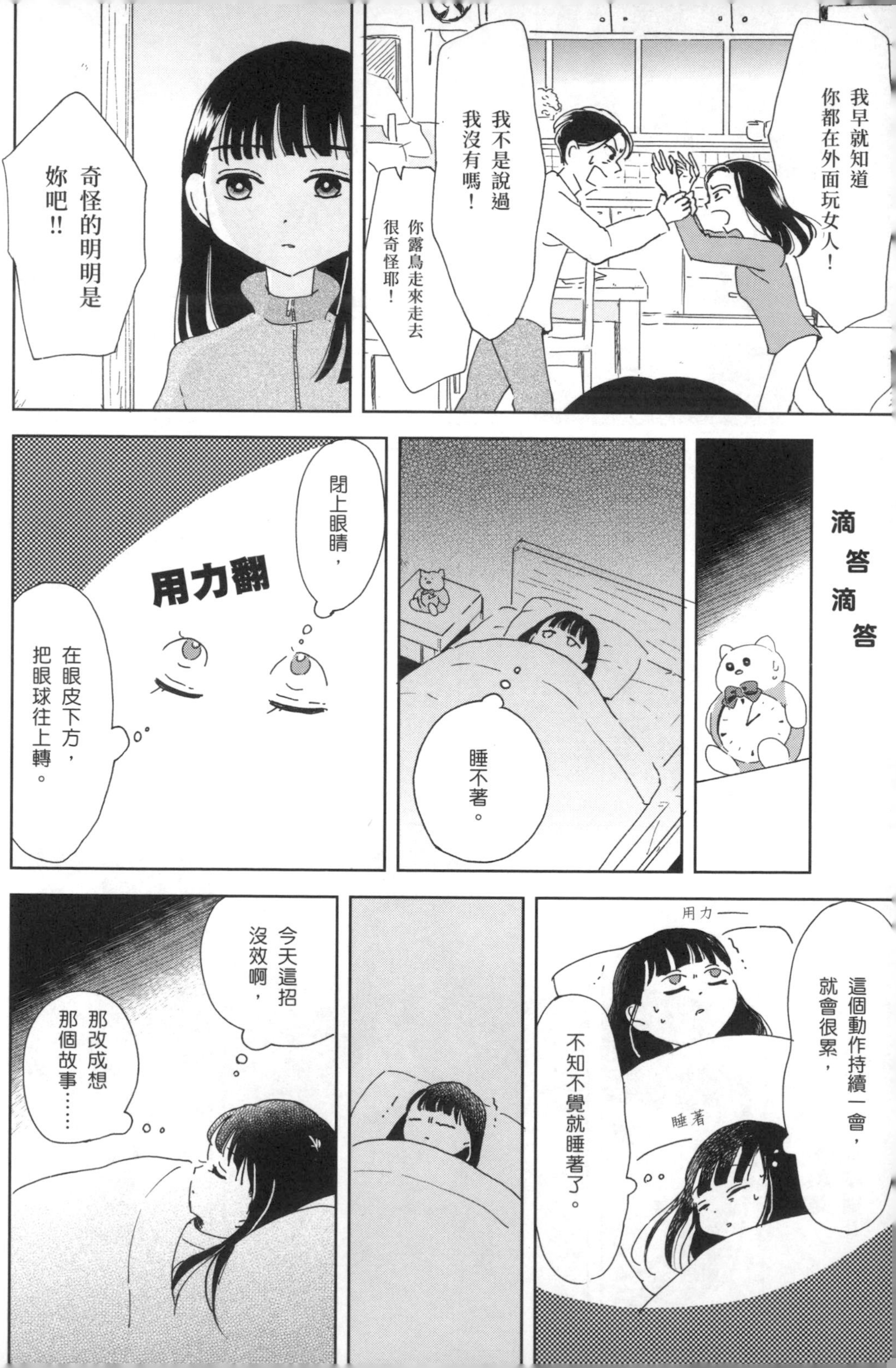
我早就知道 你都在外面玩女人！
我不是說過 我沒有嗎！
你露鳥走來走去 很奇怪耶！
奇怪的明明是 妳吧!!
滴答滴答
睡不著。
閉上眼睛，
用力翻
在眼皮下方，把眼球往上轉。
這個動作持續一會，就會很累，
用力——
不知不覺就睡著了。
睡著
今天這招沒效啊，
那改成想那個故事……

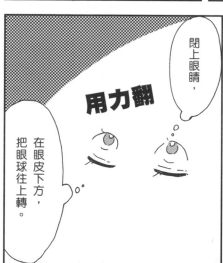

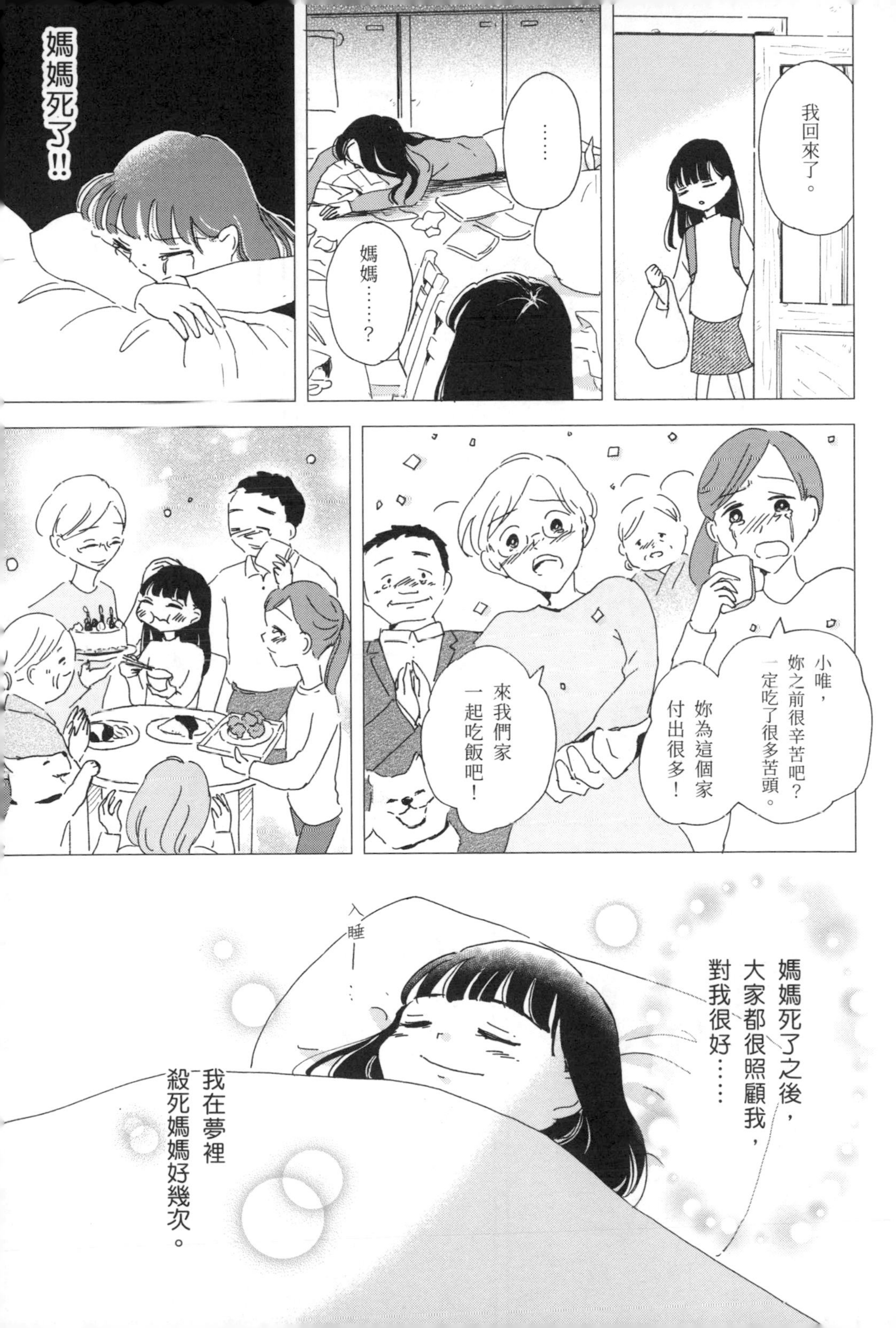
我回來了。
……
媽媽……？
媽媽死了!!
小唯，妳之前很辛苦吧？一定吃了很多苦頭。妳為這個家付出很多！
來我們家一起吃飯吧！
媽媽死了之後，大家都很照顧我，對我很好……
入睡——……
我在夢裡殺死媽媽好幾次。

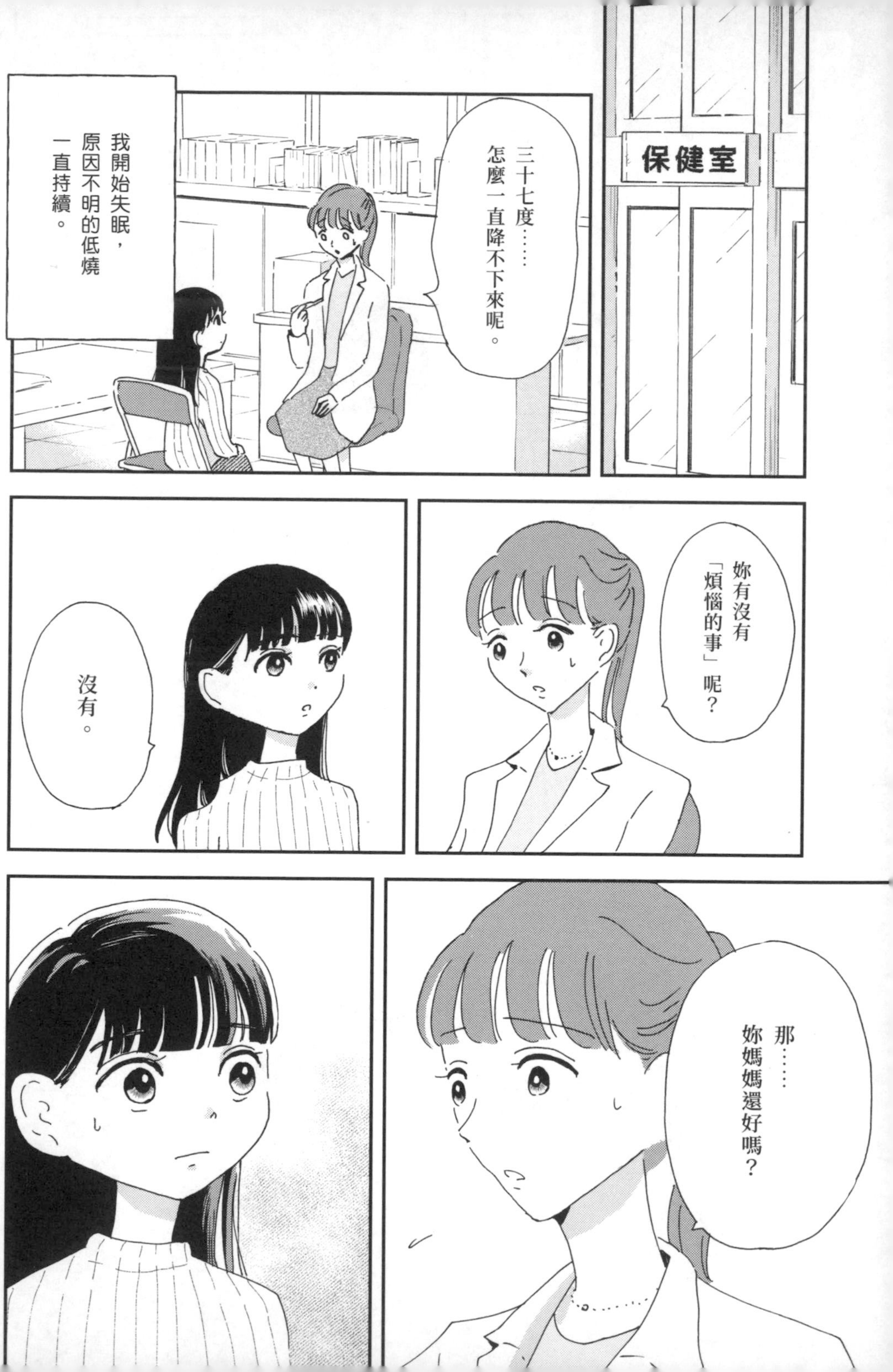
保健室
三十七度……怎麼一直降不下來呢。
我開始失眠，原因不明的低燒一直持續。
妳有沒有「煩惱的事」呢？
沒有。
那……妳媽媽還好嗎？

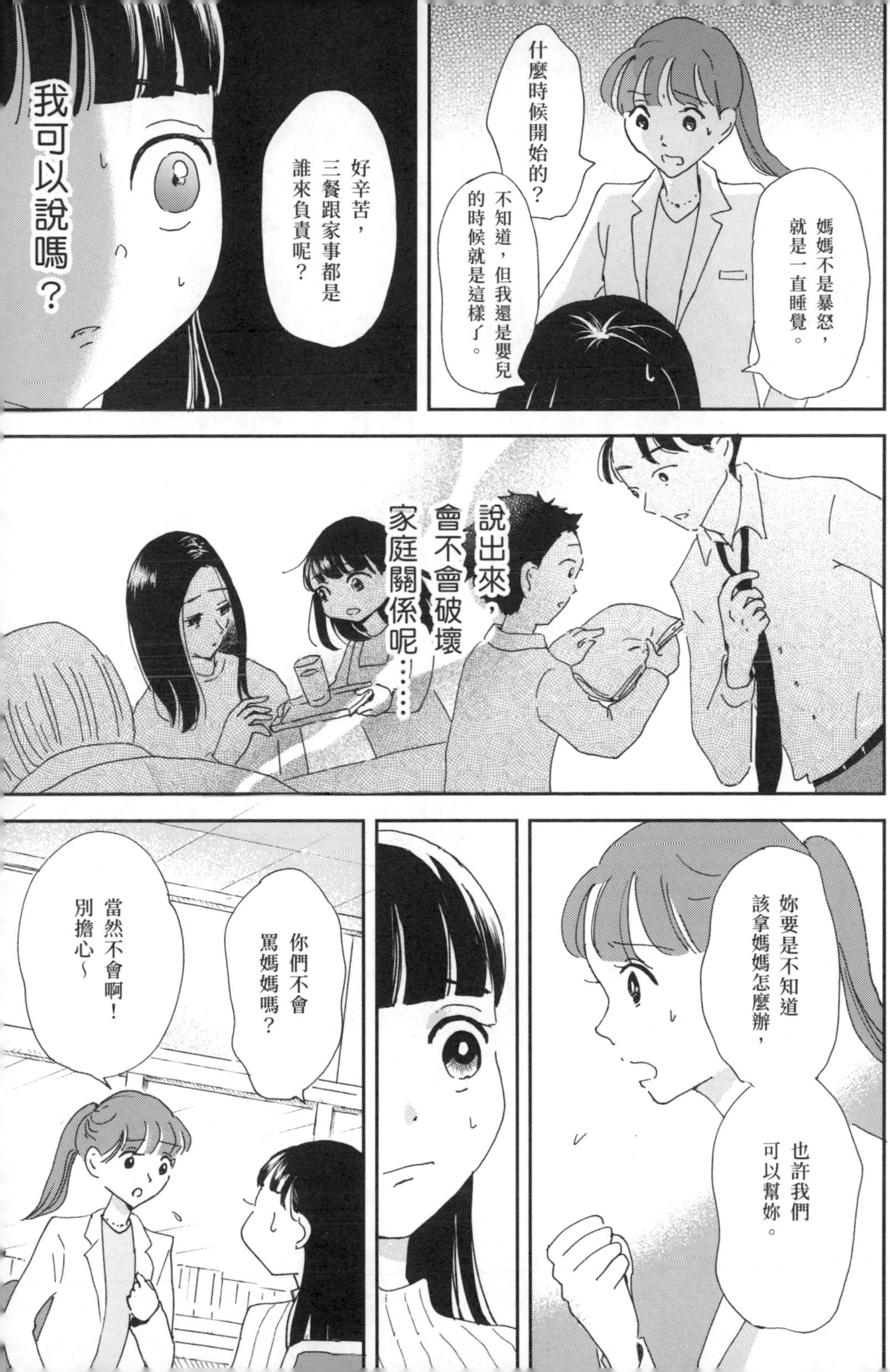
媽媽不是暴怒，就是一直睡覺。
什麼時候開始的？
不知道，但我還是嬰兒的時候就是這樣了。
好辛苦，三餐跟家事都是誰來負責呢？
我可以說嗎？
說出來，會不會破壞家庭關係呢……
妳要是不知道該拿媽媽怎麼辦，
也許我們可以幫妳。
你們不會罵媽媽嗎？
當然不會啊！別擔心～

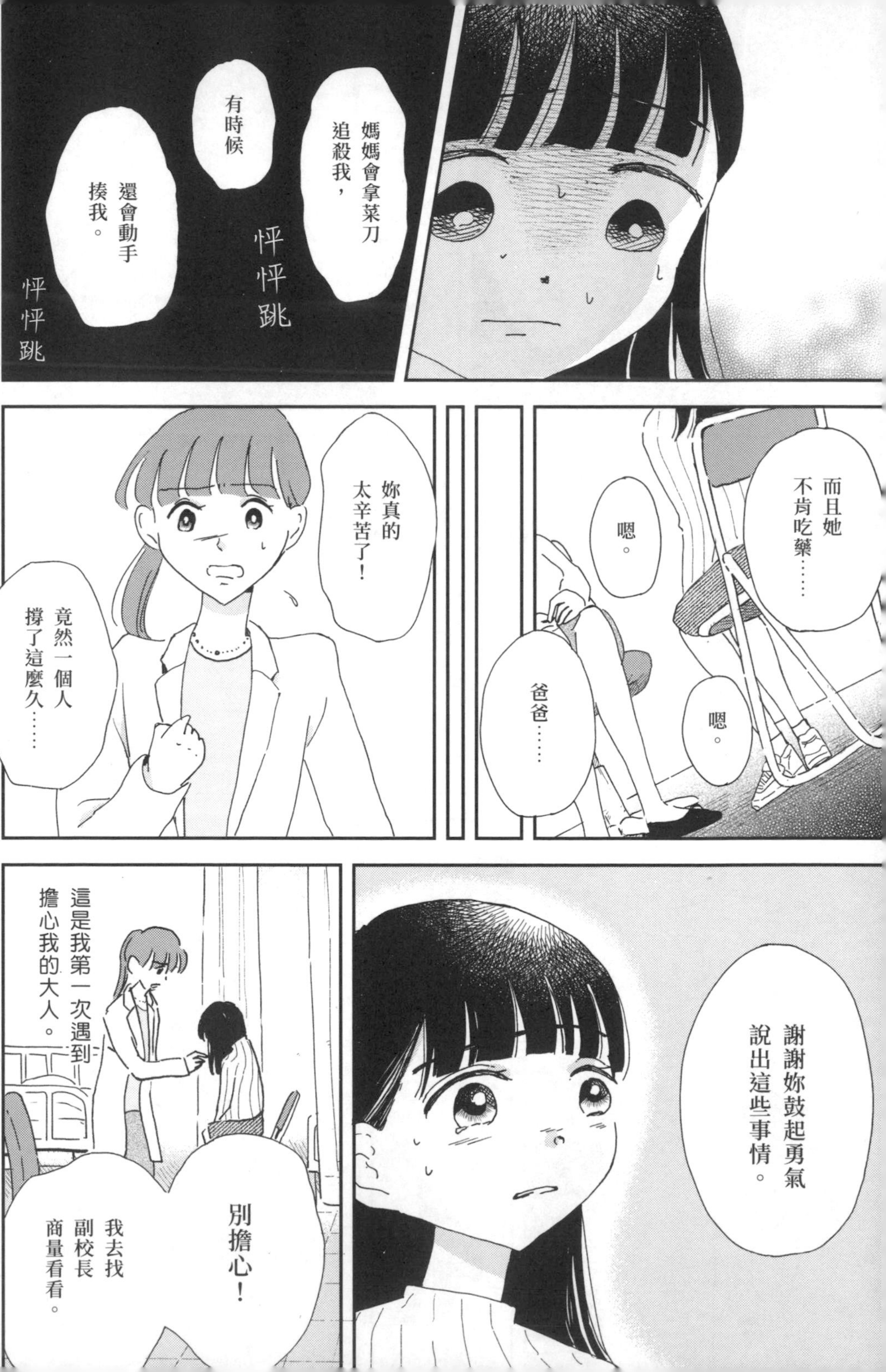
媽媽會拿菜刀追殺我，
有時候
還會動手揍我。
怦怦跳
怦怦跳
而且她不肯吃藥……
嗯。
嗯。
爸爸……
妳真的太辛苦了！
竟然一個人撐了這麼久……
謝謝妳鼓起勇氣說出這些事情。
別擔心！
我去找副校長商量看看。
這是我第一次遇到擔心我的大人。

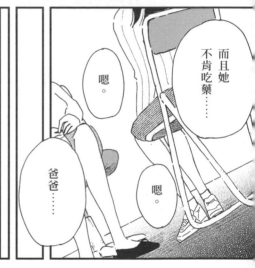

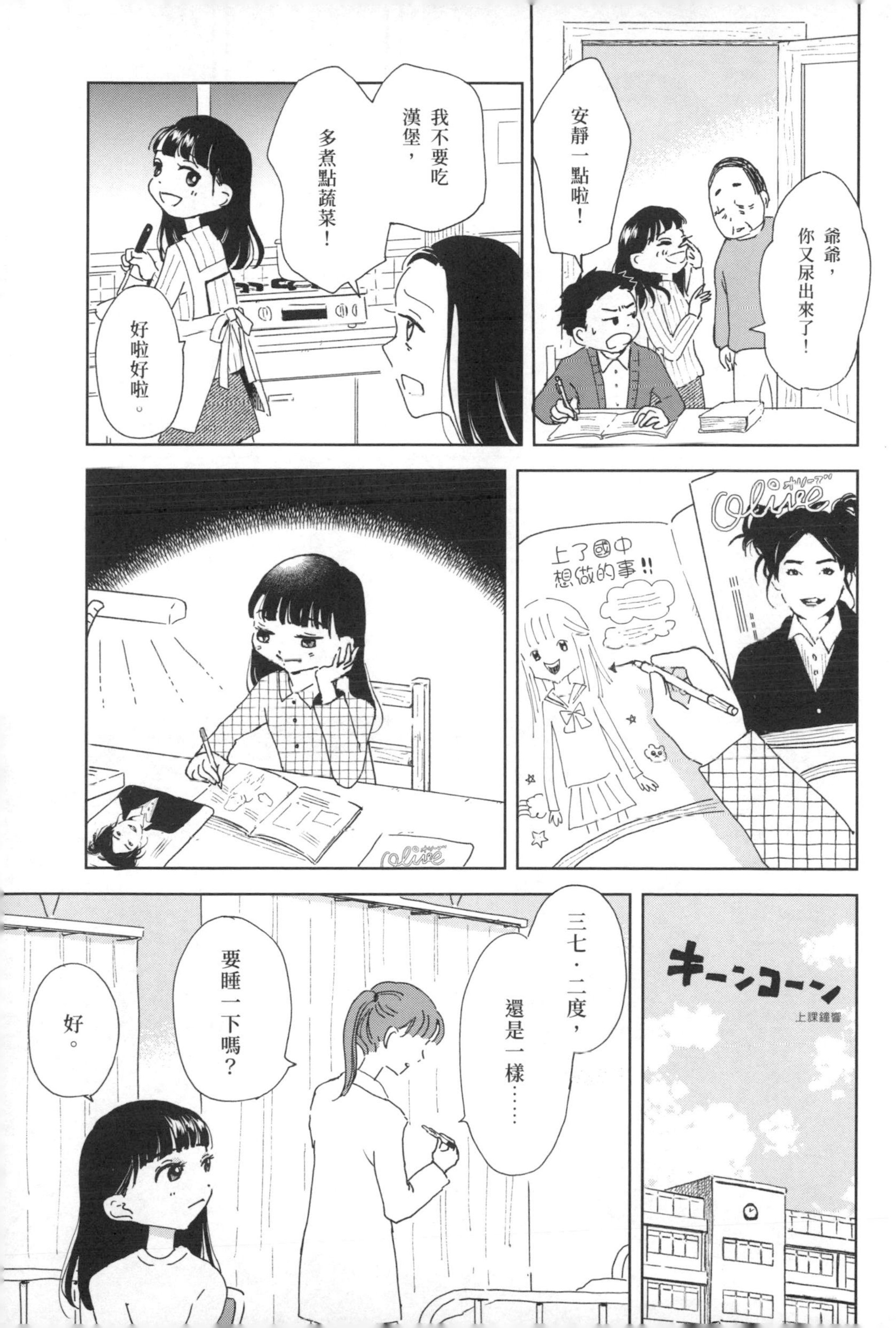
爺爺，你又尿出來了！
安靜一點啦！
我不要吃漢堡，多煮點蔬菜！
好啦好啦。
上了國中想做的事!!
olive
キーンコーン
上課鐘響
三七・二度，還是一樣……
要睡一下嗎？
好。

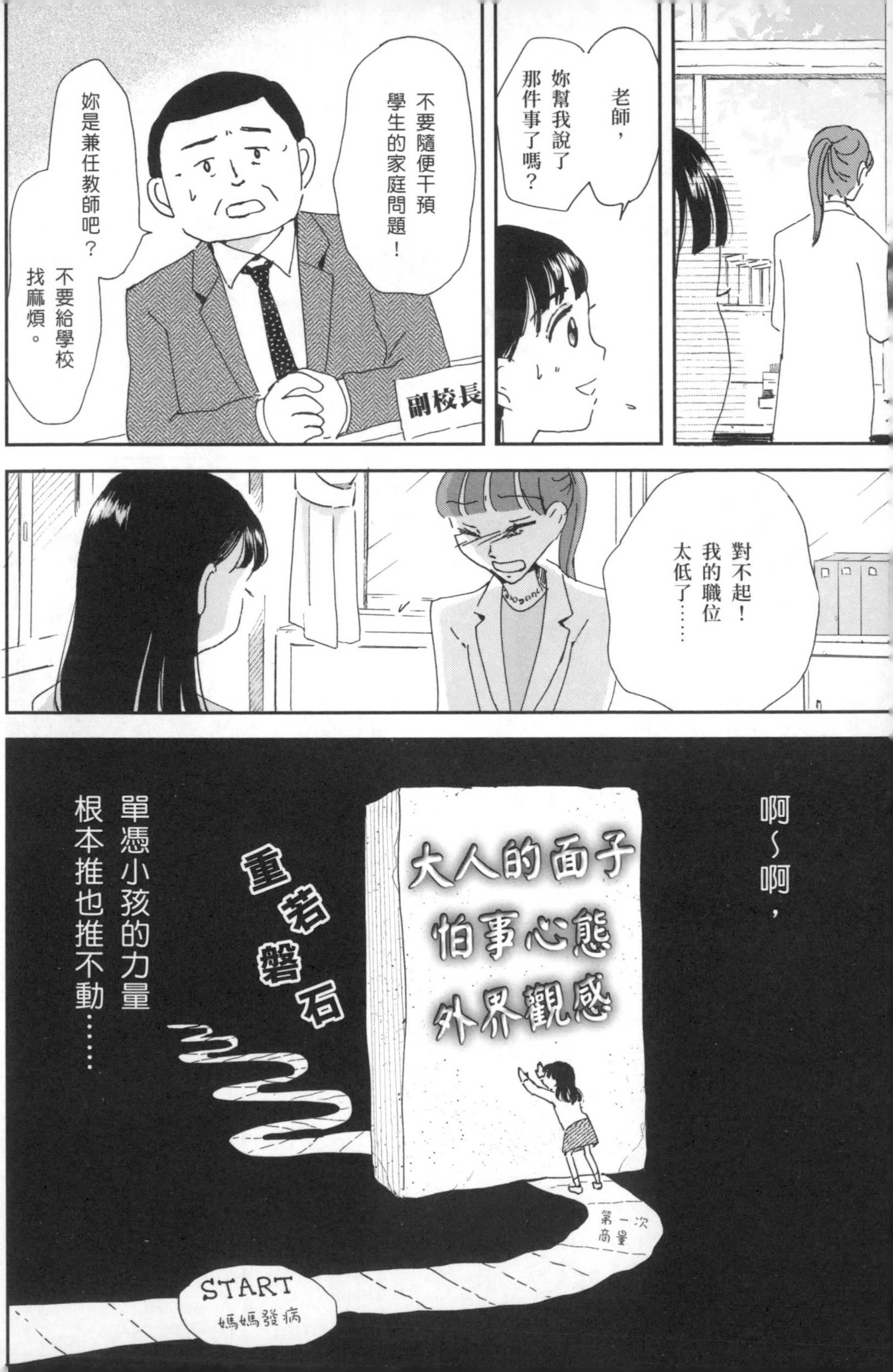
老師，妳幫我說了那件事了嗎？
不要隨便干預學生的家庭問題！
妳是兼任教師吧？不要給學校找麻煩。
副校長
對不起！我的職位太低了……
啊～啊，
大人的面子
怕事心態
外界觀感
重若磐石
單憑小孩的力量根本推也推不動……
第一次商量
START
媽媽發病

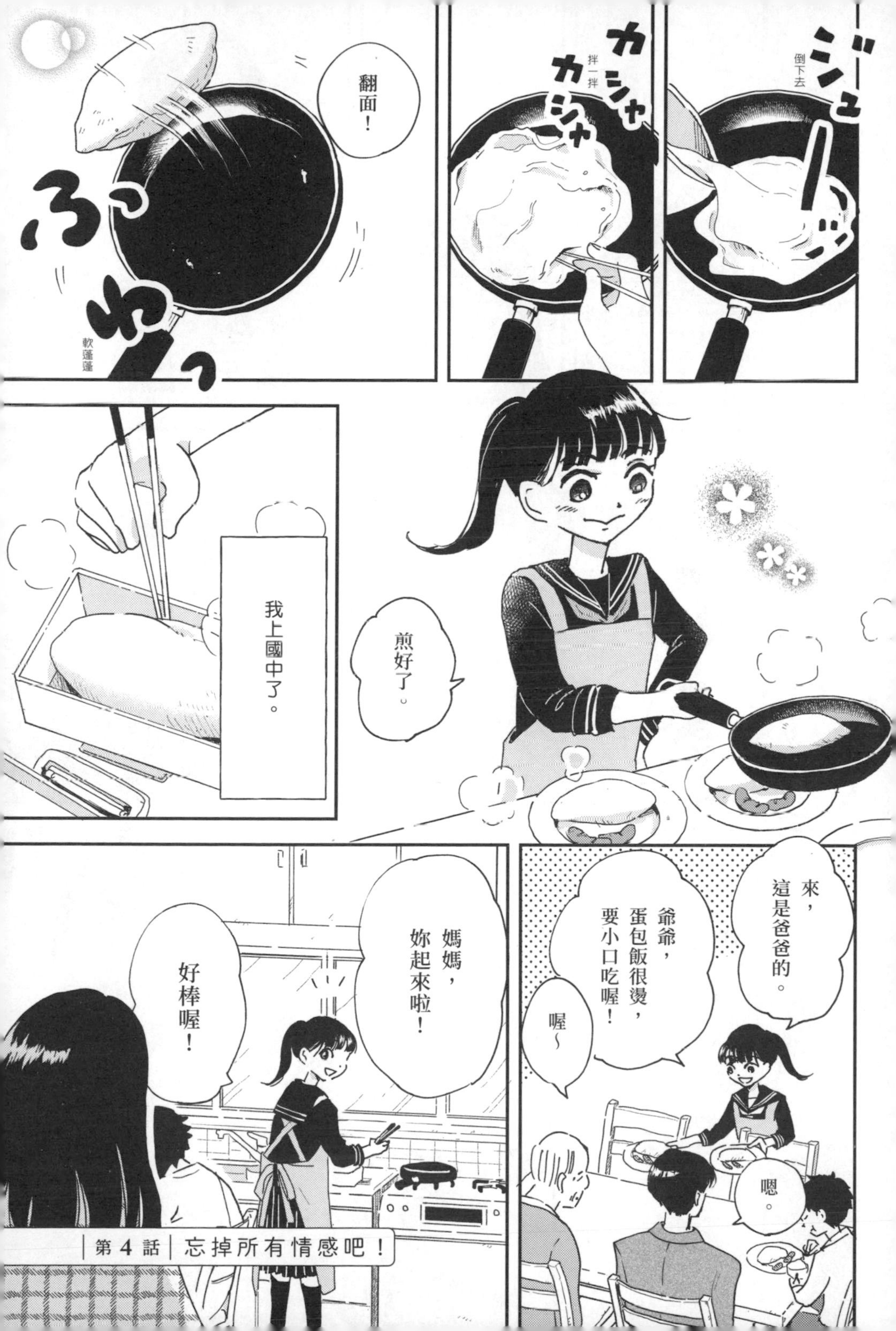
ジュ〜
倒下去
カシャカシャ
拌一拌
翻面！
ふわっ
軟蓬蓬
我上國中了。
煎好了。
來，這是爸爸的。
爺爺，蛋包飯很燙，要小口吃喔！
喔～
嗯。
媽媽，妳起來啦！
好棒喔！

第4話　忘掉所有情感吧！

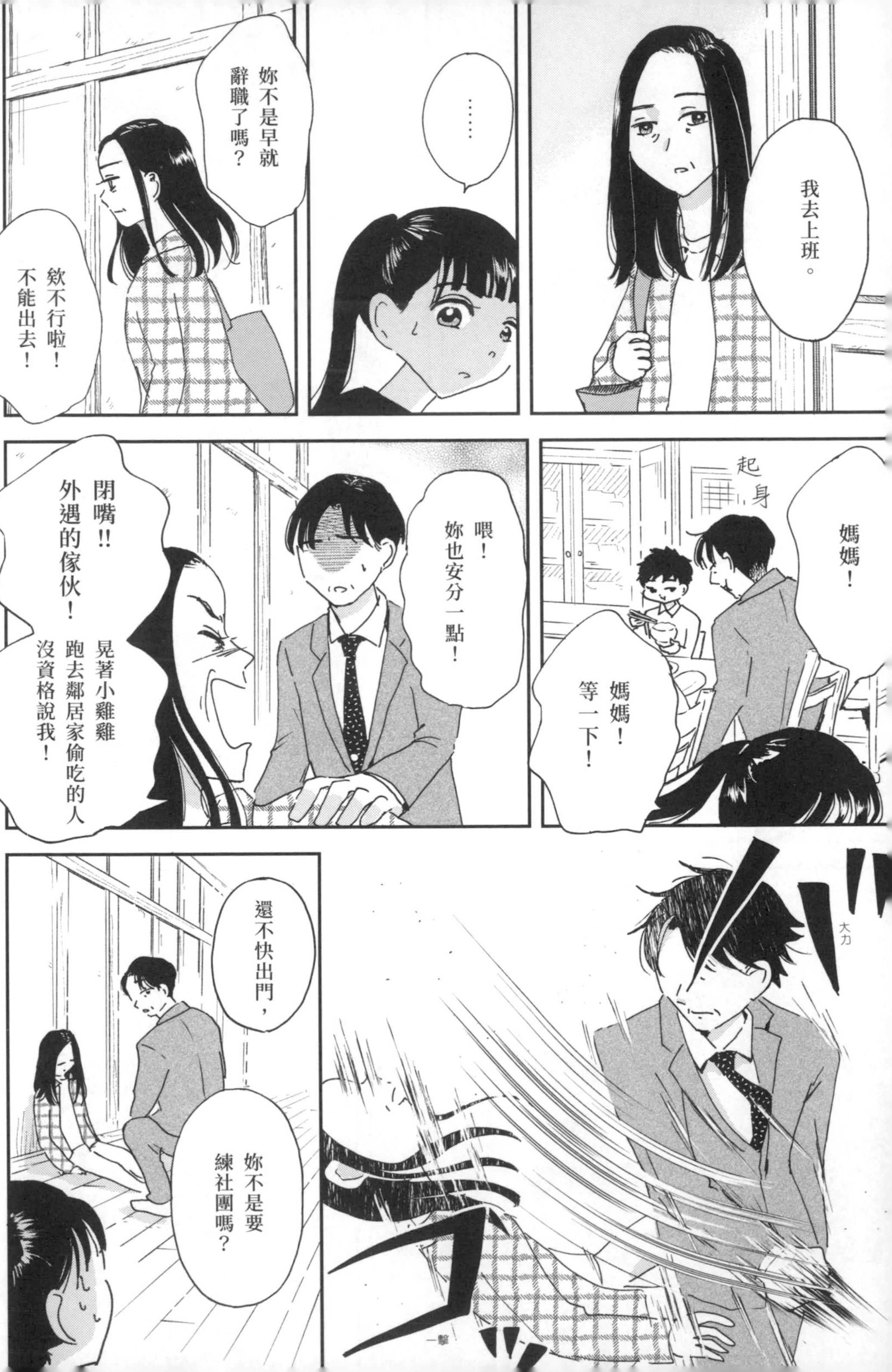
我去上班。
……
妳不是早就辭職了嗎？
欸不行啦！不能出去！
媽媽！
起身
媽媽！等一下！
喂！妳也安分一點！
閉嘴!!外遇的傢伙！
晃著小雞雞跑去鄰居家偷吃的人沒資格說我！
大力
還不快出門，
妳不是要練社團嗎？

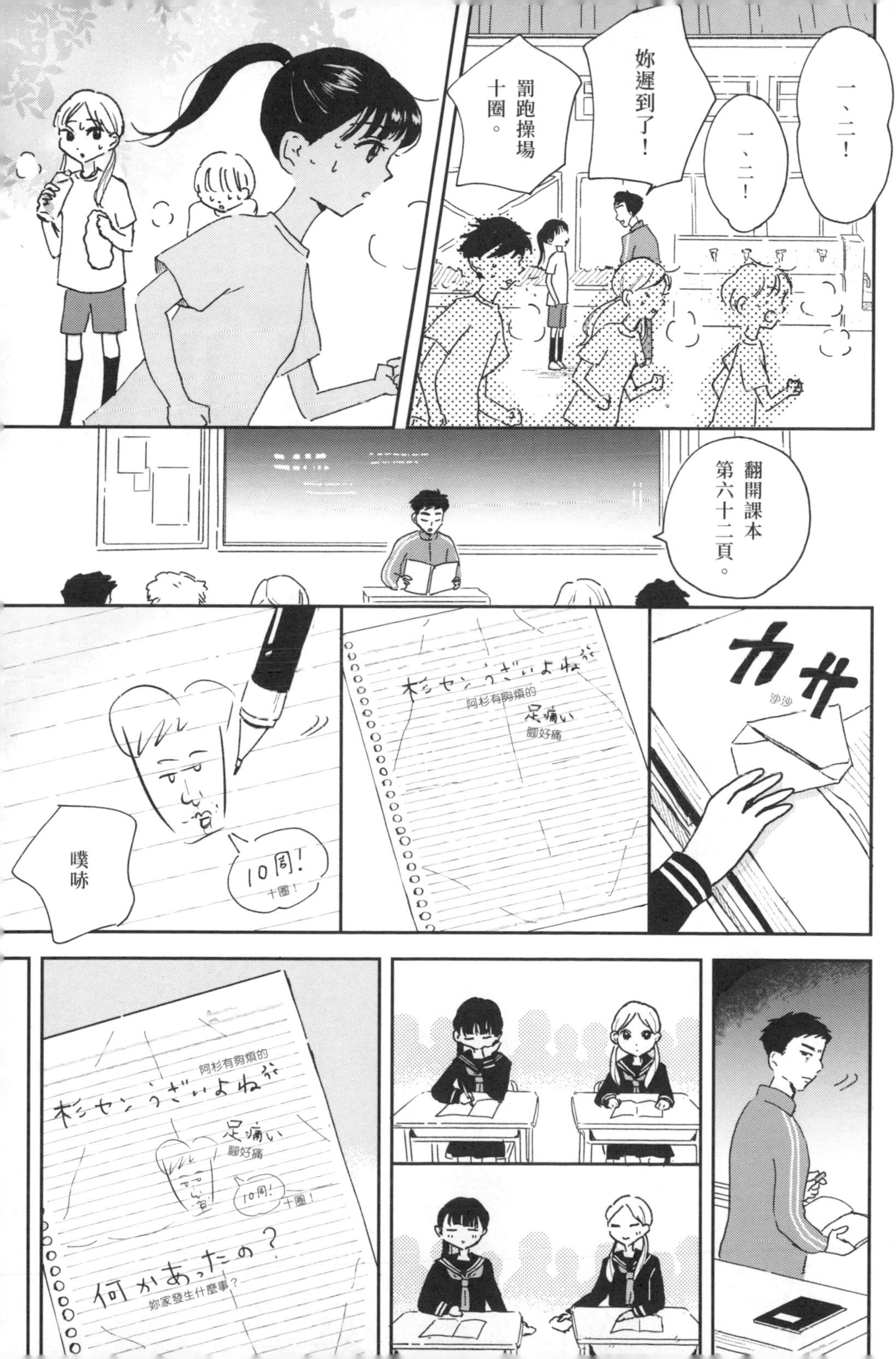

一、二！
一、二！
妳遲到了！
罰跑操場十圈。
翻開課本第六十二頁。
杉センうざいよねｗ
阿杉有夠煩的
足痛い
腳好痛
10周！
十圈！
噗哧
カサ
沙沙
何かあったの？
妳家發生什麼事？

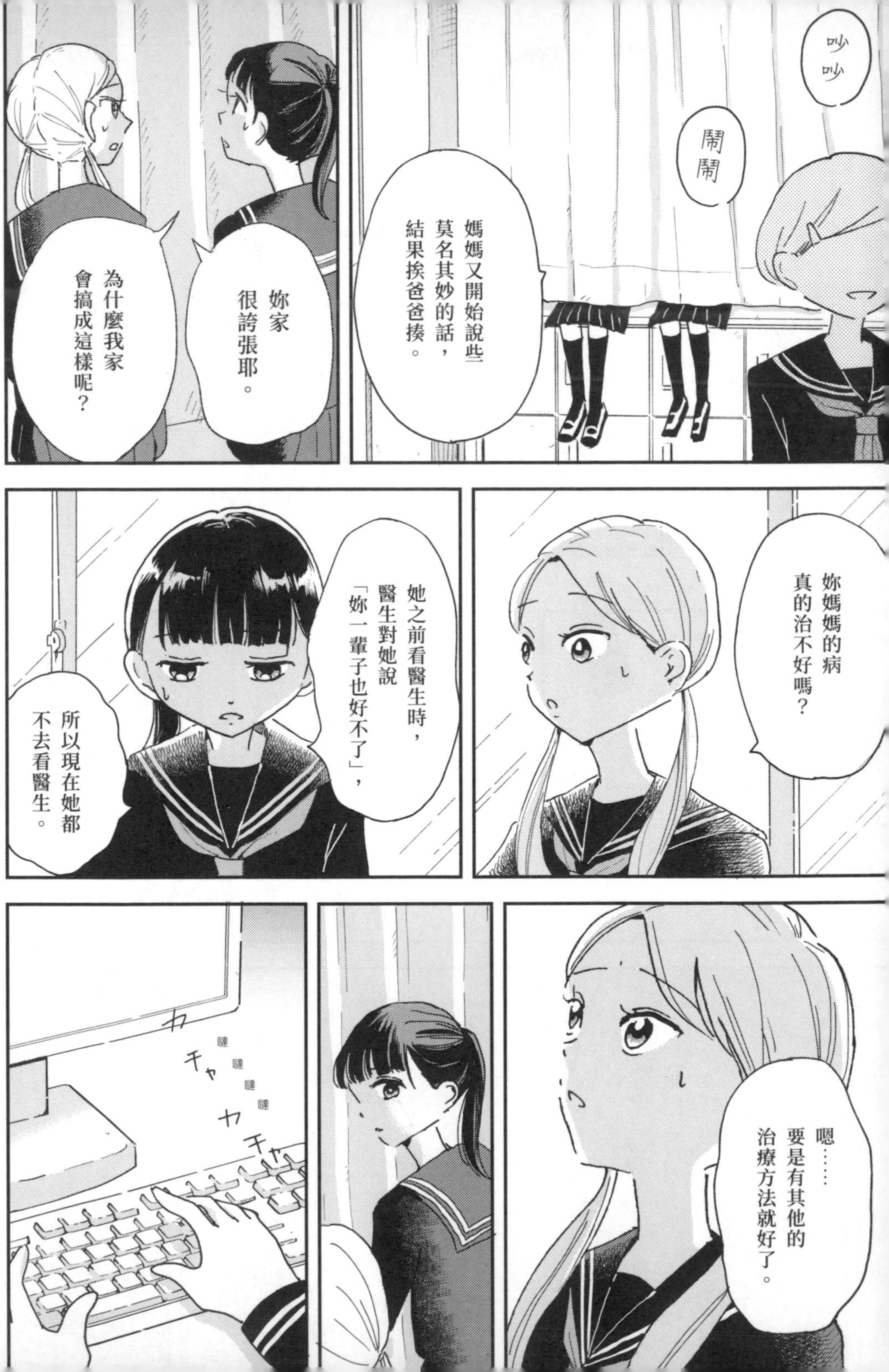
吵吵
鬧鬧
媽媽又開始說些莫名其妙的話，結果挨爸爸揍。
妳家很誇張耶。
為什麼我家會搞成這樣呢？
妳媽媽的病真的治不好嗎？
她之前看醫生時，醫生對她說「妳一輩子也好不了」，
所以現在她都不去看醫生。
嗯……要是有其他的治療方法就好了。
噠噠噠噠
カチャカチャ

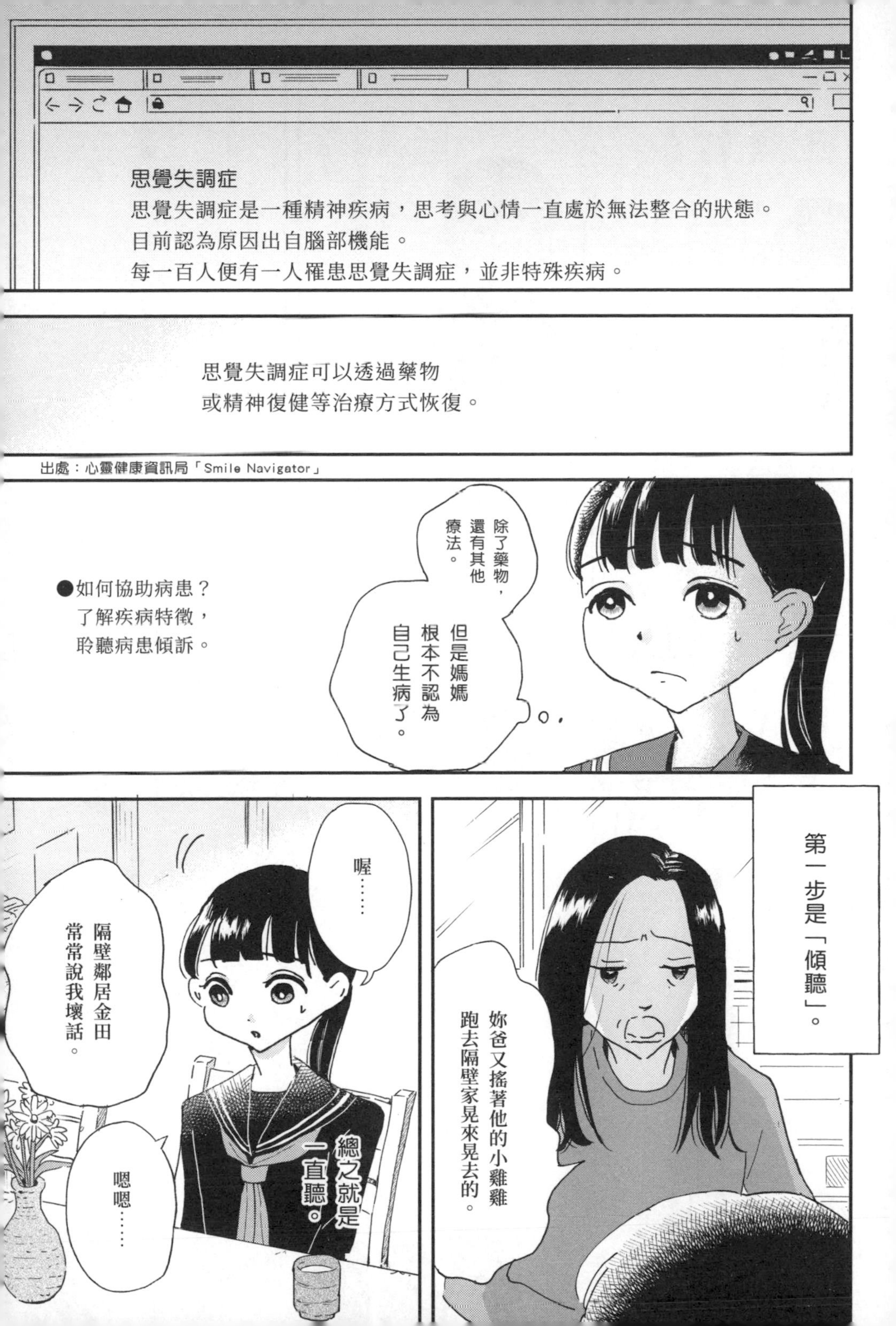
思覺失調症
思覺失調症是一種精神疾病，思考與心情一直處於無法整合的狀態。
目前認為原因出自腦部機能。
每一百人便有一人罹患思覺失調症，並非特殊疾病。
思覺失調症可以透過藥物
或精神復健等治療方式恢復。
出處：心靈健康資訊局「Smile Navigator」
除了藥物，還有其他療法。
但是媽媽根本不認為自己生病了。
●如何協助病患？
了解疾病特徵，
聆聽病患傾訴。
第一步是「傾聽」。
妳爸又搖著他的小雞雞跑去隔壁家晃來晃去的。
喔……
隔壁鄰居金田常常說我壞話。
總之就是一直聽。
嗯嗯……

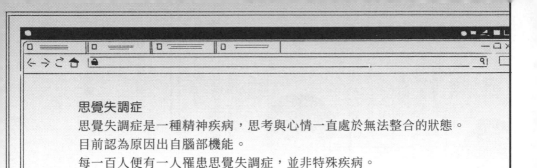

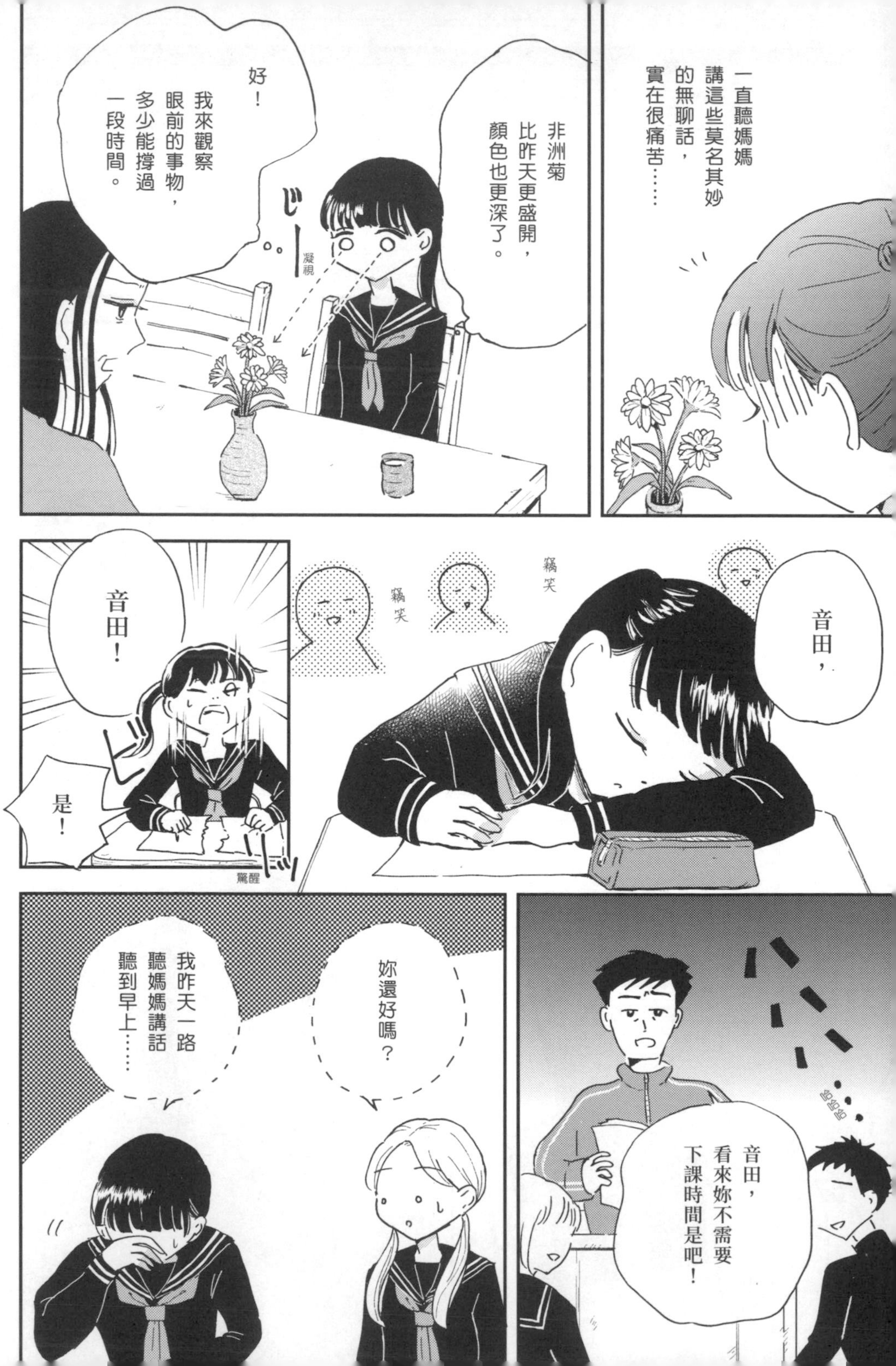
一直聽媽媽講這些莫名其妙的無聊話，實在很痛苦……
非洲菊比昨天更盛開，顏色也更深了。
じー
凝視
好！我來觀察眼前的事物，多少能撐過一段時間。
音田，
竊笑
竊笑
音田！
是！
驚醒
音田，看來妳不需要下課時間是吧！
妳還好嗎？
我昨天一路聽媽媽講話聽到早上……

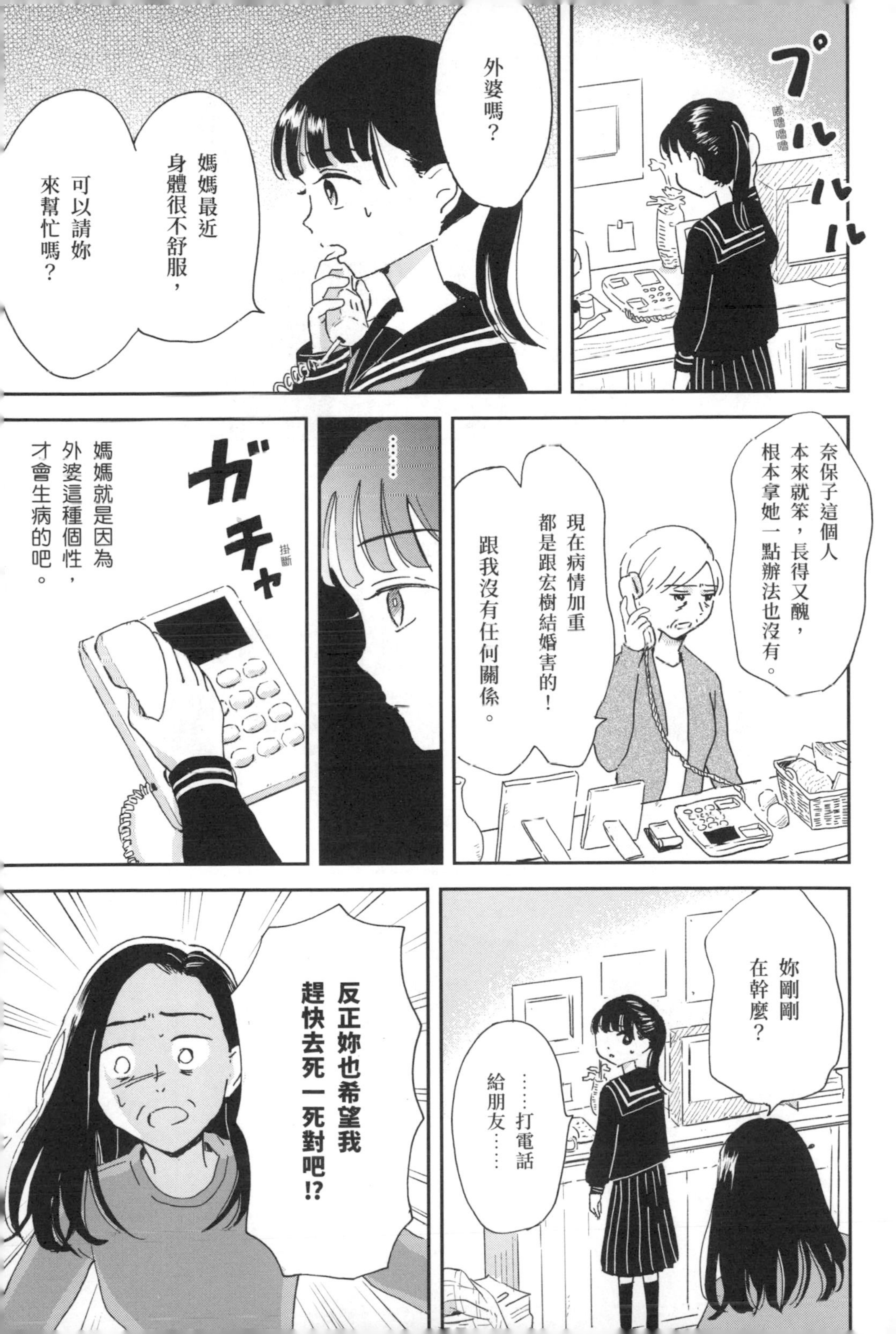
プルルル
嘟嚕嚕嚕
外婆嗎？
媽媽最近身體很不舒服，可以請妳來幫忙嗎？
奈保子這個人本來就笨，長得又醜，根本拿她一點辦法也沒有。
現在病情加重都是跟宏樹結婚害的！跟我沒有任何關係。
……
ガチャ
掛斷
媽媽就是因為外婆這種個性，才會生病的吧。
妳剛剛在幹麼？
……打電話給朋友……
反正妳也希望我趕快去死一死對吧!?

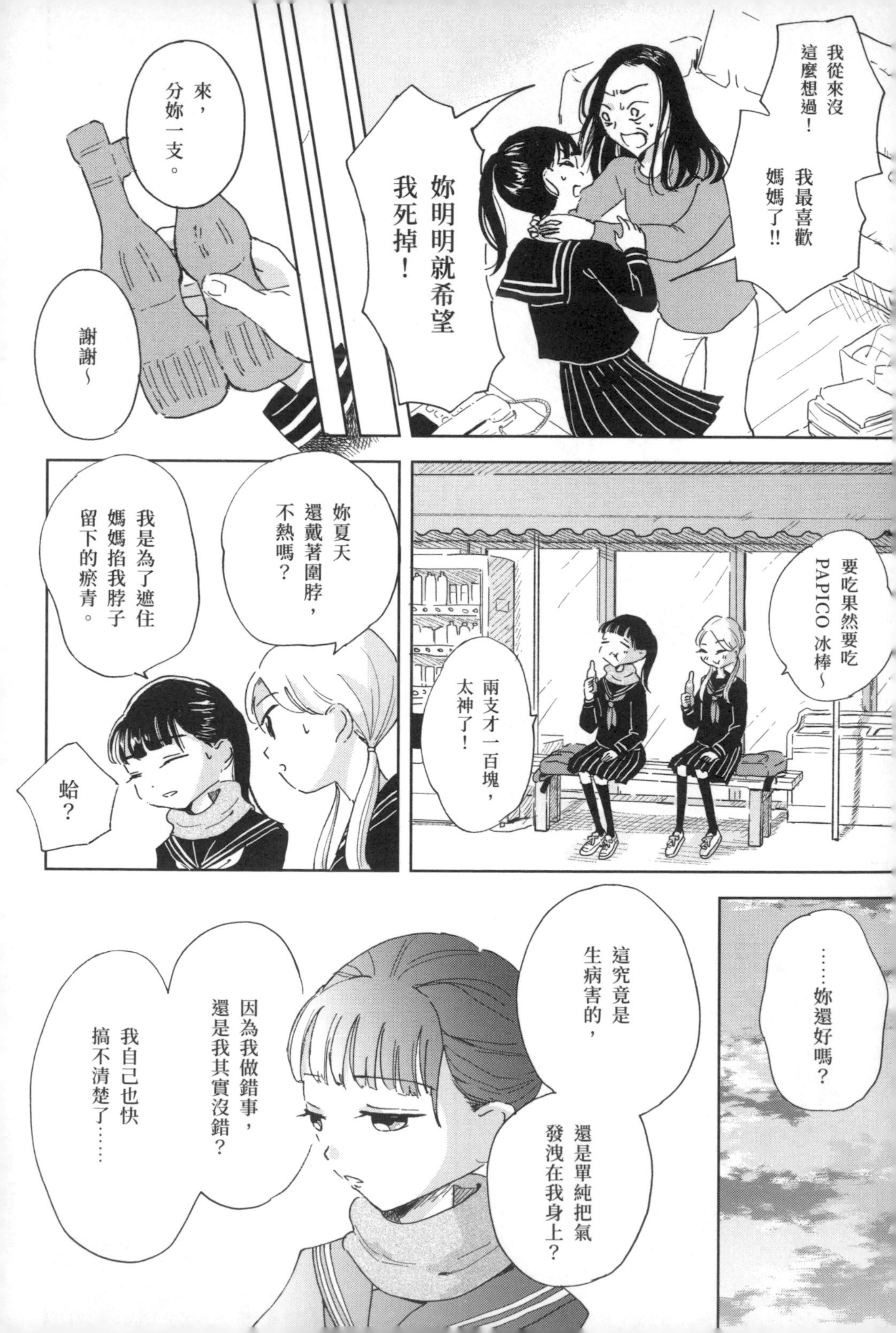
我從來沒這麼想過！
我最喜歡媽媽了!!
妳明明就希望我死掉！
來，分妳一支。
謝謝～
要吃果然要吃PAPICO冰棒～
兩支才一百塊，太神了！
妳夏天還戴著圍脖，不熱嗎？
我是為了遮住媽媽掐我脖子留下的瘀青。
蛤？
……妳還好嗎？
這究竟是生病害的，
還是單純把氣發洩在我身上？
因為我做錯事，還是我其實沒錯？
我自己也快搞不清楚了……

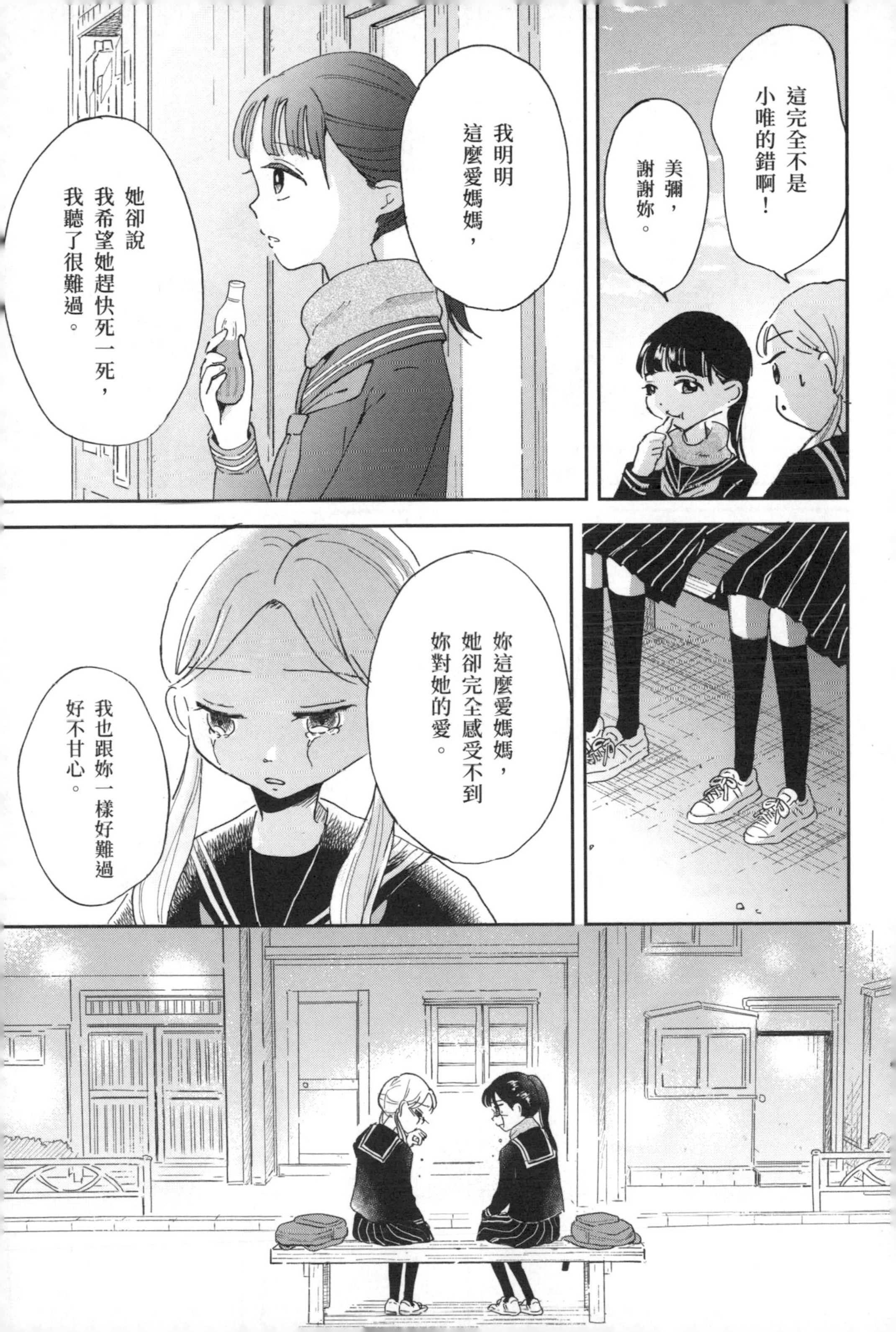
這完全不是小唯的錯啊！
美彌，謝謝妳。
我明明這麼愛媽媽，
她卻說我希望她趕快死一死，我聽了很難過。
妳這麼愛媽媽，她卻完全感受不到妳對她的愛。
我也跟妳一樣好難過好不甘心。

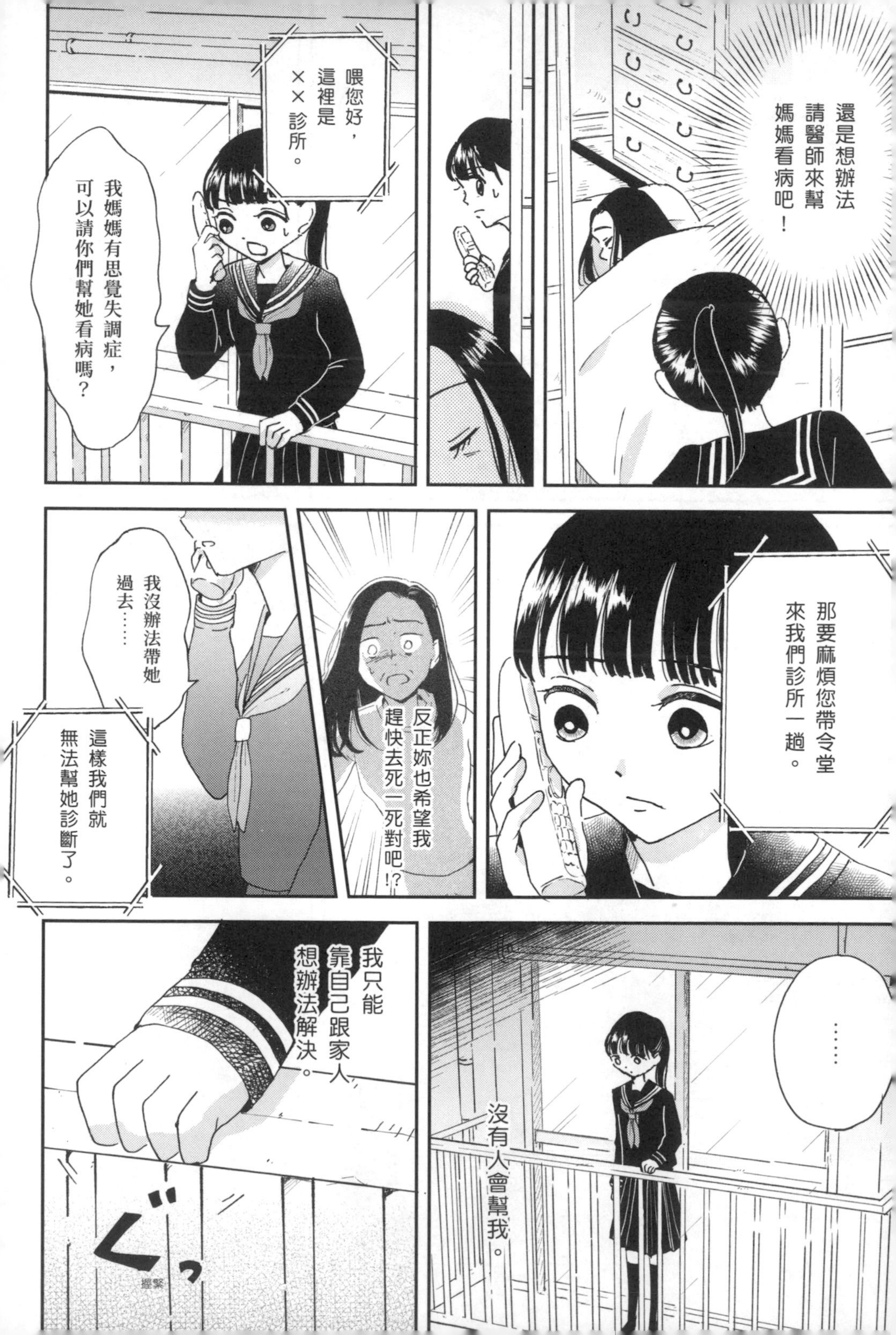
還是想辦法請醫師來幫媽媽看病吧！
喂您好，這裡是××診所。
我媽媽有思覺失調症，可以請你們幫她看病嗎？
那要麻煩您帶令堂來我們診所一趟。
反正妳也希望我趕快去死一死對吧!?
我沒辦法帶她過去……
這樣我們就無法幫她診斷了。
……
沒有人會幫我。
我只能靠自己跟家人想辦法解決。
ぐっ
握緊

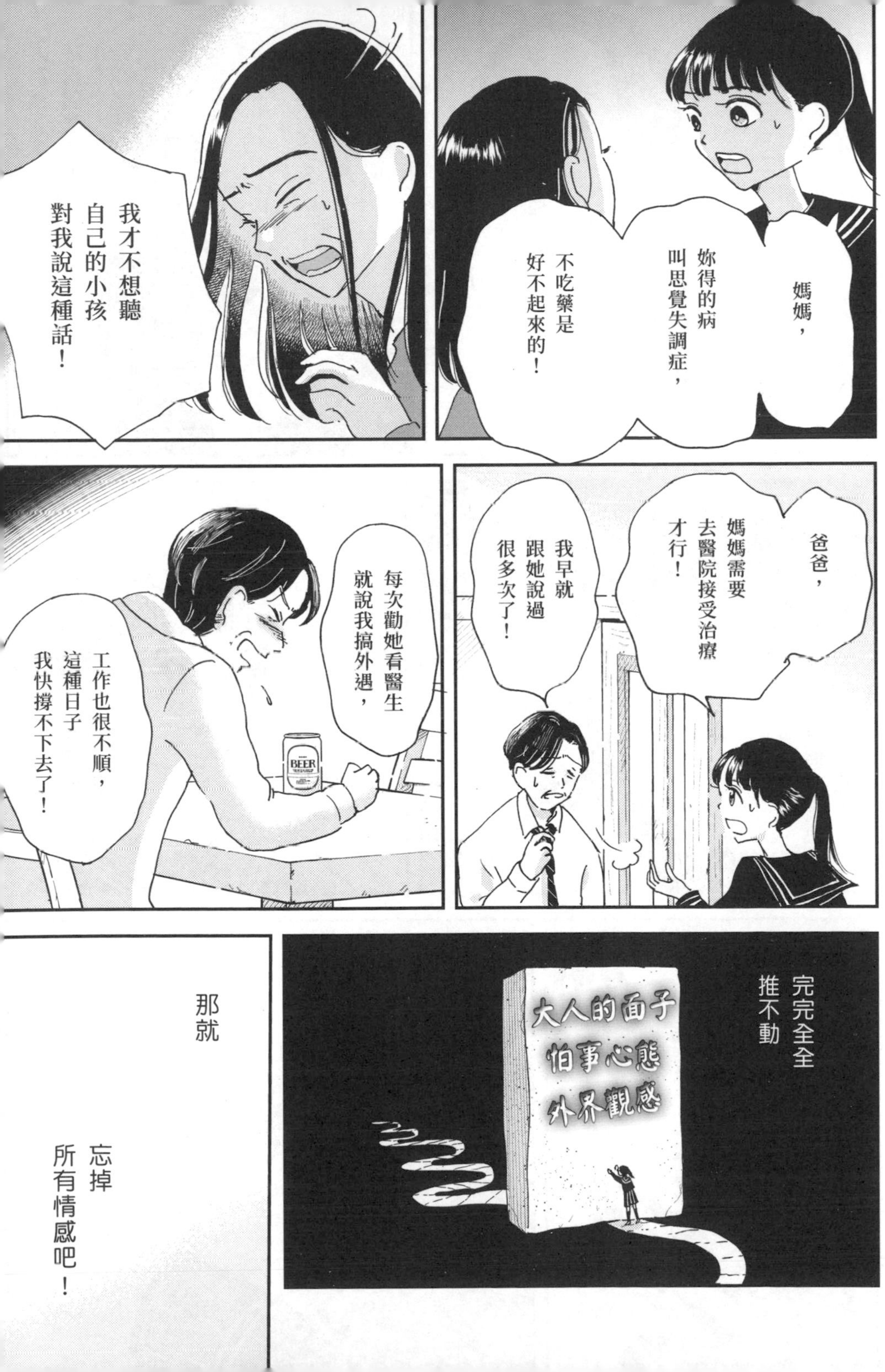
媽媽，
妳得的病
叫思覺失調症，
不吃藥是
好不起來的！
我才不想聽
自己的小孩
對我說這種話！
爸爸，
媽媽需要
去醫院接受治療
才行！
我早就
跟她說過
很多次了！
每次勸她看醫生
就說我搞外遇，
工作也很不順，
這種日子
我快撐不下去了！
BEER
完完全全
推不動
大人的面子
怕事心態
外界觀感
那就
忘掉
所有情感吧！

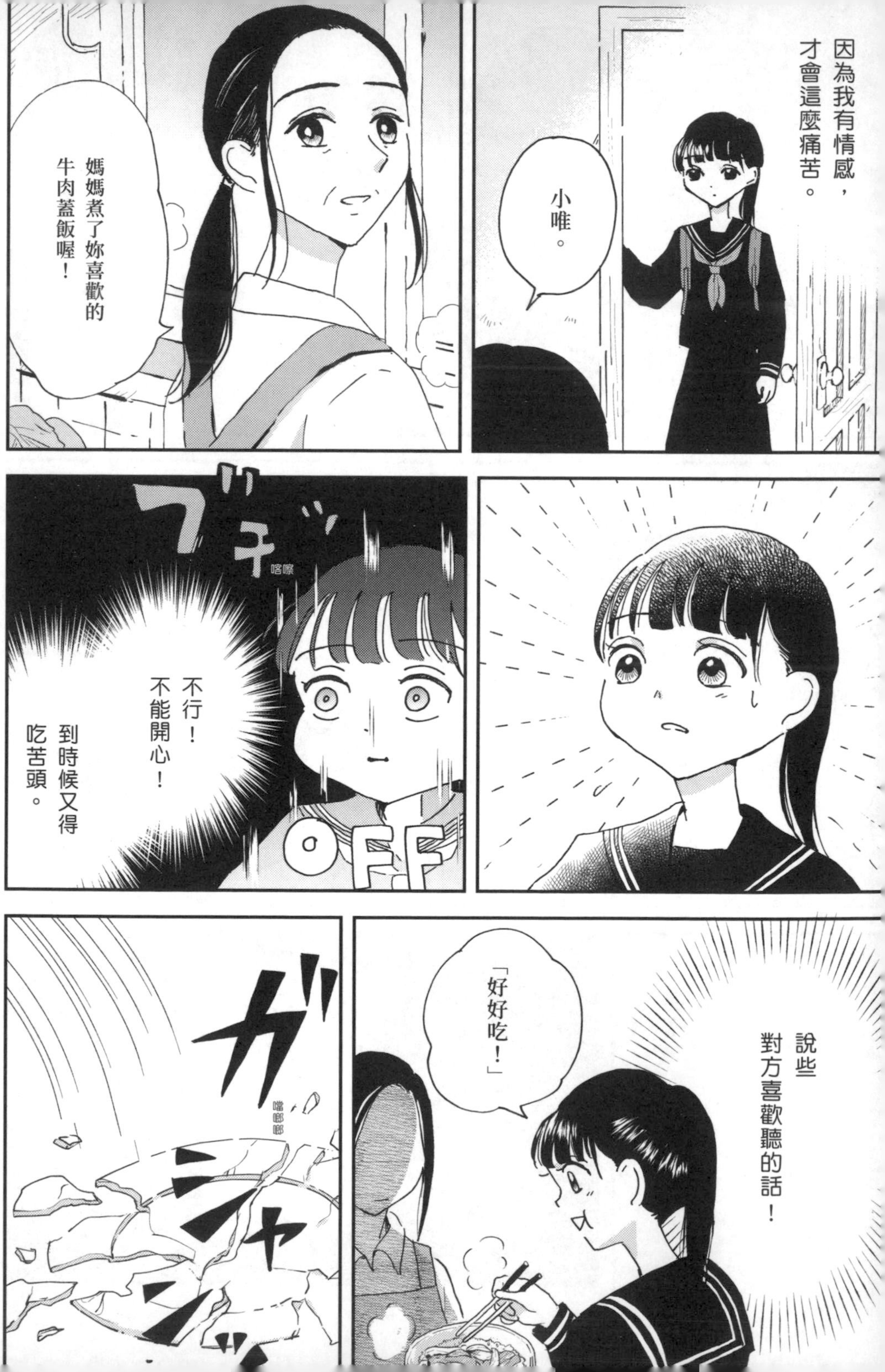
因為我有情感，才會這麼痛苦。
小唯。
媽媽煮了妳喜歡的牛肉蓋飯喔！
ブチッ
喀嚓
不行！不能開心！
到時候又得吃苦頭。
OFF
說些對方喜歡聽的話！
「好好吃！」
ガシャン
噹啷啷

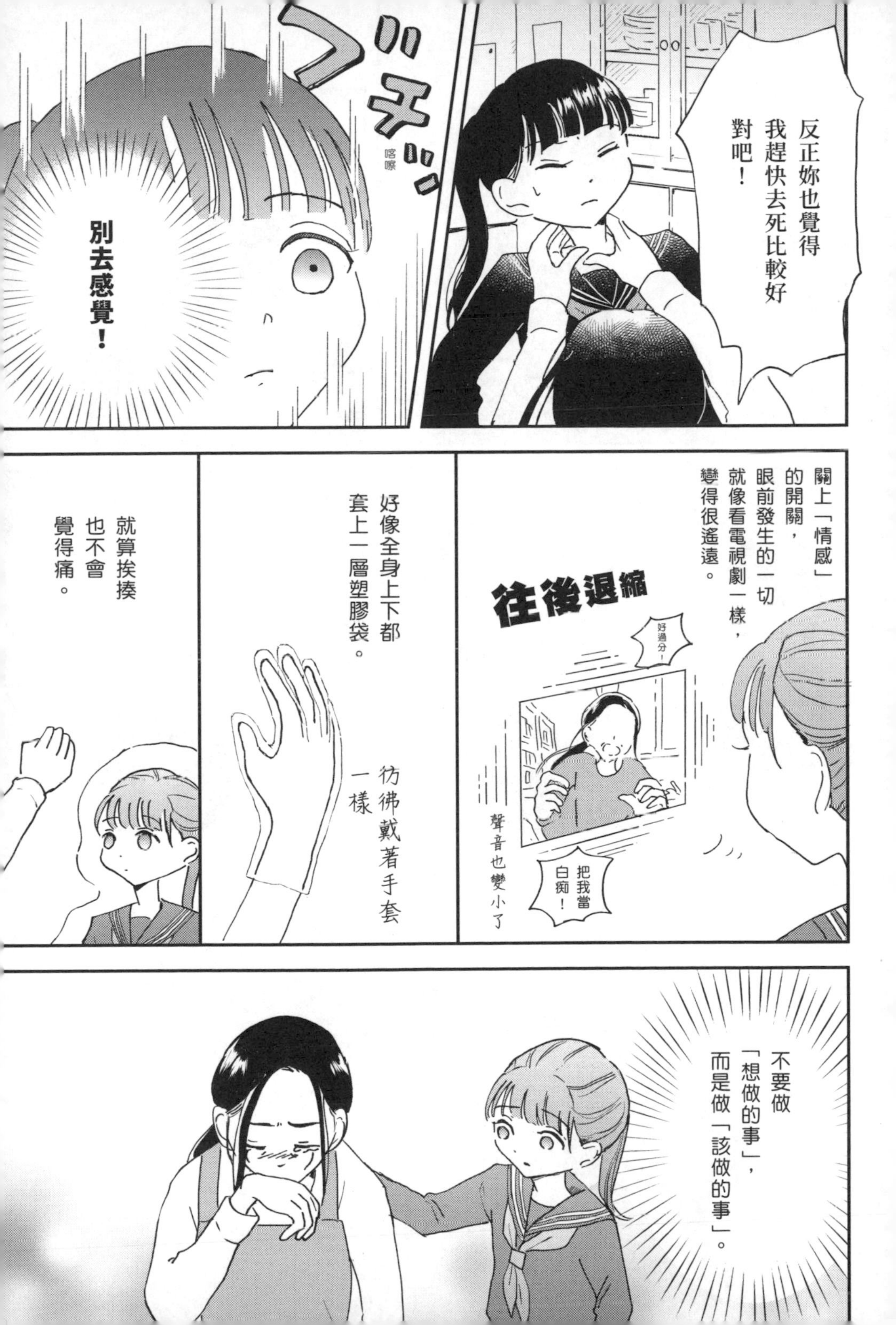
反正妳也覺得
我趕快去死比較好
對吧！
ブチッ
喀嚓
別去感覺！
關上「情感」的開關，
眼前發生的一切
就像看電視劇一樣，
變得很遙遠。
往後退縮
好過分！
把我當白痴！
聲音也變小了
好像全身上下都
套上一層塑膠袋。
彷彿戴著手套
一樣
就算挨揍
也不會
覺得痛。
不要做
「想做的事」，
而是做「該做的事」。

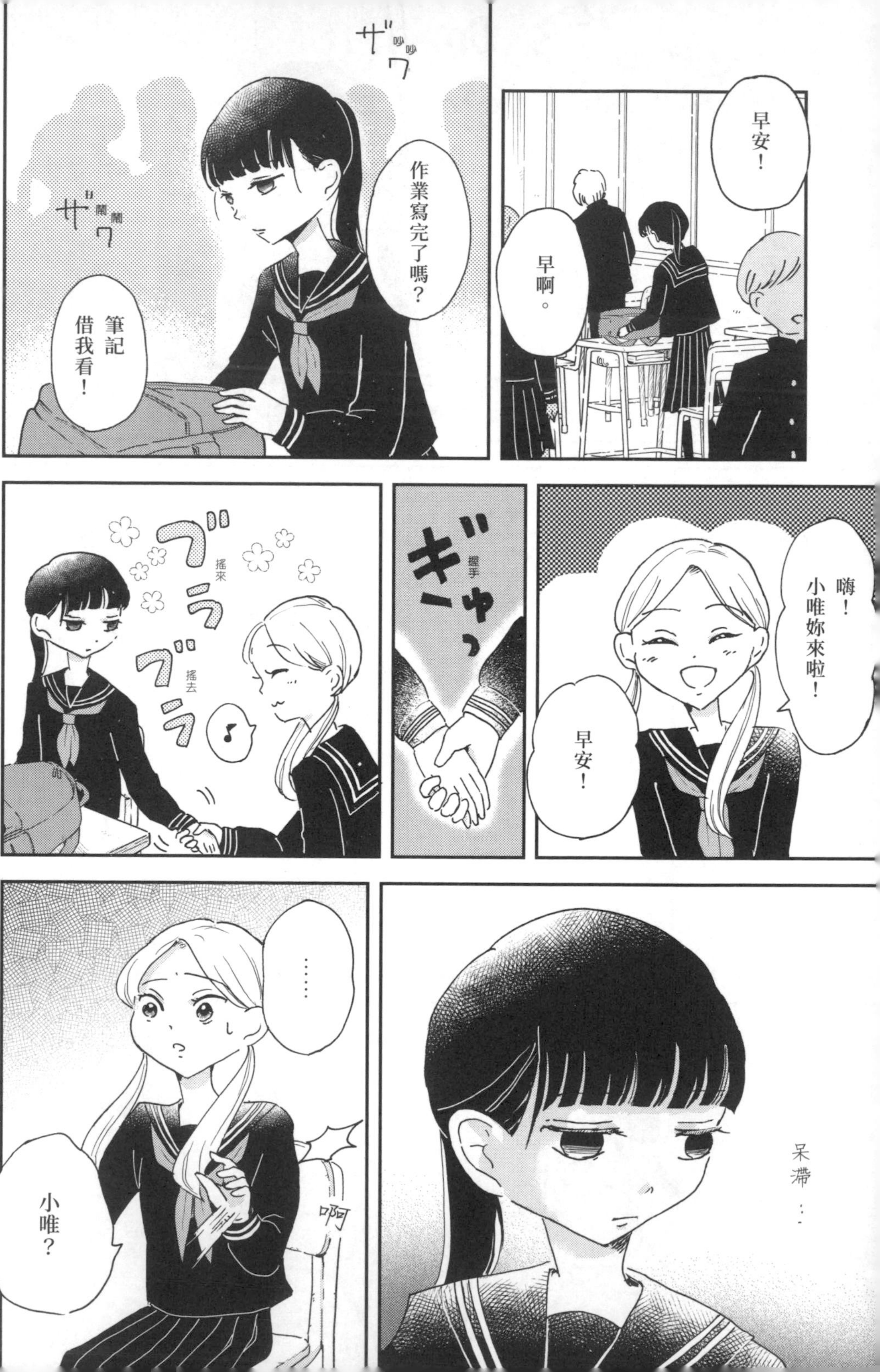
早安！
早啊。
ザワ 吵吵
作業寫完了嗎？
ザワ 鬧鬧
筆記借我看！
嗨！小唯妳來啦！
早安！
ぎゅっ 握手
ブラ 搖來
ブラ 搖去
……
呆滯……
小唯？
啊

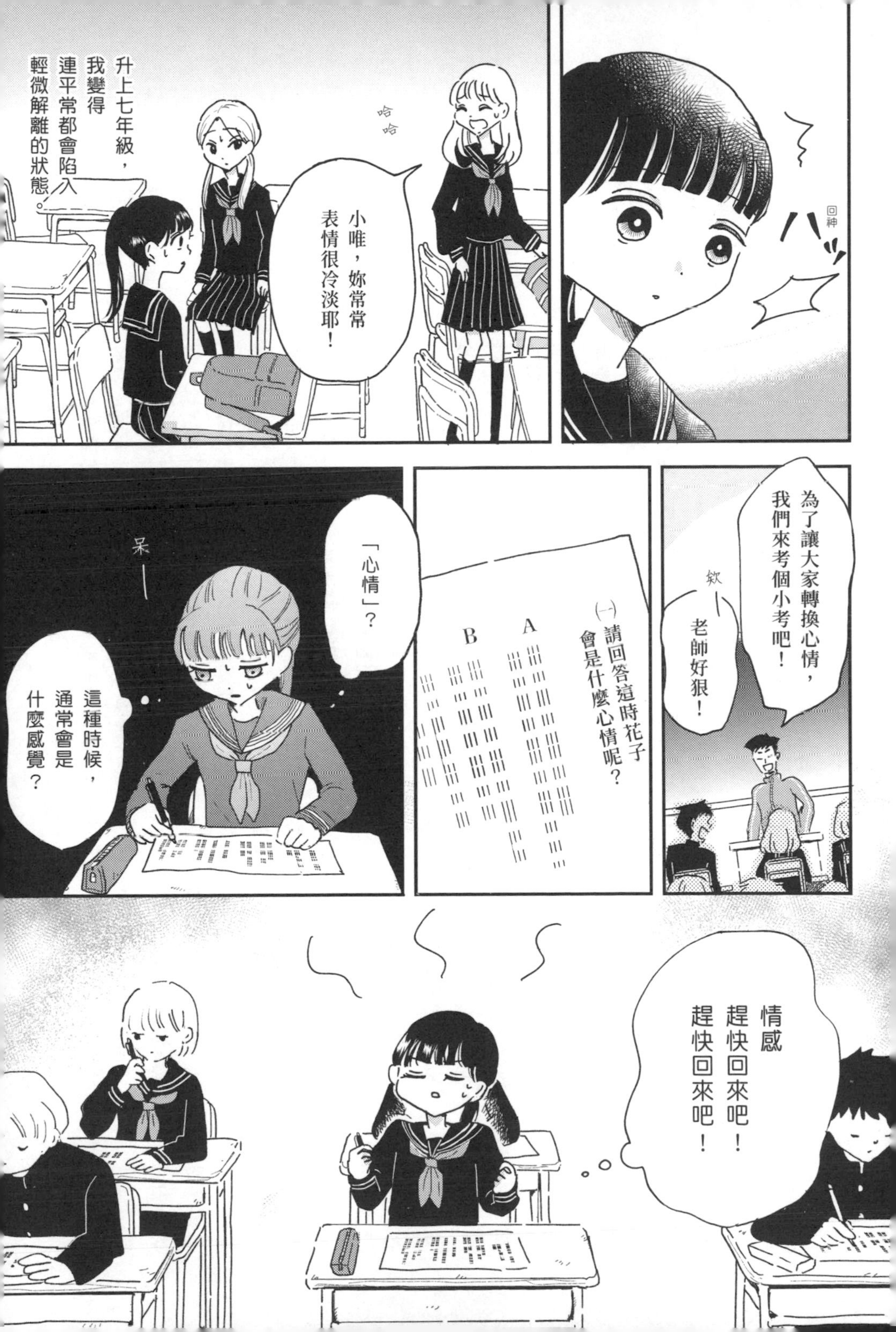
回神
ハッ
哈哈
小唯，妳常常表情很冷淡耶！
升上七年級，我變得連平常都會陷入輕微解離的狀態。
為了讓大家轉換心情，我們來考個小考吧！
欸—
老師好狠！
㈠請回答這時花子會是什麼心情呢？
A
B
「心情」？
呆—
這種時候，通常會是什麼感覺？
情感趕快回來吧！趕快回來吧！

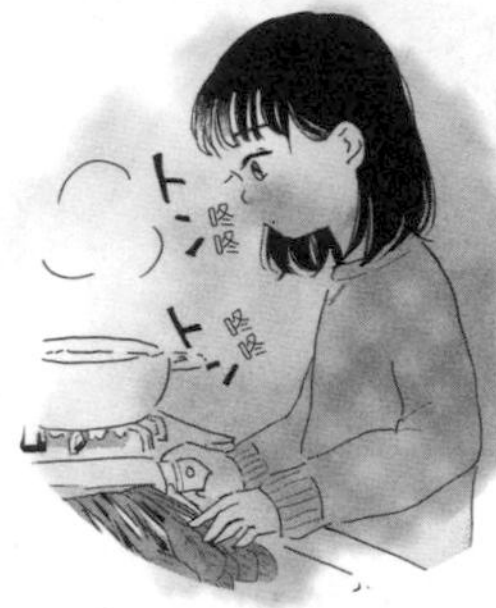

Column.1

隔壁的兒少照顧者

兒少照顧者的定義是「當家中有人罹患疾病、障礙、成癮症，或出現需要長照等本該由成年人負起的照顧需求時，負責家務、照顧，以及給予情感支持的未滿十八歲兒童」。

根據日本在二〇二一年的調查結果，每十七名八年級學生便有一人是兒少照顧者，高中二年級則是每二十四名有一人。照顧對象以兄弟姊妹最多，其次是父母或祖父母。照顧對象為父母者，多半是因為父母罹患精神病或成癮症。

統計結果顯示，每五人便有一人罹患精神疾病，所以這是任何人都可能面臨的問題。儘管日本政府並未掌握究竟有多少兒童與罹患精神疾病的父母同住，但就國外的調查結果為一五％至二三％來看，實際人數比想像的更多。

罹患精神疾病的父母因為疾病而無法充分照顧子女，也容易因為疾病而離婚或失業，陷入貧窮困境。根據二〇二〇年針對父母為精神疾病患者的成年子女所進行的調查結果，六成子女在小學時曾目睹父母爭執，五成子女曾遭到父母攻擊。對這些孩童而言，「家」不是個足以安心生活的場所，也不能對外宣揚家中醜事，進而陷入孤立無援的狀態，成長過程充滿壓力。

根據前面提及的調查結果，六成子女曾給予父母情感支持，三成子女所做的家務已經超過「幫忙」的程度。照顧家人成為這些孩童日常生活的一部分，又因為重視家人而將之視為理所當然，難以察覺原來自己是兒少照顧者。

造成兒少照顧者出現的背景在於家庭型態由大家庭轉變為小家庭，加上現代人與街坊鄰居的關係日趨薄弱，導致家庭扶養與長照機能衰退。成為兒少照顧者的孩童需要有人介紹當地社福協助。即使只遇得上一名讓他們打開心房的成年人，他們也能因此擺脫孤立，為後續的人生帶來轉機。

為了接住這樣的孩子，我們必須了解何謂兒少照顧者，時時留意他們或許近在咫尺，聆聽身邊兒童的心聲。此外，為了避免「親子」雙方都失去社會網絡，陷入孤立無援，家長也需要認識長照員、居家護理師、其他育兒夥伴等可以傾吐商量的對象。

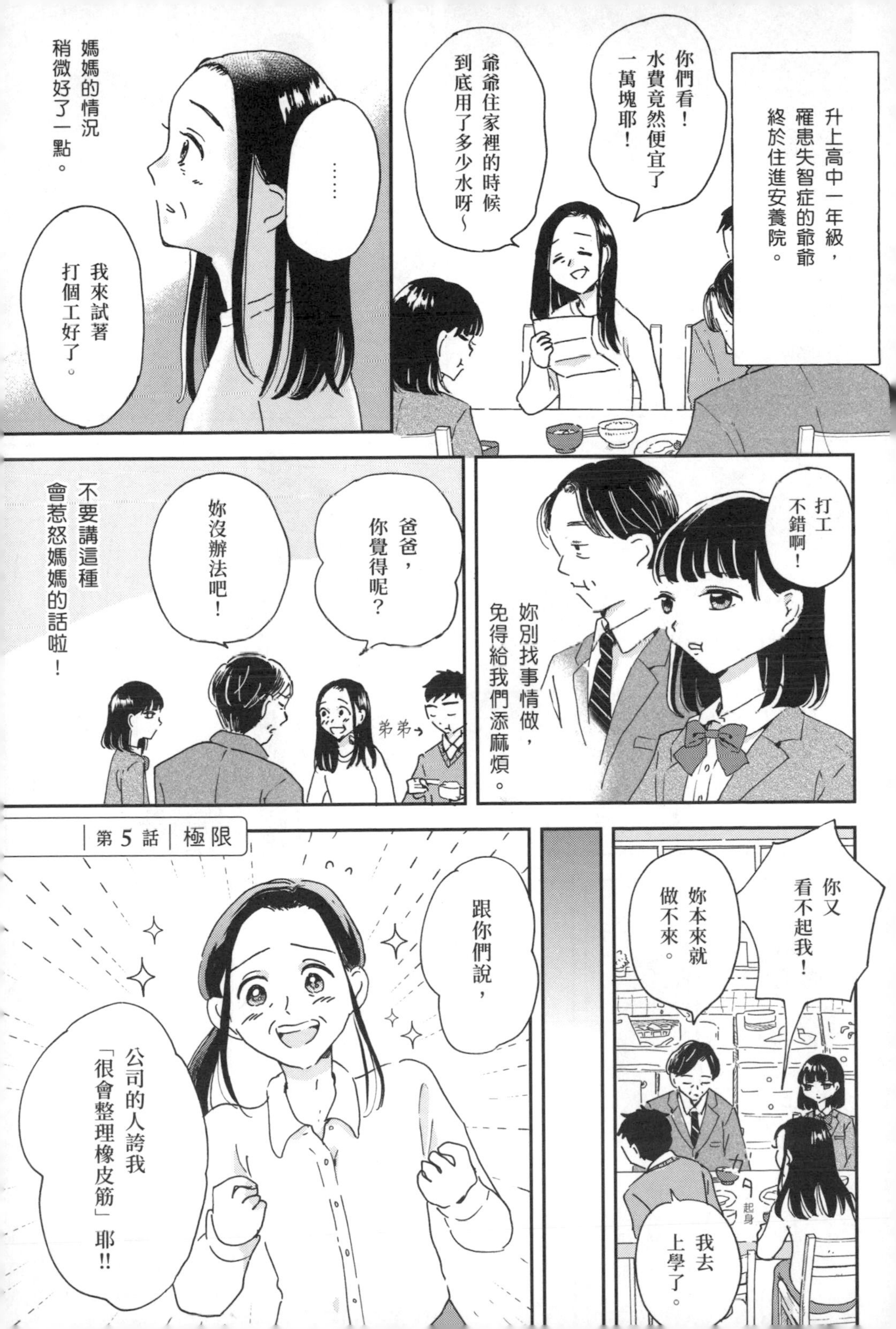
升上高中一年級，
罹患失智症的爺爺
終於住進安養院。
你們看！
水費竟然便宜了
一萬塊耶！
爺爺住家裡的時候
到底用了多少水呀～
……
媽媽的情況
稍微好了一點。
我來試著
打個工好了。
打工
不錯啊！
妳別找事情做，
免得給我們添麻煩。
爸爸，
你覺得呢？
妳沒辦法吧！
不要講這種
會惹怒媽媽的話啦！
弟弟
你又
看不起我！
妳本來就
做不來。
起身
我去
上學了。
第5話 極限
跟你們說，
公司的人誇我
「很會整理橡皮筋」耶!!

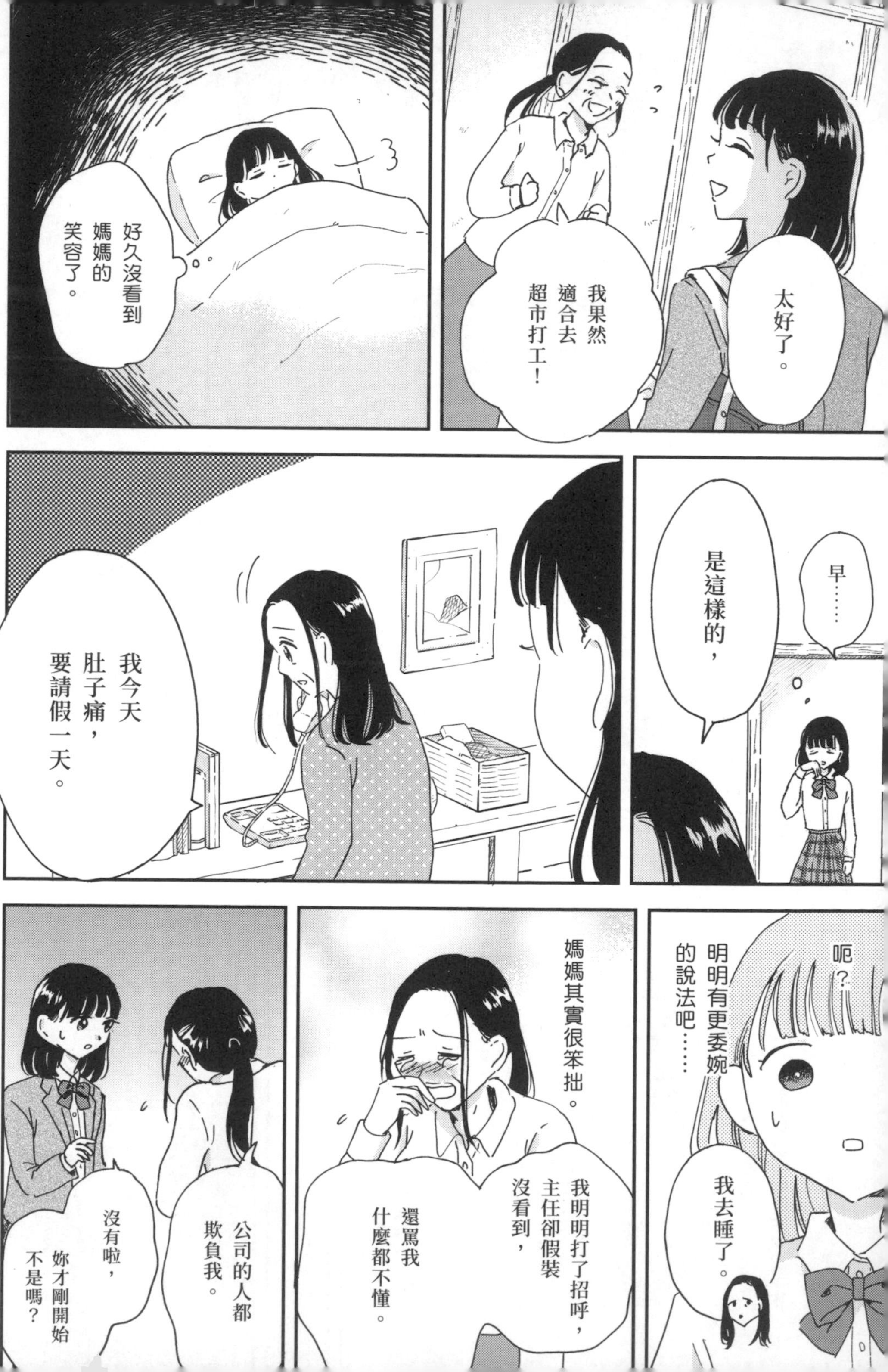
太好了。
我果然適合去超市打工！
好久沒看到媽媽的笑容了。
早……
是這樣的，
我今天肚子痛，要請假一天。
呃？
明明有更委婉的說法吧……
我去睡了。
媽媽其實很笨拙。
我明明打了招呼，主任卻假裝沒看到，
還罵我什麼都不懂。
公司的人都欺負我。
沒有啦，妳才剛開始不是嗎？

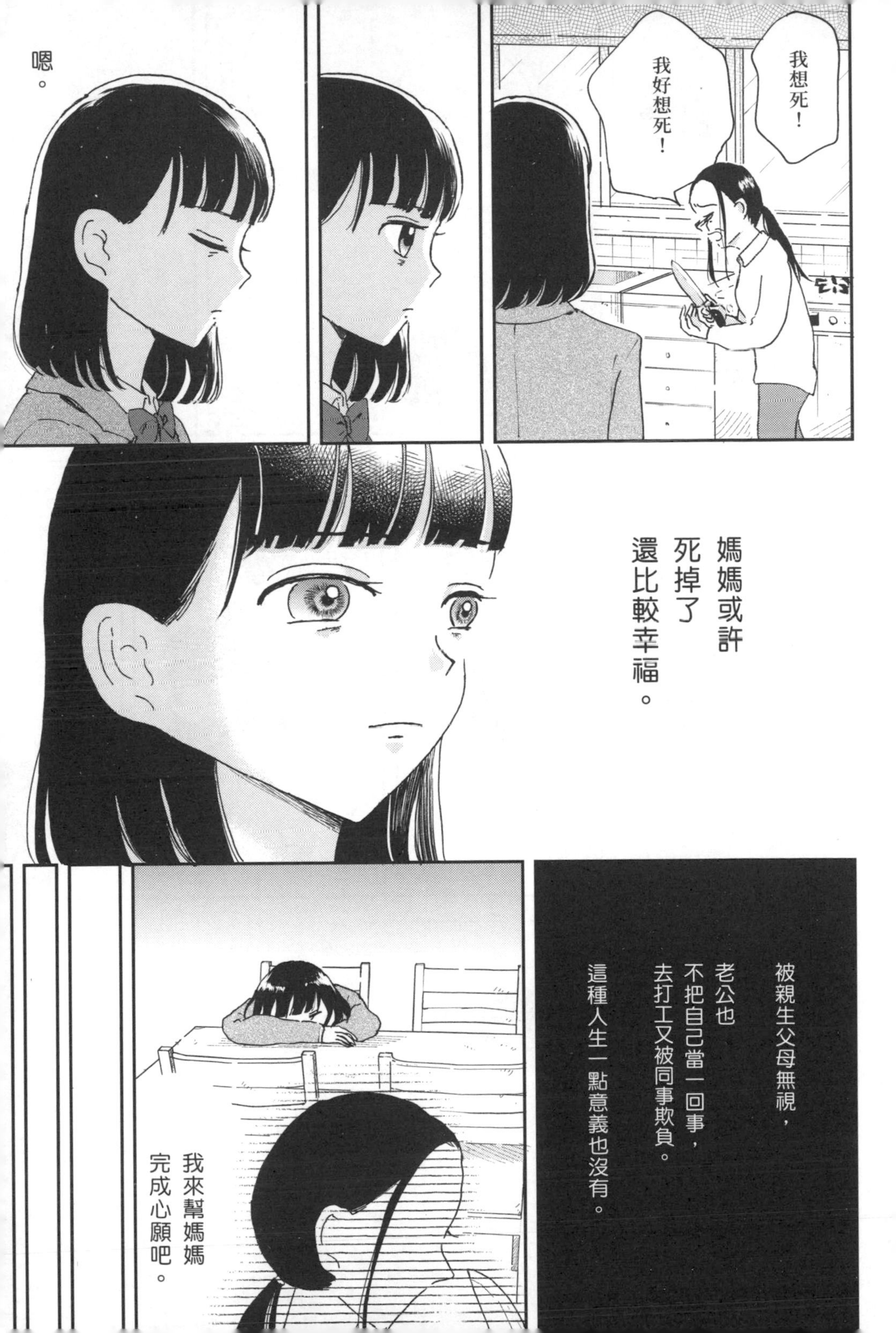
我想死！
我好想死！
嗯。
媽媽或許
死掉了
還比較幸福。
被親生父母無視，
老公也
不把自己當一回事，
去打工又被同事欺負。
這種人生一點意義也沒有。
我來幫媽媽
完成心願吧。

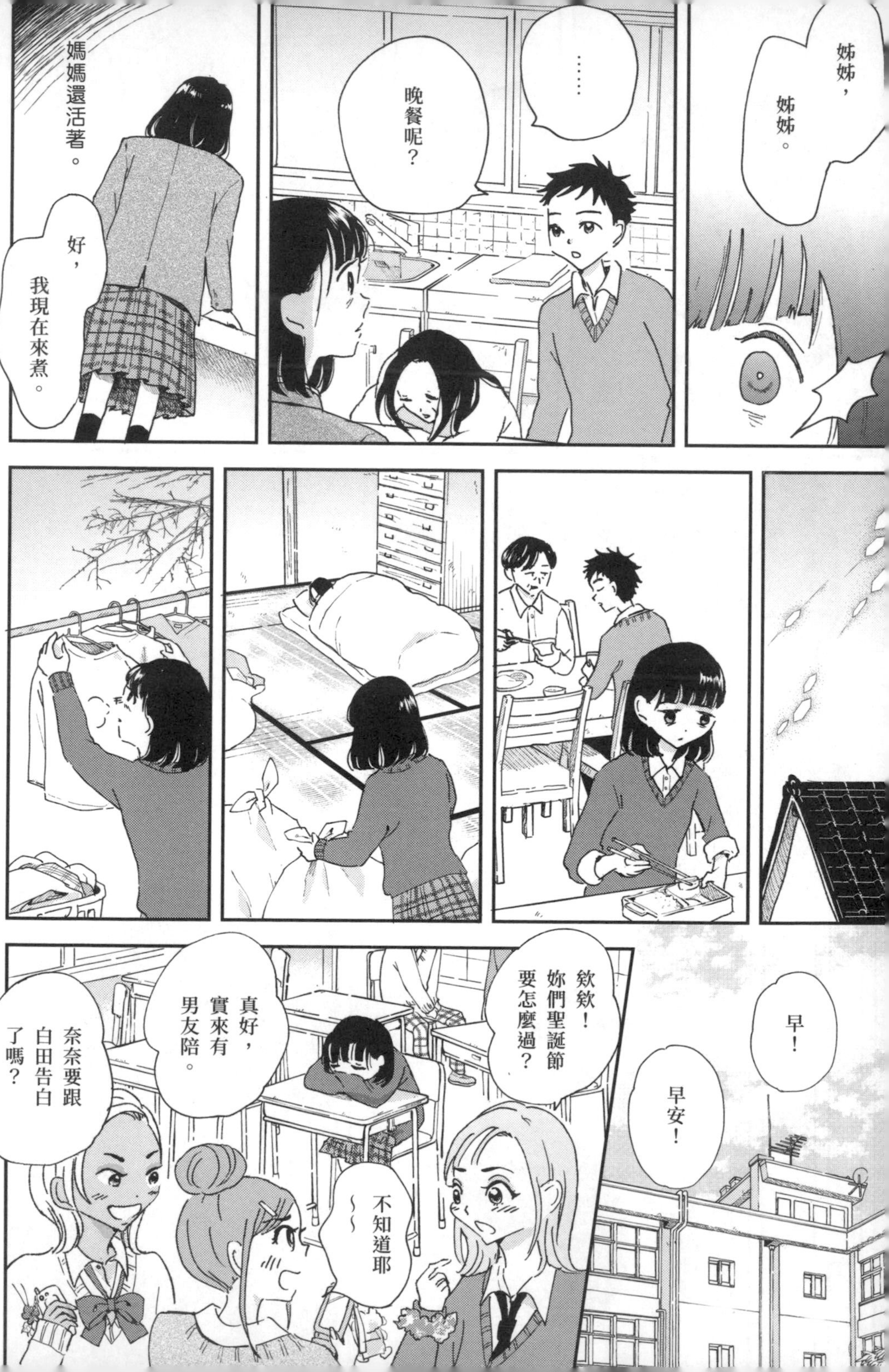
姊姊，姊姊。
……
晚餐呢？
媽媽還活著。
好，我現在來煮。
早！
早安！
欸欸！妳們聖誕節要怎麼過？
真好，實來有男友陪。
奈奈要跟白田告白了嗎？
不知道耶～

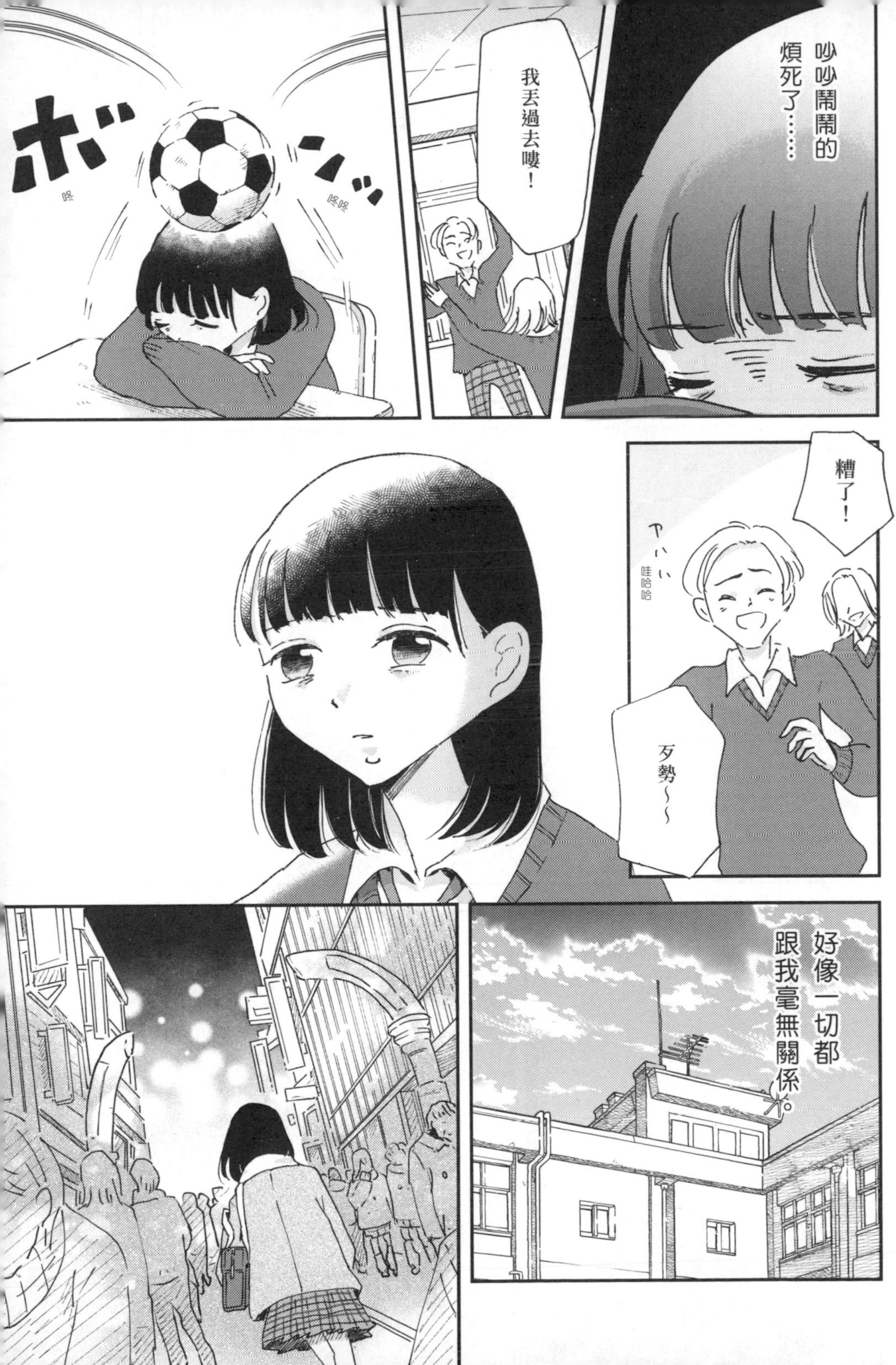
吵吵鬧鬧的
煩死了……
我丟過去嘍！
ボ
咚
ンッ
咚咚
糟了！
ヤハハ
哇哈哈
歹勢～～
好像一切都
跟我毫無關係。

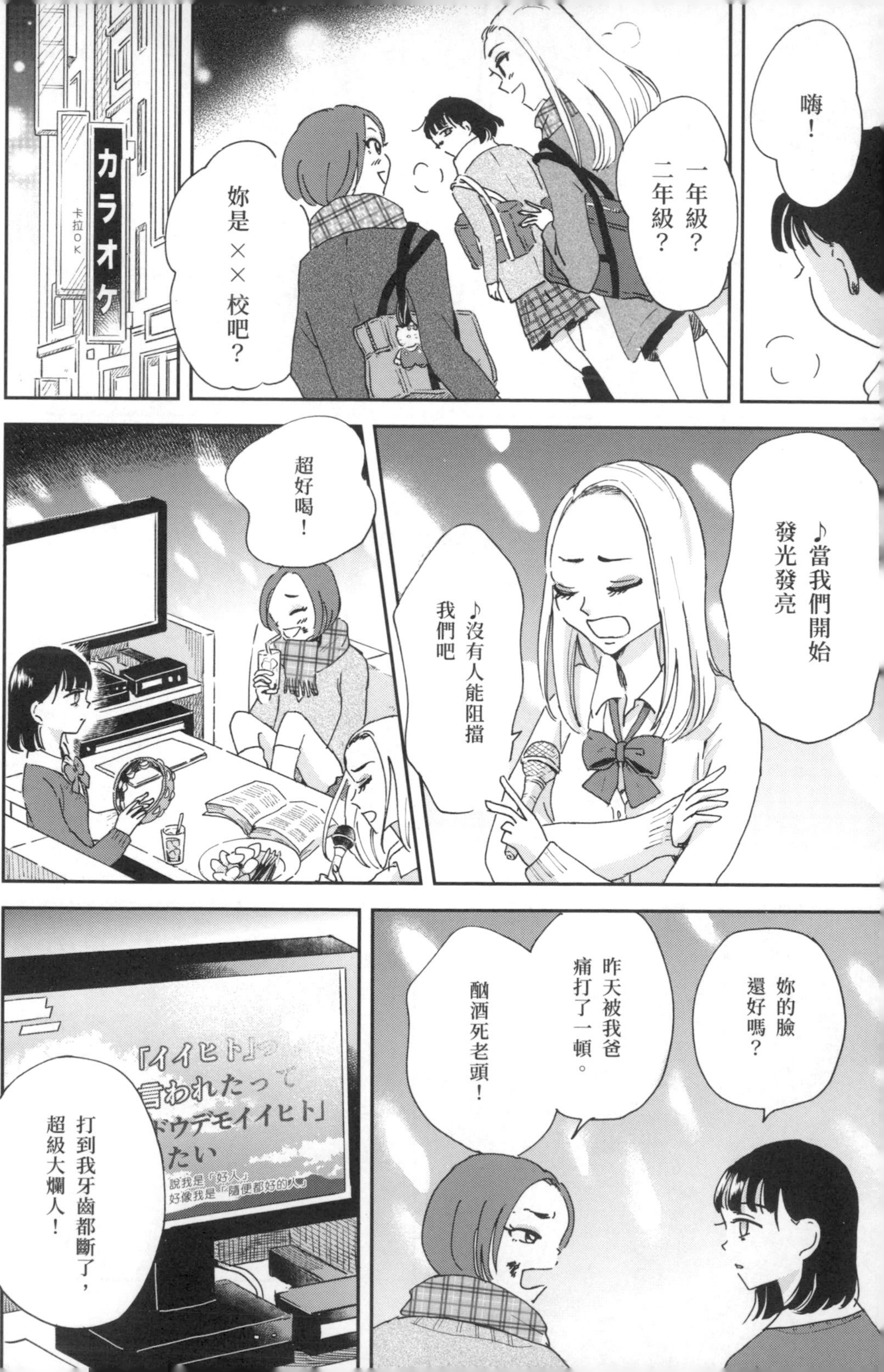

嗨！
一年級？二年級？
妳是××校吧？
カラオケ
卡拉OK
♪當我們開始發光發亮
♪沒有人能阻擋我們吧
超好喝！
妳的臉還好嗎？
昨天被我爸痛打了一頓。
酗酒死老頭！
「イイヒト」っ
言われたって
ドウデモイイヒト」
たい
說我是「好人」
好像我是「隨便都好的人」
打到我牙齒都斷了，超級大爛人！

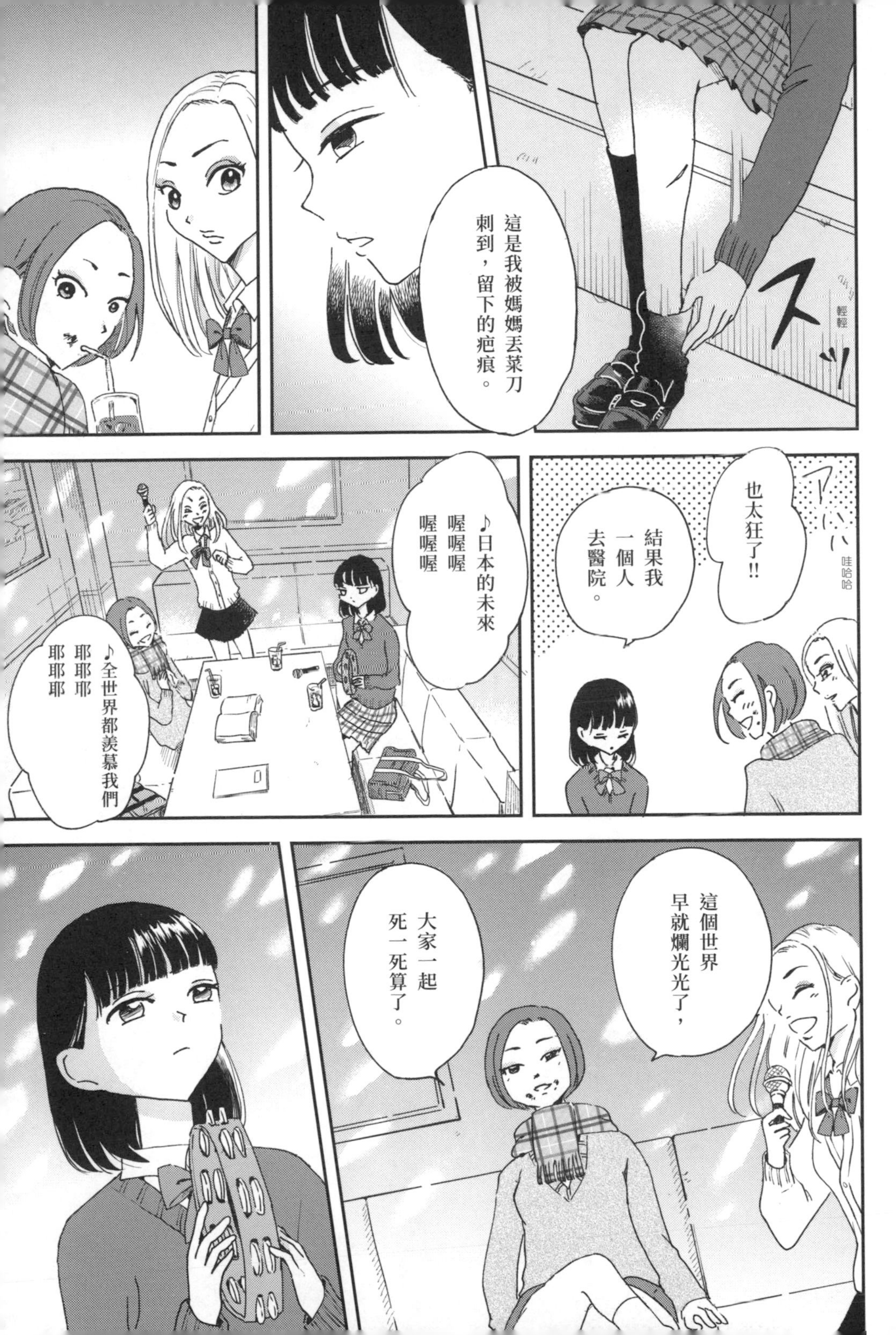
輕輕
這是我被媽媽丟菜刀刺到，留下的疤痕。
哇哈哈
也太狂了!!
結果我一個人去醫院。
♪日本的未來喔喔喔喔喔喔
♪全世界都羡慕我們耶耶耶耶耶耶
這個世界早就爛光光了，
大家一起死一死算了。

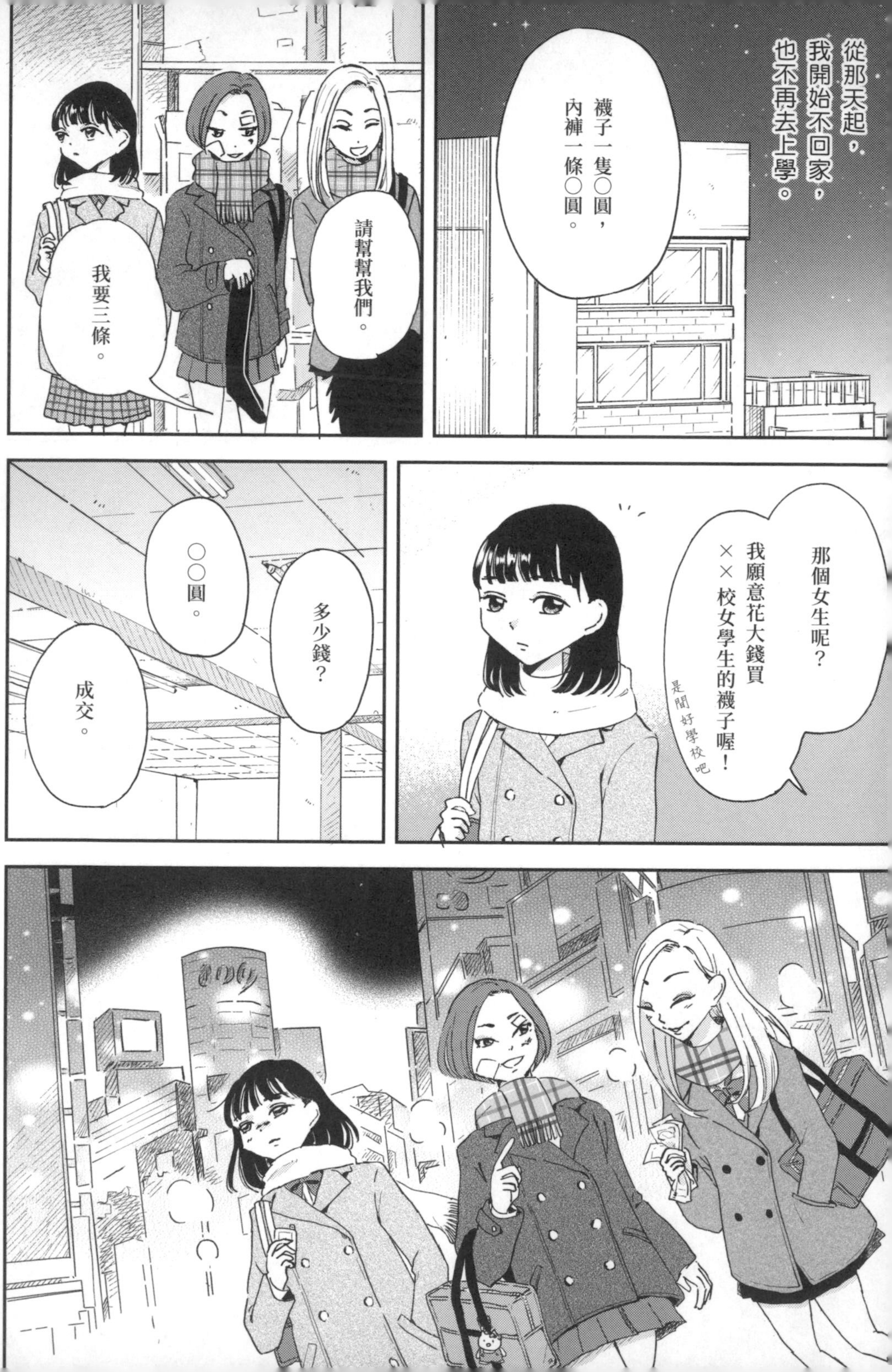
從那天起，我開始不回家，也不再去上學。
襪子一隻○圓，內褲一條○圓。
請幫幫我們。
我要三條。
那個女生呢？
我願意花大錢買××校女學生的襪子喔！
是間好學校吧
多少錢？
○○圓。
成交。

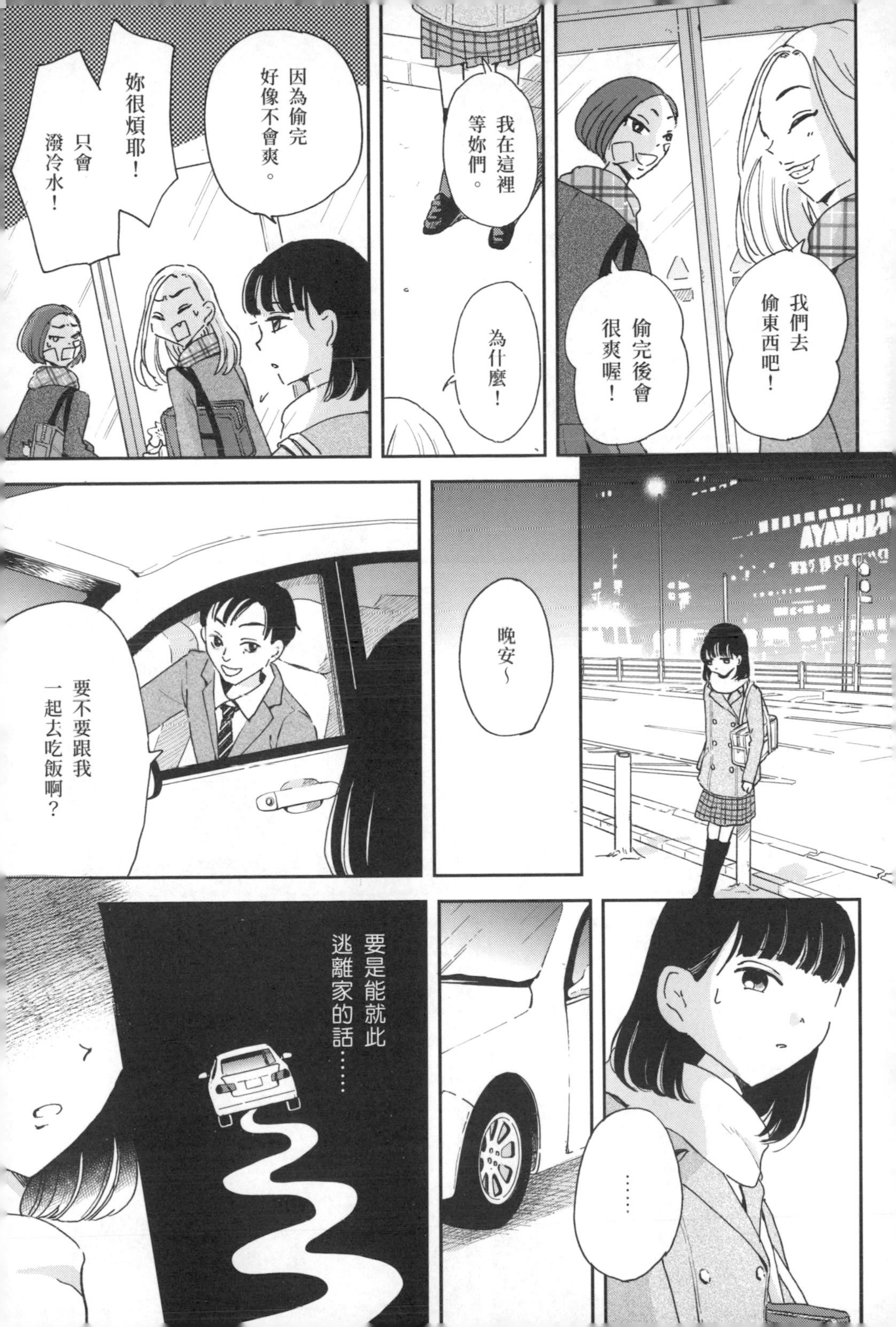
我們去偷東西吧！
偷完後會很爽喔！
我在這裡等妳們。
為什麼！
因為偷完好像不會爽。
妳很煩耶！
只會潑冷水！
晚安～
要不要跟我一起去吃飯啊？
……
要是能就此逃離家的話……

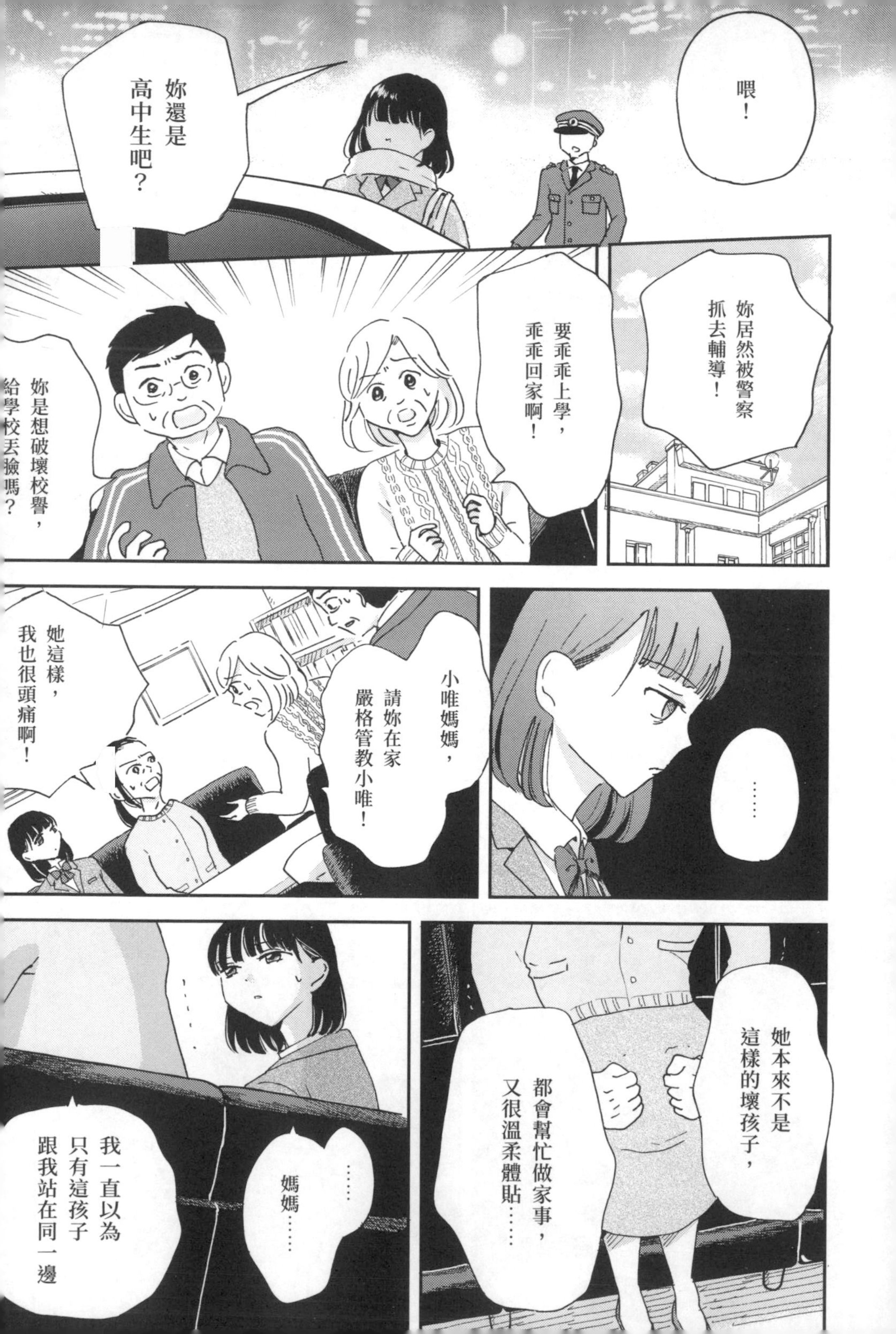
喂！
妳還是高中生吧？
妳居然被警察抓去輔導！
要乖乖上學，乖乖回家啊！
妳是想破壞校譽，給學校丟臉嗎？
……
小唯媽媽，請妳在家嚴格管教小唯！
她這樣，我也很頭痛啊！
她本來不是這樣的壞孩子，
都會幫忙做家事，又很溫柔體貼……
……
……媽媽……
我一直以為只有這孩子跟我站在同一邊

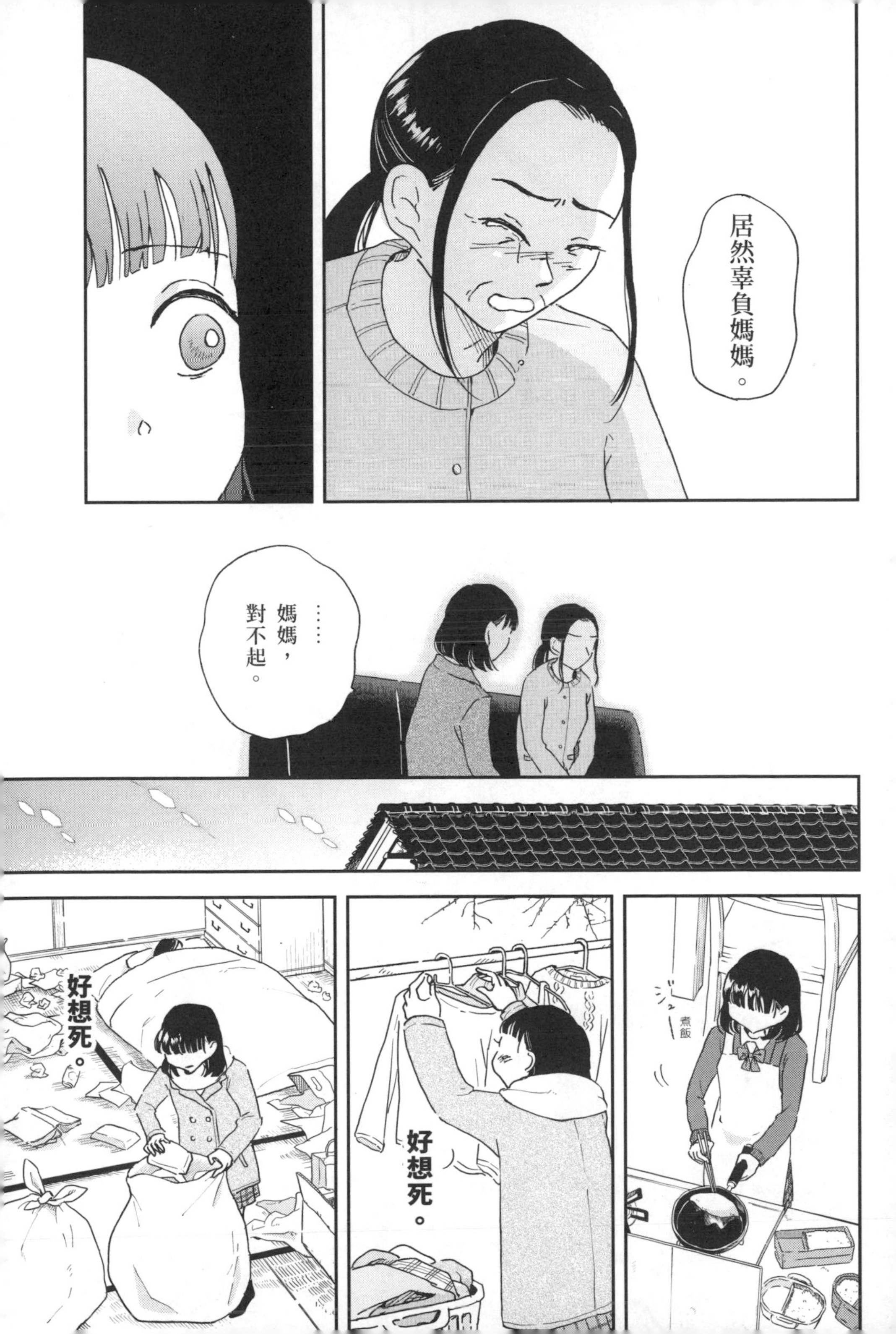
居然辜負媽媽。
……媽媽，對不起。
好想死。
好想死。
煮飯

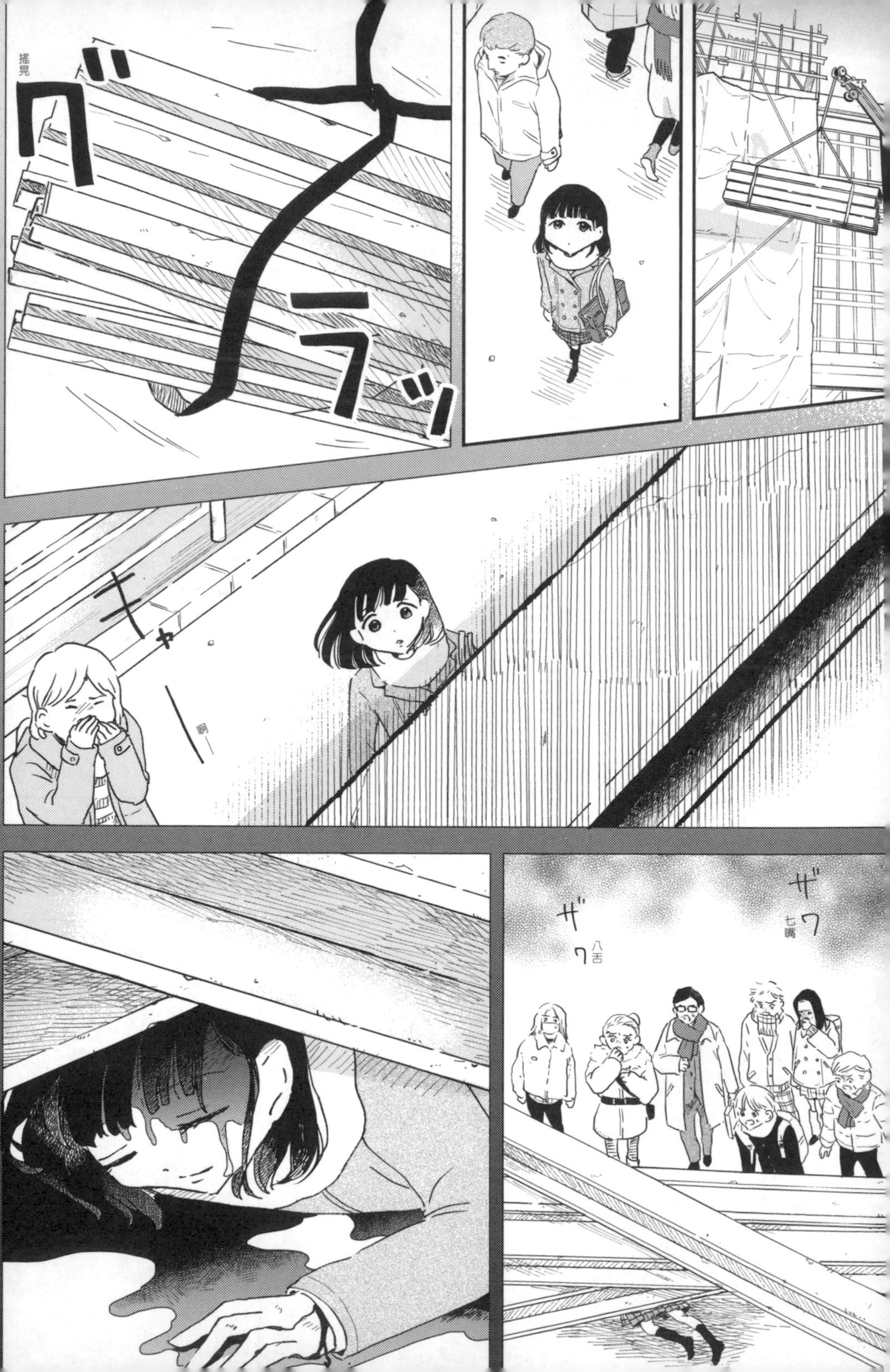

ググラッ
搖晃
キャー
啊—
ザワ
七嘴
ザワ
八舌

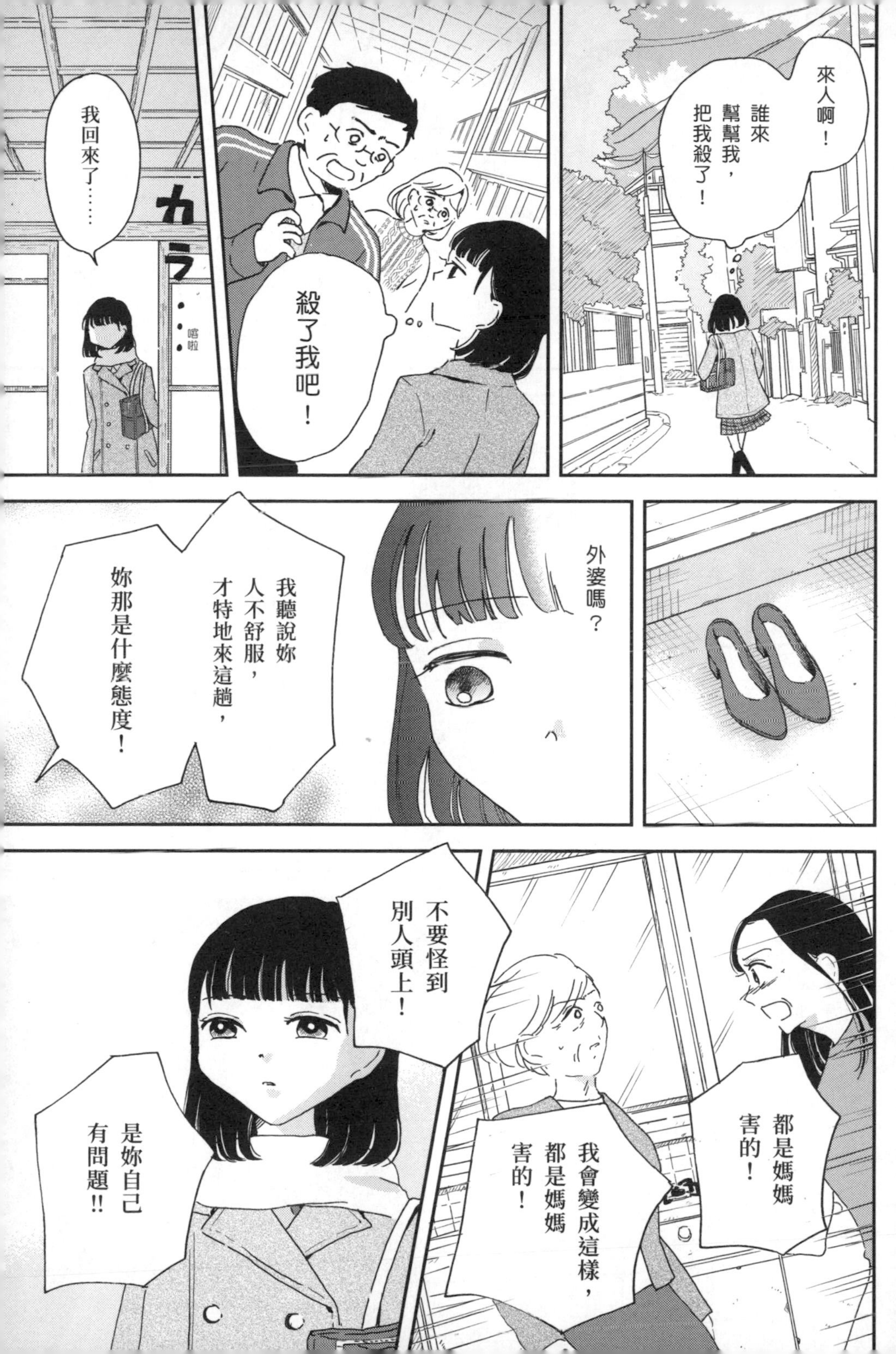
來人啊！誰來幫幫我，把我殺了！
殺了我吧！
我回來了……
カラ
喀啦
外婆嗎？
我聽說妳人不舒服，才特地來這趟，妳那是什麼態度！
都是媽媽害的！
我會變成這樣，都是媽媽害的！
不要怪到別人頭上！
是妳自己有問題!!

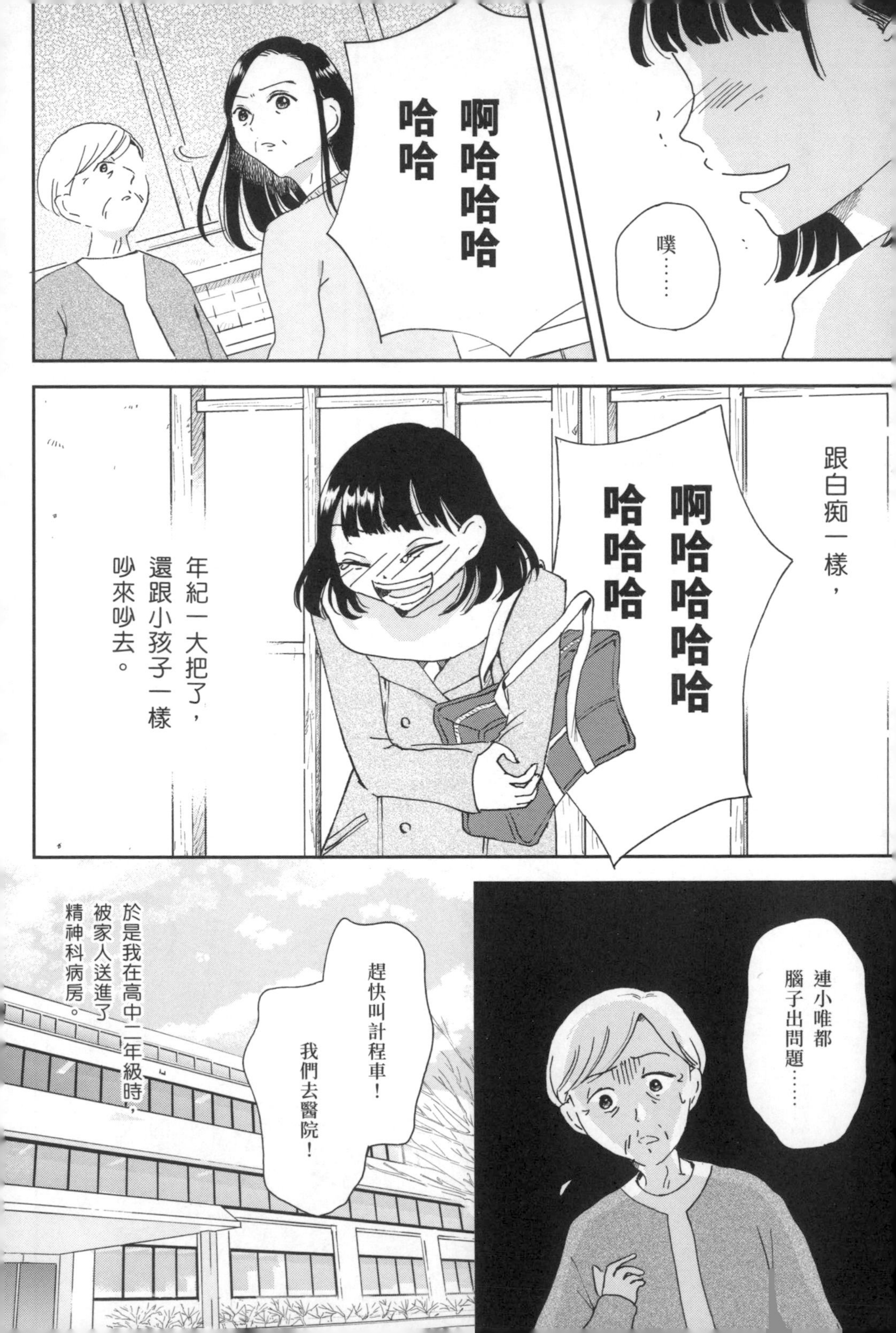
噗……
啊哈哈哈哈哈哈
跟白痴一樣，
啊哈哈哈哈哈哈哈哈
年紀一大把了，還跟小孩子一樣吵來吵去。
連小唯都腦子出問題……
趕快叫計程車！我們去醫院！
於是我在高中二年級時，被家人送進了精神科病房。

第6話 住進精神科醫院後的平穩生活

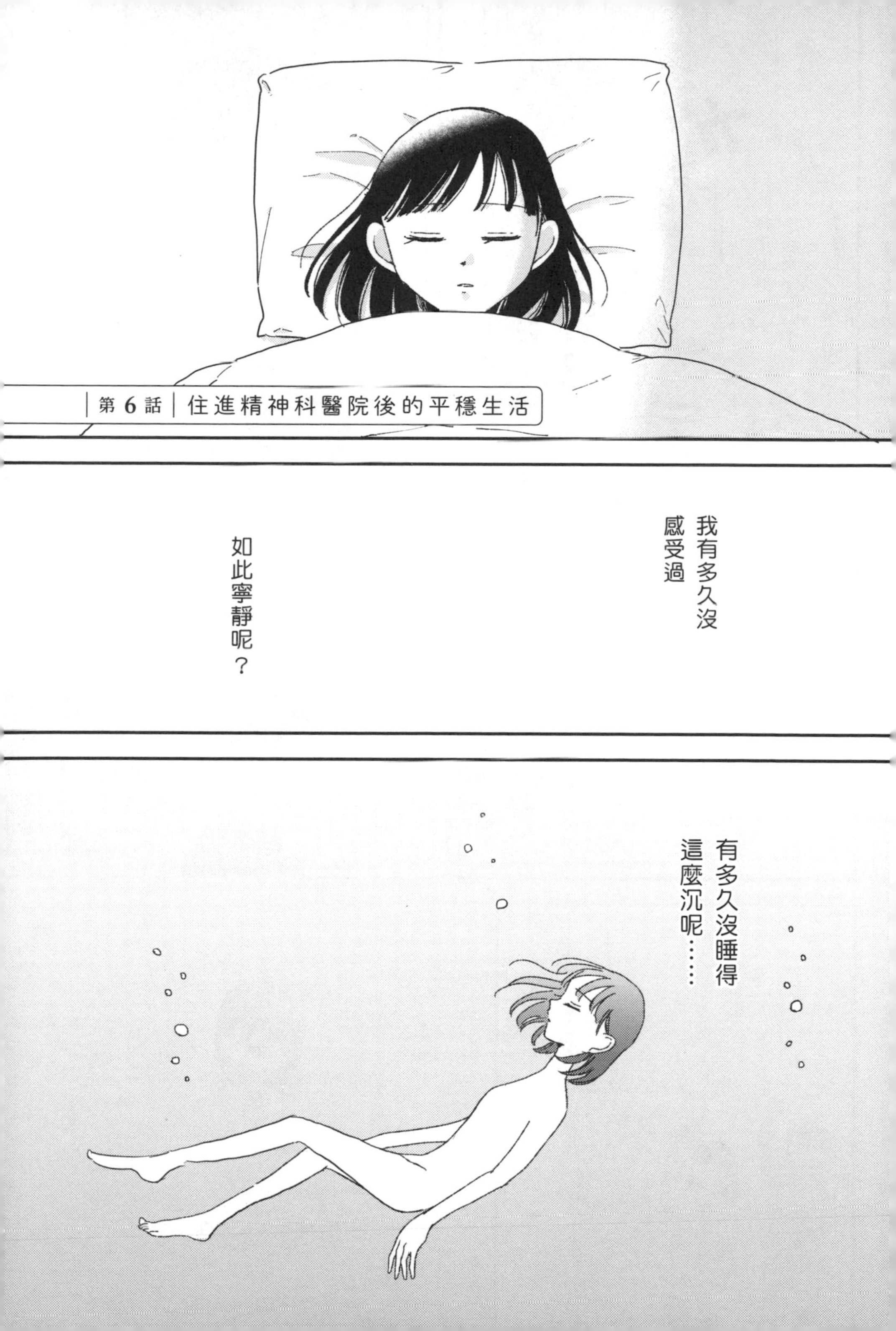
我有多久沒感受過
如此寧靜呢？
有多久沒睡得這麼沉呢……

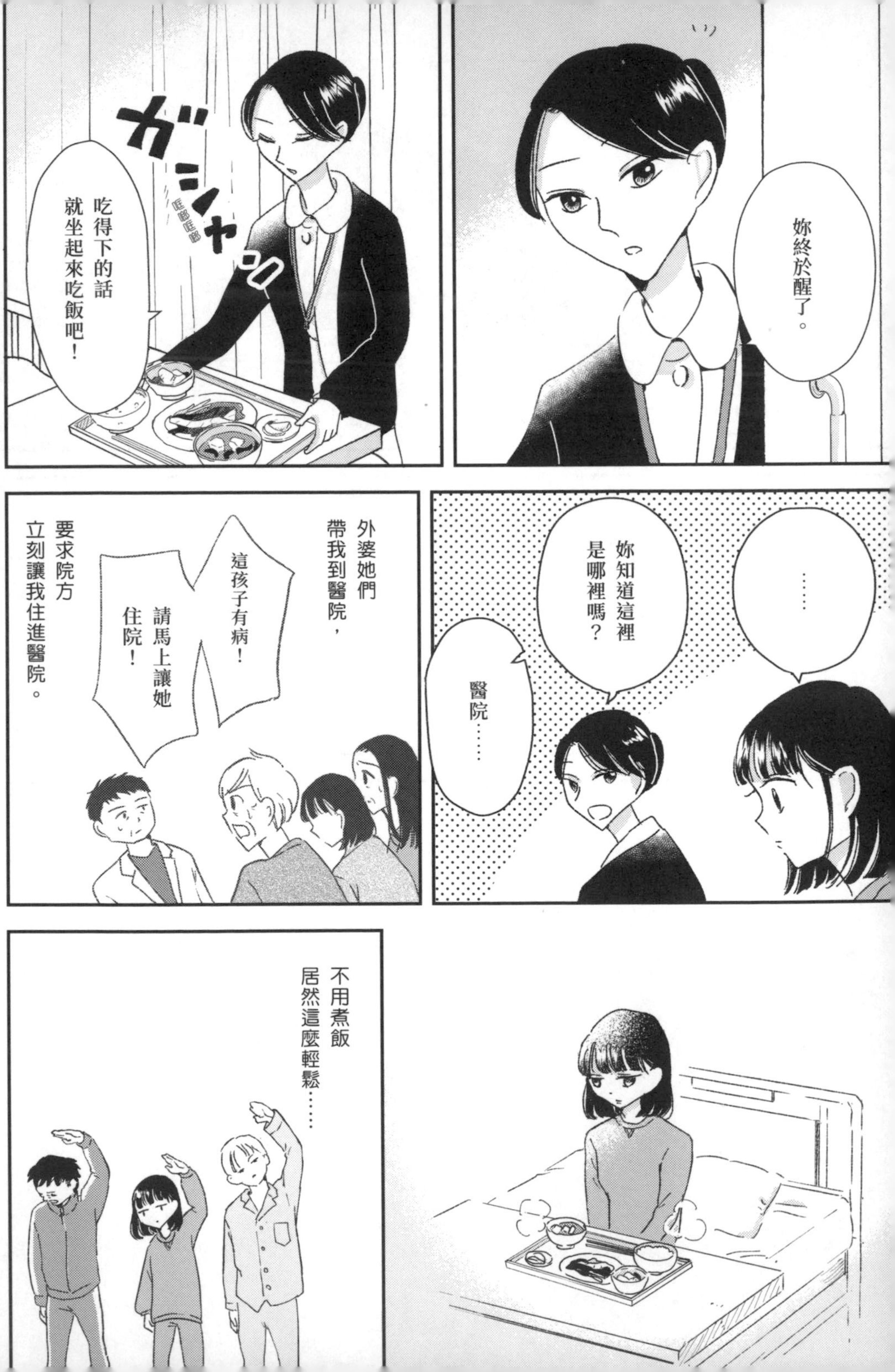
妳終於醒了。
ガシャン
哐啷哐啷
吃得下的話就坐起來吃飯吧！
……
妳知道這裡是哪裡嗎？
醫院……
外婆她們帶我到醫院，
這孩子有病！請馬上讓她住院！
要求院方立刻讓我住進醫院。
不用煮飯居然這麼輕鬆……

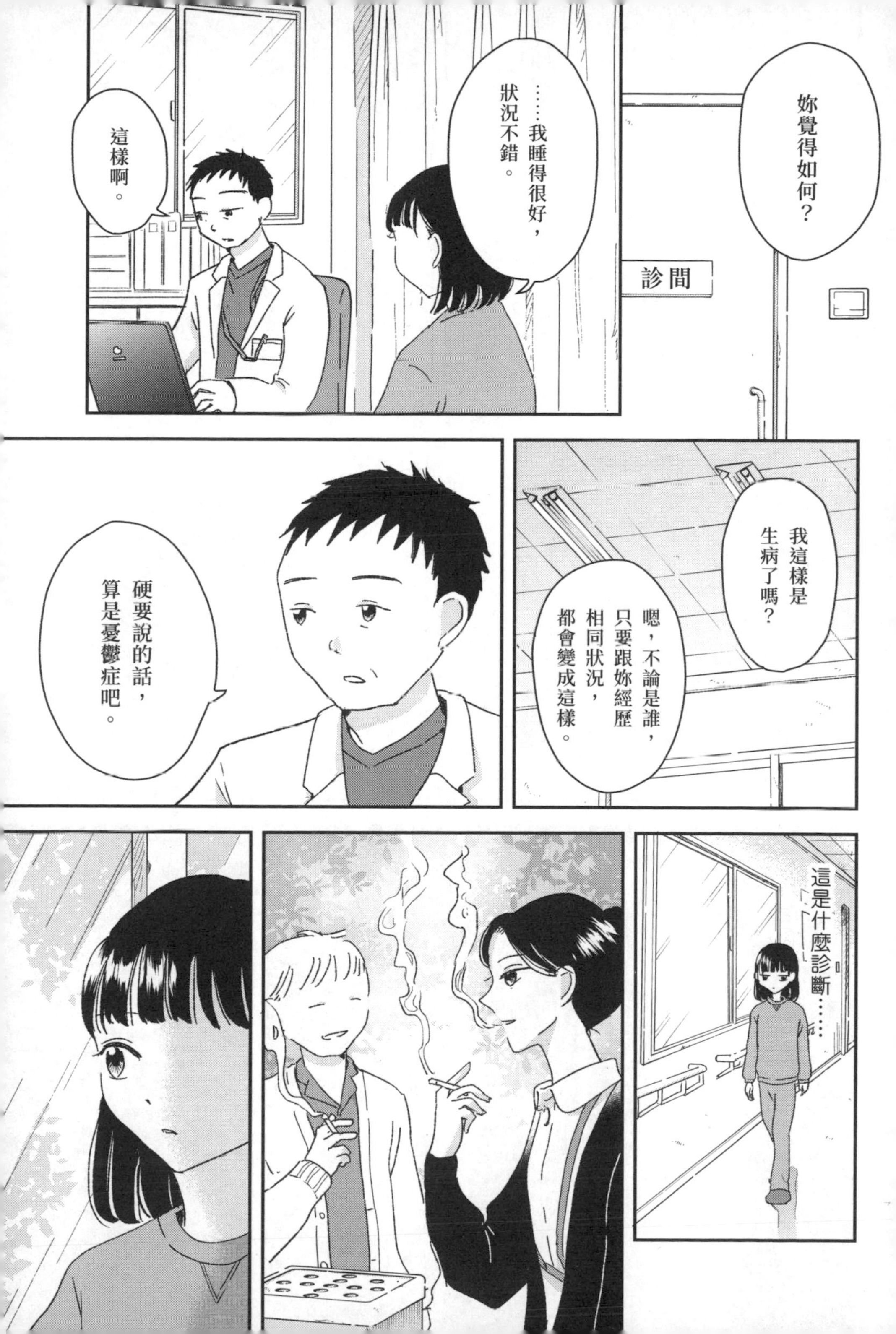
妳覺得如何？
……我睡得很好，狀況不錯。
這樣啊。
診間
我這樣是生病了嗎？
嗯，不論是誰，只要跟妳經歷相同狀況，都會變成這樣。
硬要說的話，算是憂鬱症吧。
這是什麼診斷……

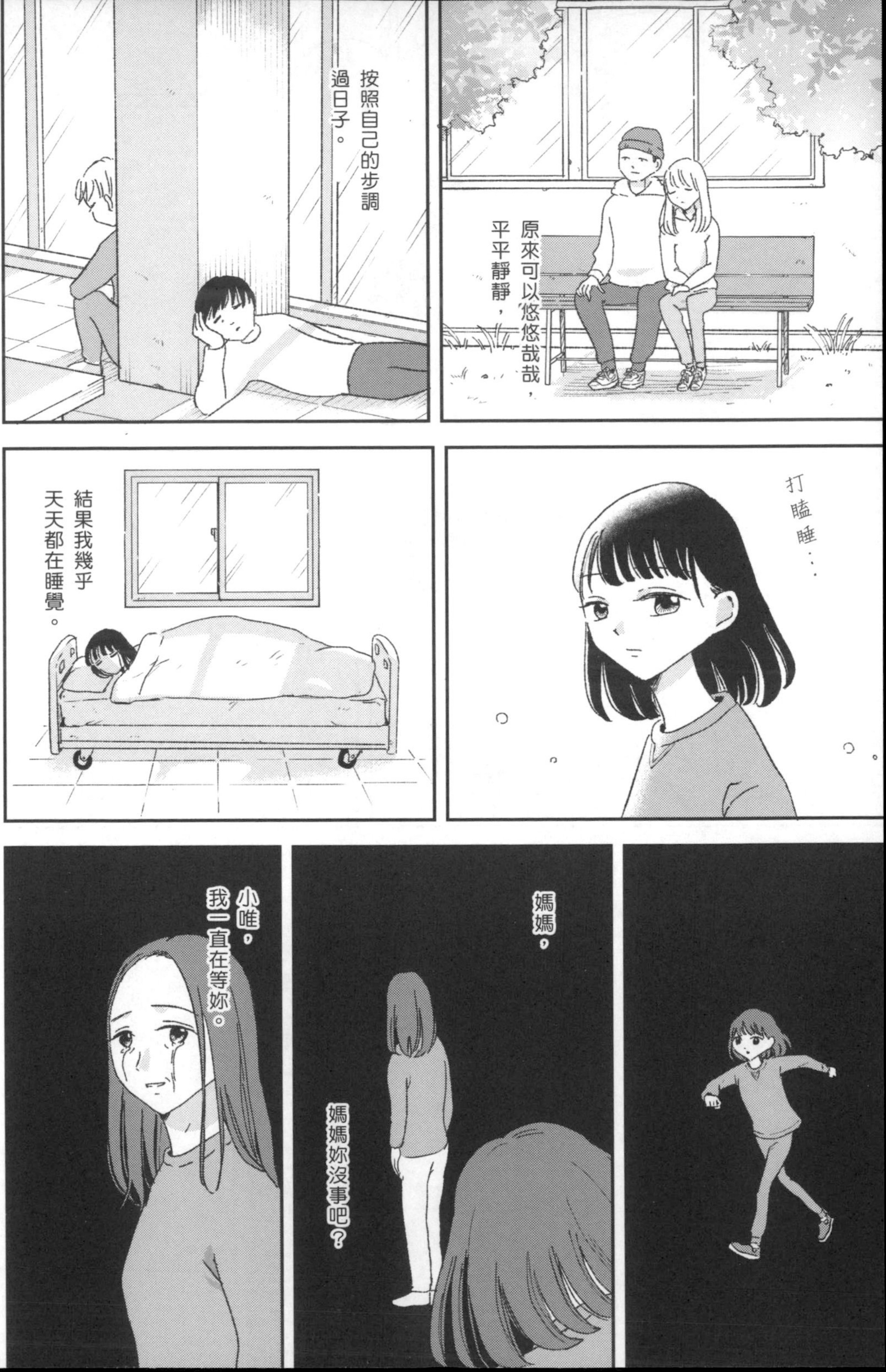
原來可以悠悠哉哉，平平靜靜，
按照自己的步調過日子。
打瞌睡…
結果我幾乎天天都在睡覺。
媽媽，
媽媽妳沒事吧？
小唯，我一直在等妳。

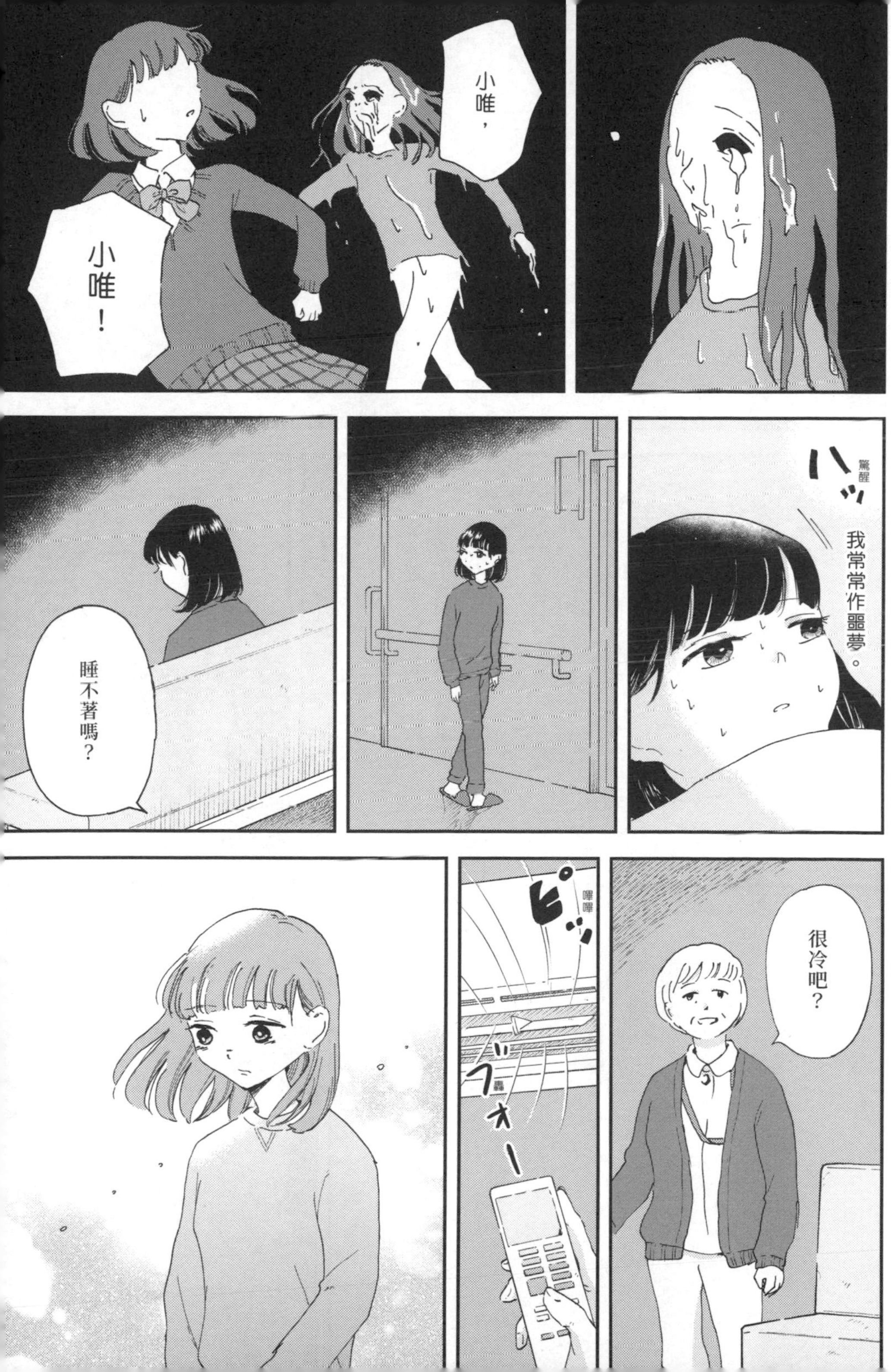
小唯，
小唯！
ハッ 驚醒
我常常作噩夢。
睡不著嗎？
很冷吧？
ピッ 嗶嗶
ブォー 轟

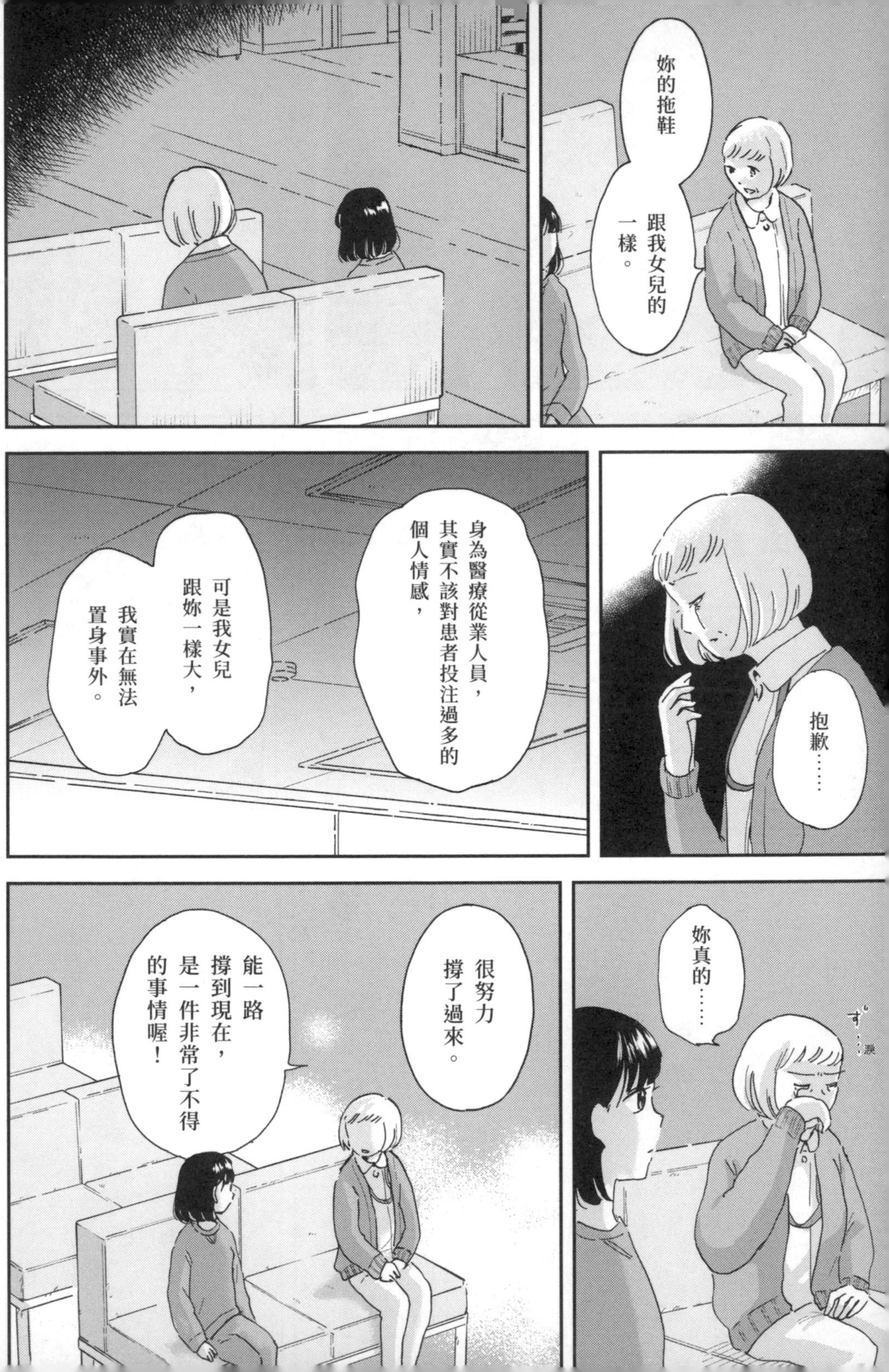
妳的拖鞋
跟我女兒的一樣。
抱歉……
身為醫療從業人員，其實不該對患者投注過多的個人情感，
可是我女兒跟妳一樣大，我實在無法置身事外。
妳真的……
很努力撐了過來。
能一路撐到現在，是一件非常了不得的事情喔！

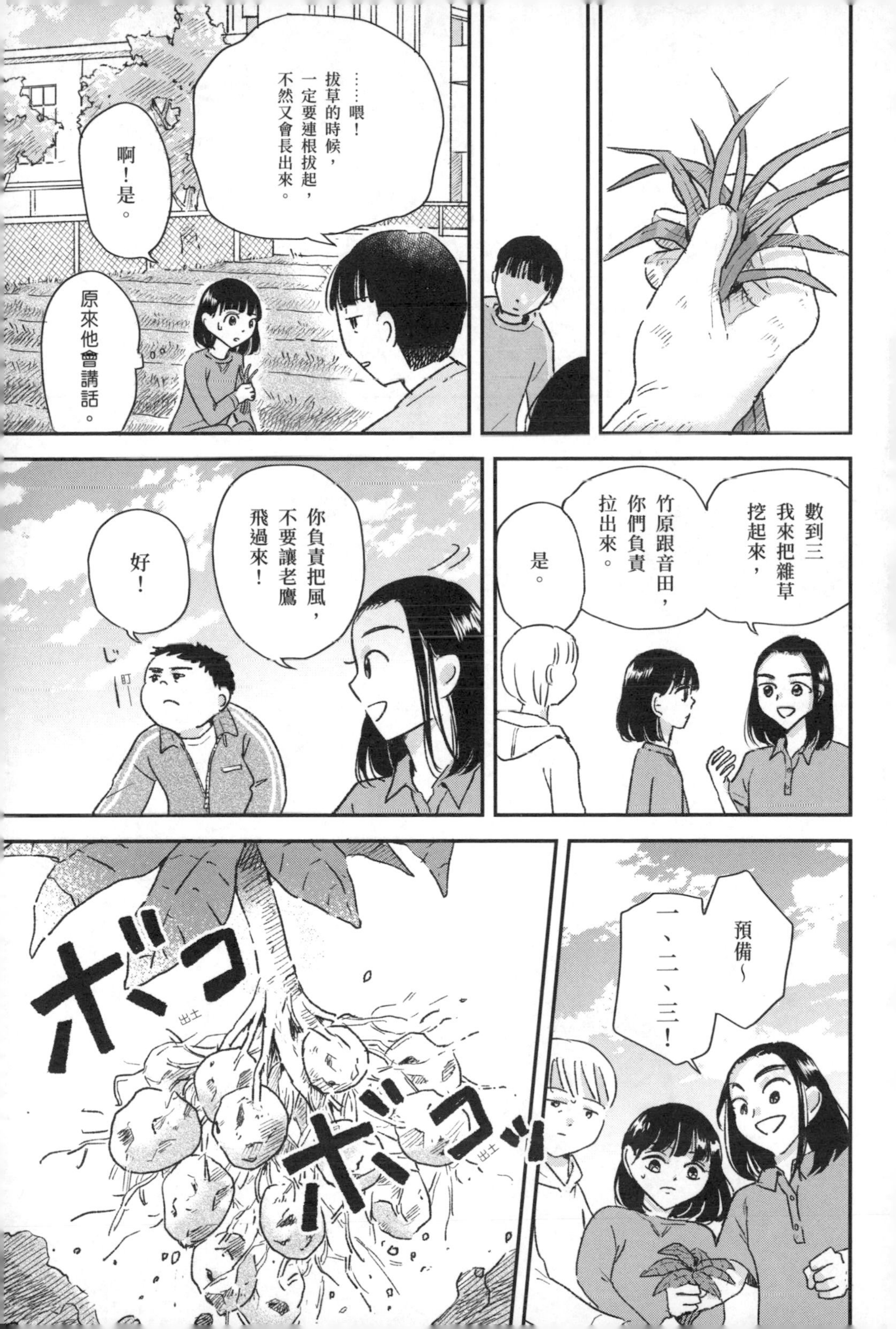
……喂！拔草的時候，一定要連根拔起，不然又會長出來。
啊！是。
原來他會講話。
數到三我來把雜草挖起來，
竹原跟音田，你們負責拉出來。
是。
你負責把風，不要讓老鷹飛過來！
好！
盯
預備～
一、二、三！
ボコッ
出土
ボコッ
出土

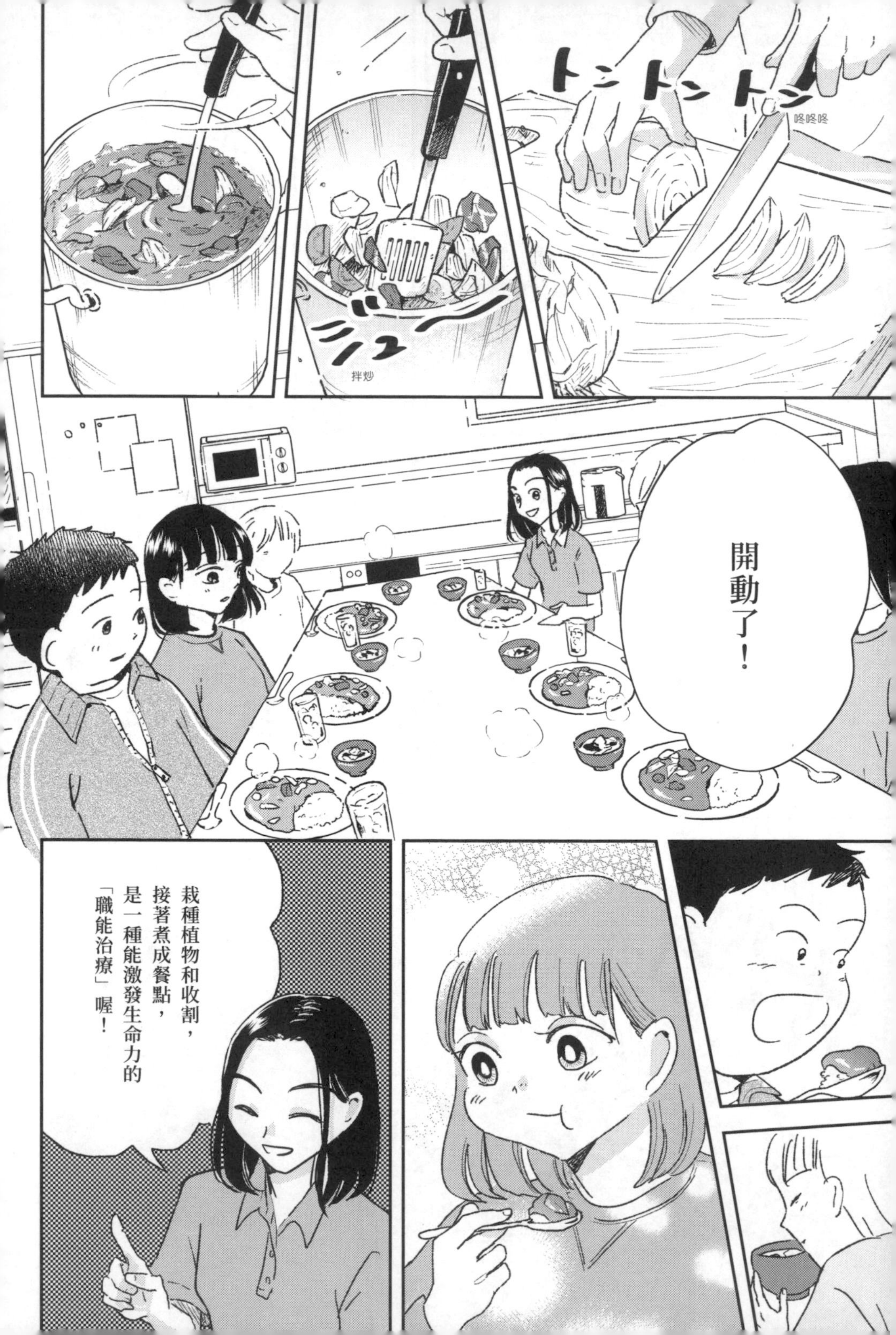
トントントン
咚咚咚
ジュー
拌炒
開動了！
栽種植物和收割，接著煮成餐點，是一種能激發生命力的「職能治療」喔！

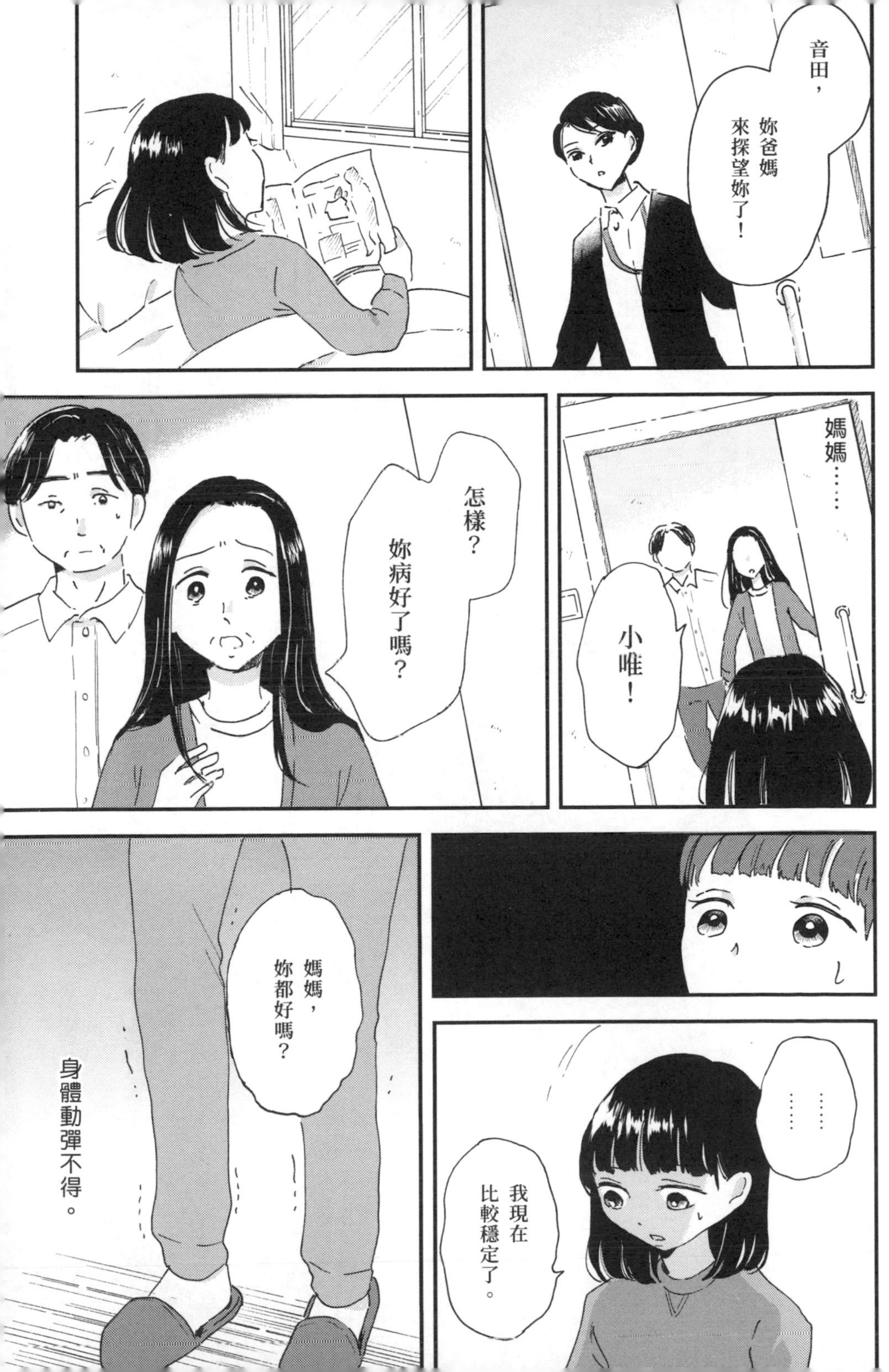
音田，
妳爸媽來探望妳了！
媽媽……
小唯！
怎樣？
妳病好了嗎？
……
……
我現在比較穩定了。
媽媽，妳都好嗎？
身體動彈不得。

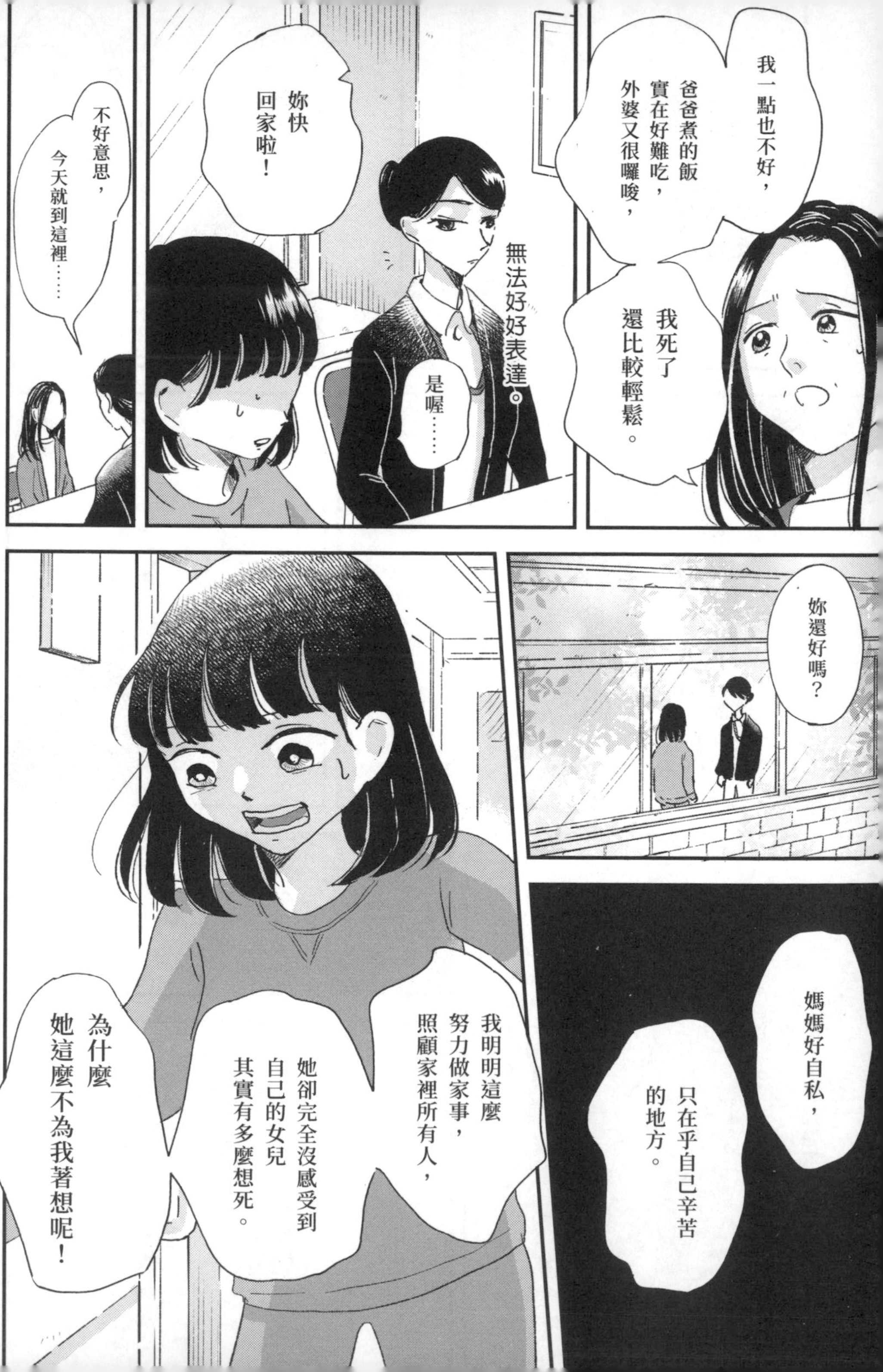
我一點也不好，爸爸煮的飯實在好難吃，外婆又很囉唆，
我死了還比較輕鬆。
妳快回家啦！
無法好好表達。
是喔……
不好意思，今天就到這裡……
妳還好嗎？
媽媽好自私，
只在乎自己辛苦的地方。
我明明這麼努力做家事，照顧家裡所有人，
她卻完全沒感受到自己的女兒其實有多麼想死。
為什麼她這麼不為我著想呢！

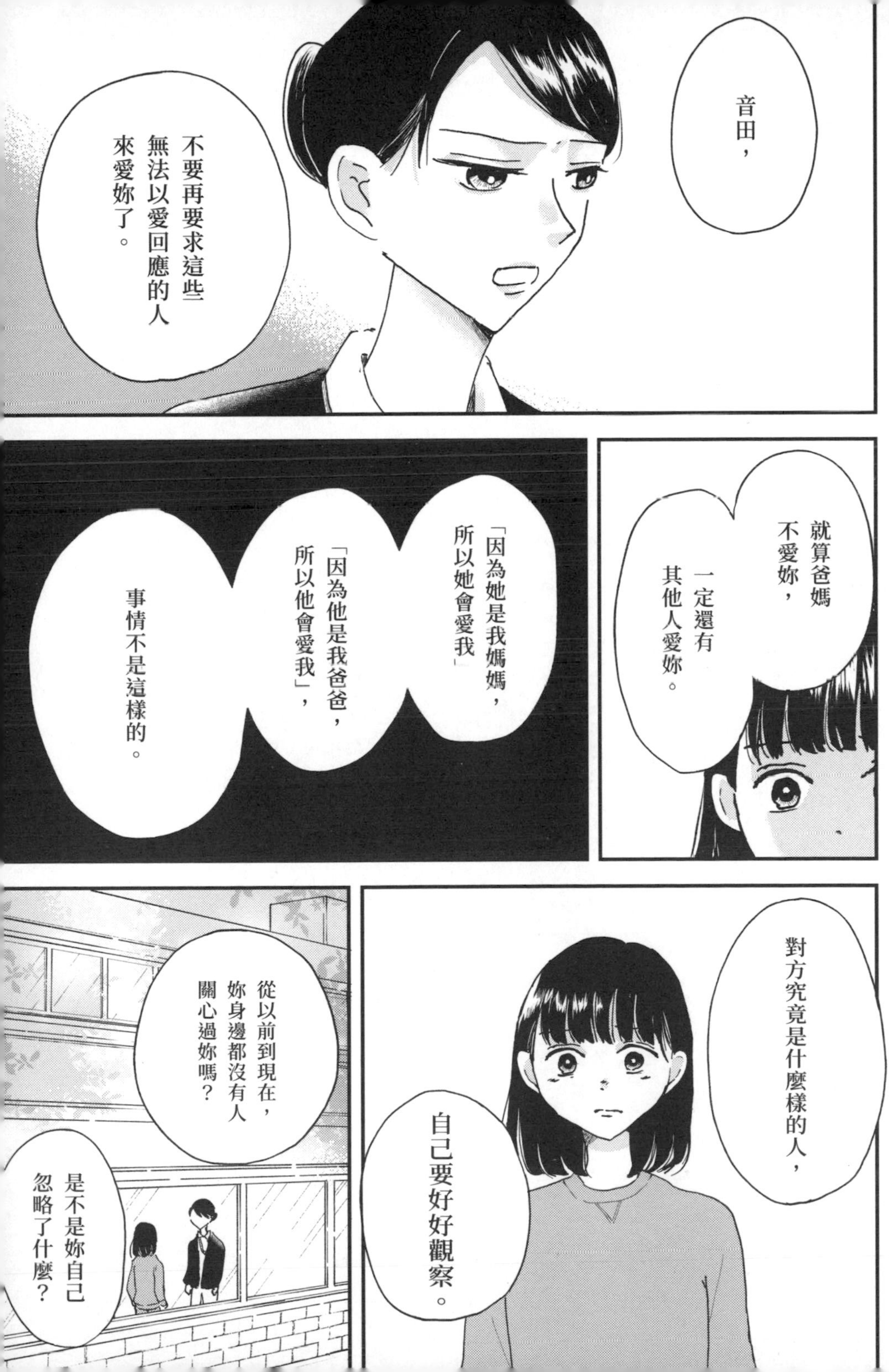
音田，
不要再要求這些無法以愛回應的人來愛妳了。
就算爸媽不愛妳，一定還有其他人愛妳。
「因為她是我媽媽，所以她會愛我」
「因為他是我爸爸，所以他會愛我」，
事情不是這樣的。
對方究竟是什麼樣的人，
自己要好好觀察。
從以前到現在，妳身邊都沒有人關心過妳嗎？
是不是妳自己忽略了什麼？

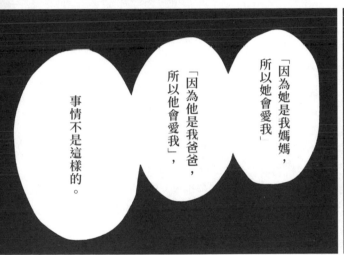

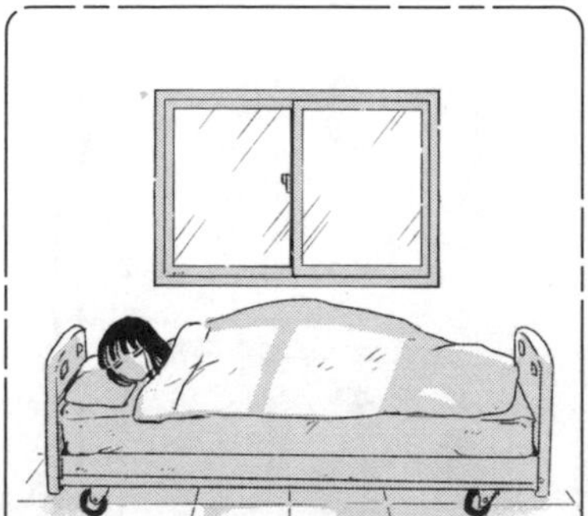

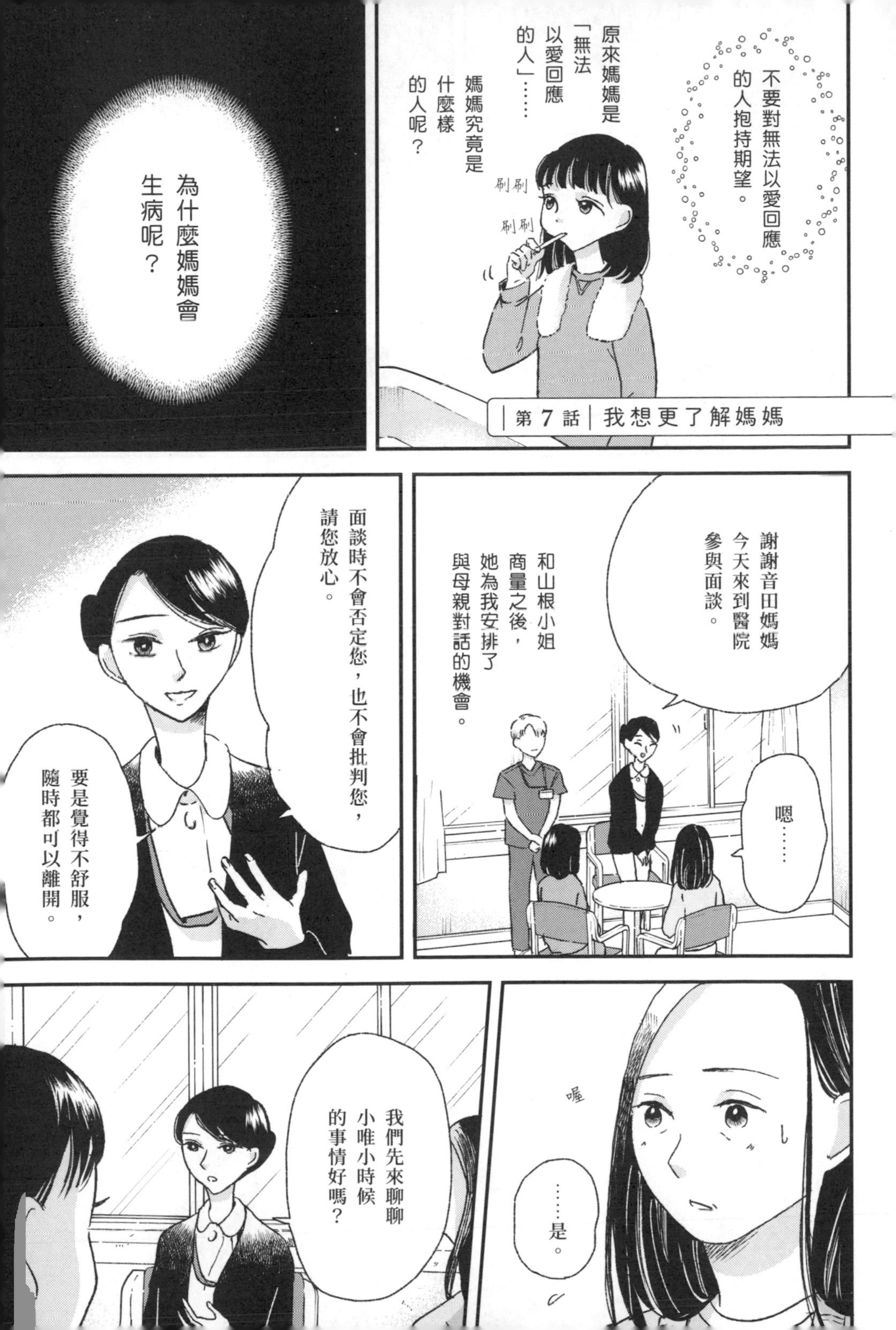
不要對無法以愛回應的人抱持期望。
原來媽媽是「無法以愛回應的人」……
媽媽究竟是什麼樣的人呢？
刷刷
刷刷
第7話 我想更了解媽媽
為什麼媽媽會生病呢？
謝謝音田媽媽今天來到醫院參與面談。
和山根小姐商量之後，她為我安排了與母親對話的機會。
嗯……
面談時不會否定您，也不會批判您，請您放心。
要是覺得不舒服，隨時都可以離開。
喔
……是。
我們先來聊聊小唯小時候的事情好嗎？

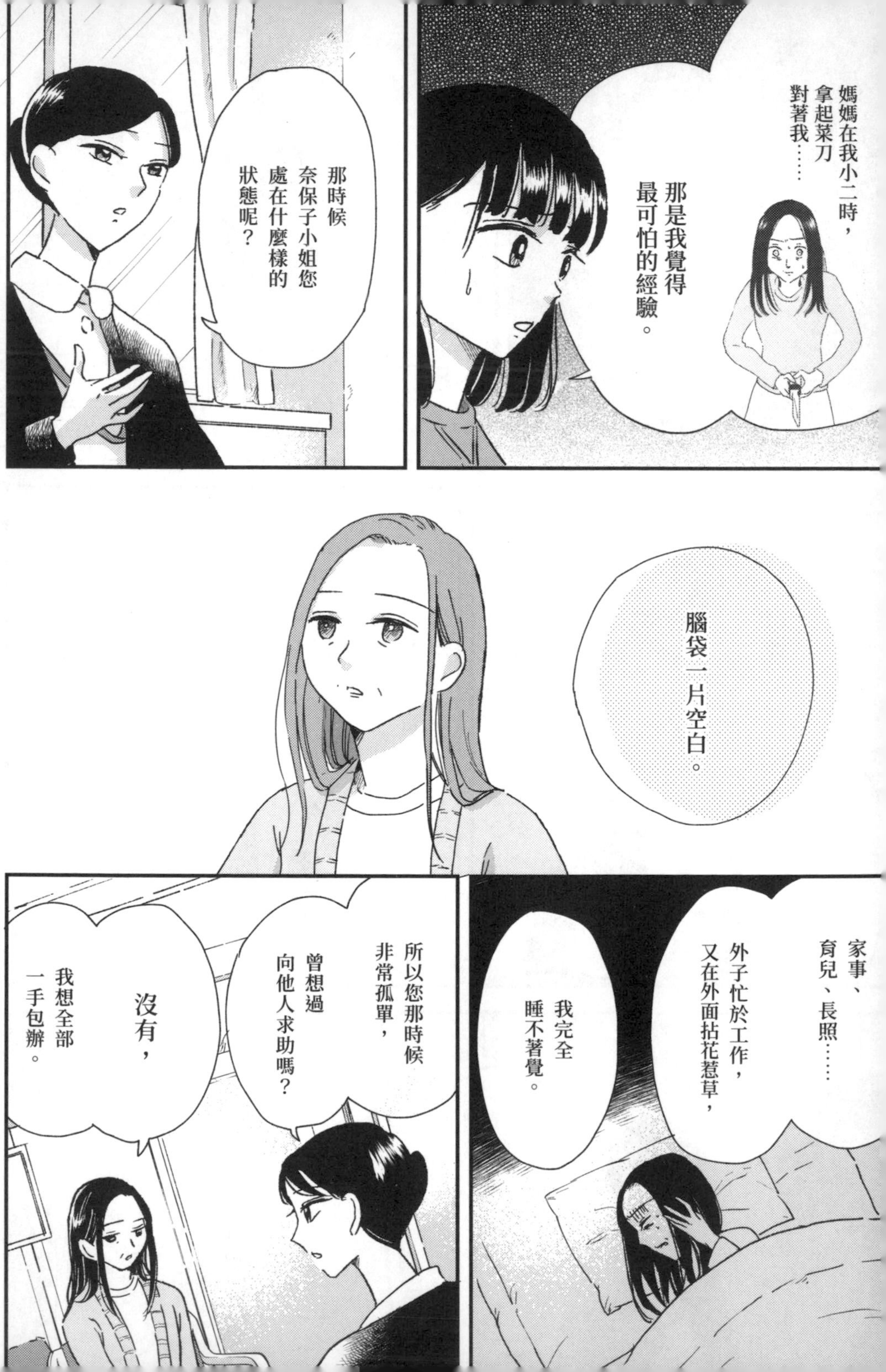
媽媽在我小二時，
拿起菜刀
對著我……
那是我覺得
最可怕的經驗。
那時候
奈保子小姐您
處在什麼樣的
狀態呢？
腦袋一片空白。
家事、
育兒、長照……
外子忙於工作，
又在外面拈花惹草，
我完全
睡不著覺。
所以您那時候
非常孤單，
曾想過
向他人求助嗎？
沒有，
我想全部
一手包辦。

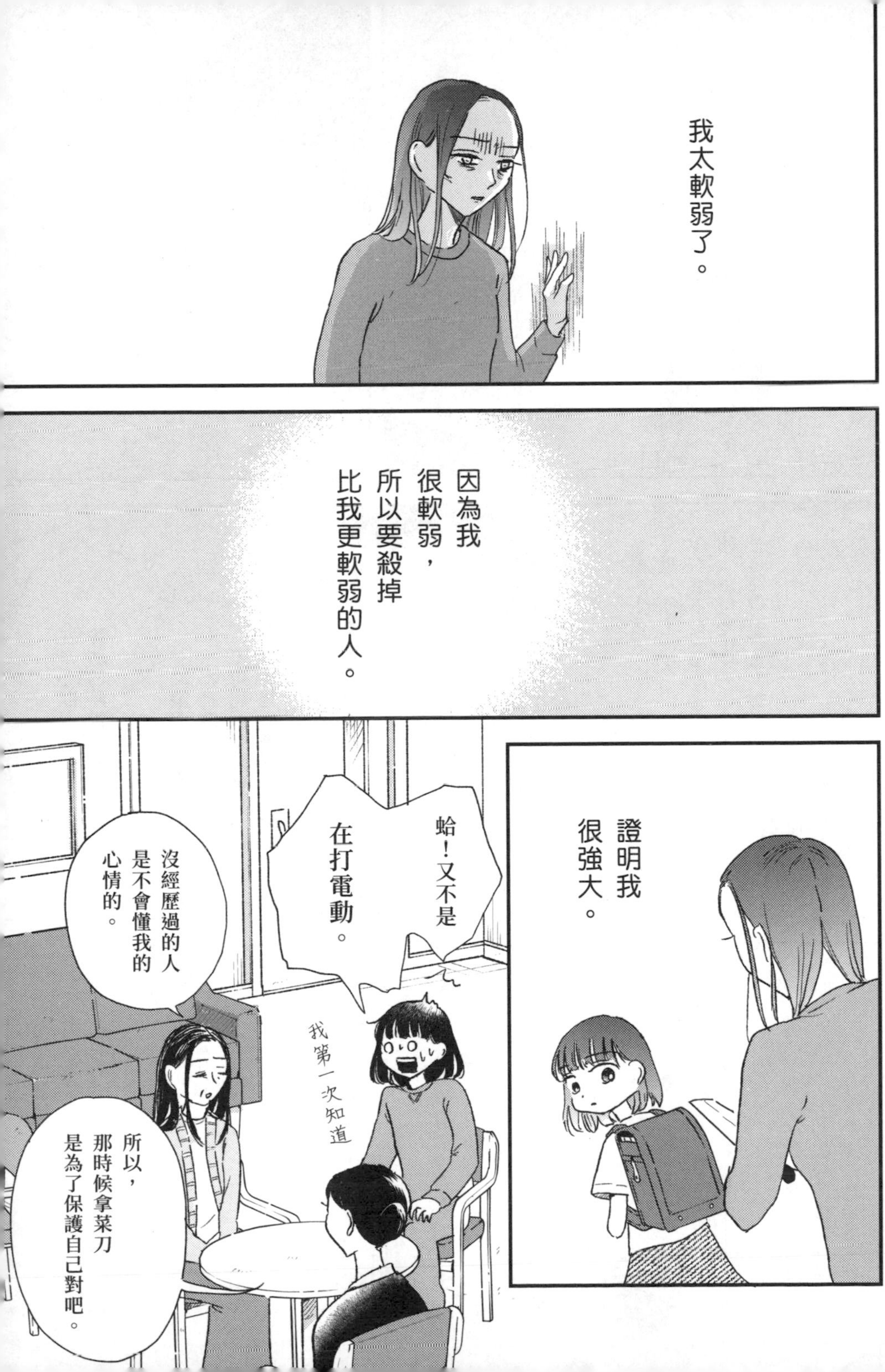
我太軟弱了。
因為我很軟弱，所以要殺掉比我更軟弱的人。
證明我很強大。
蛤！又不是在打電動。
沒經歷過的人是不會懂我的心情的。
我第一次知道
所以，那時候拿菜刀是為了保護自己對吧。

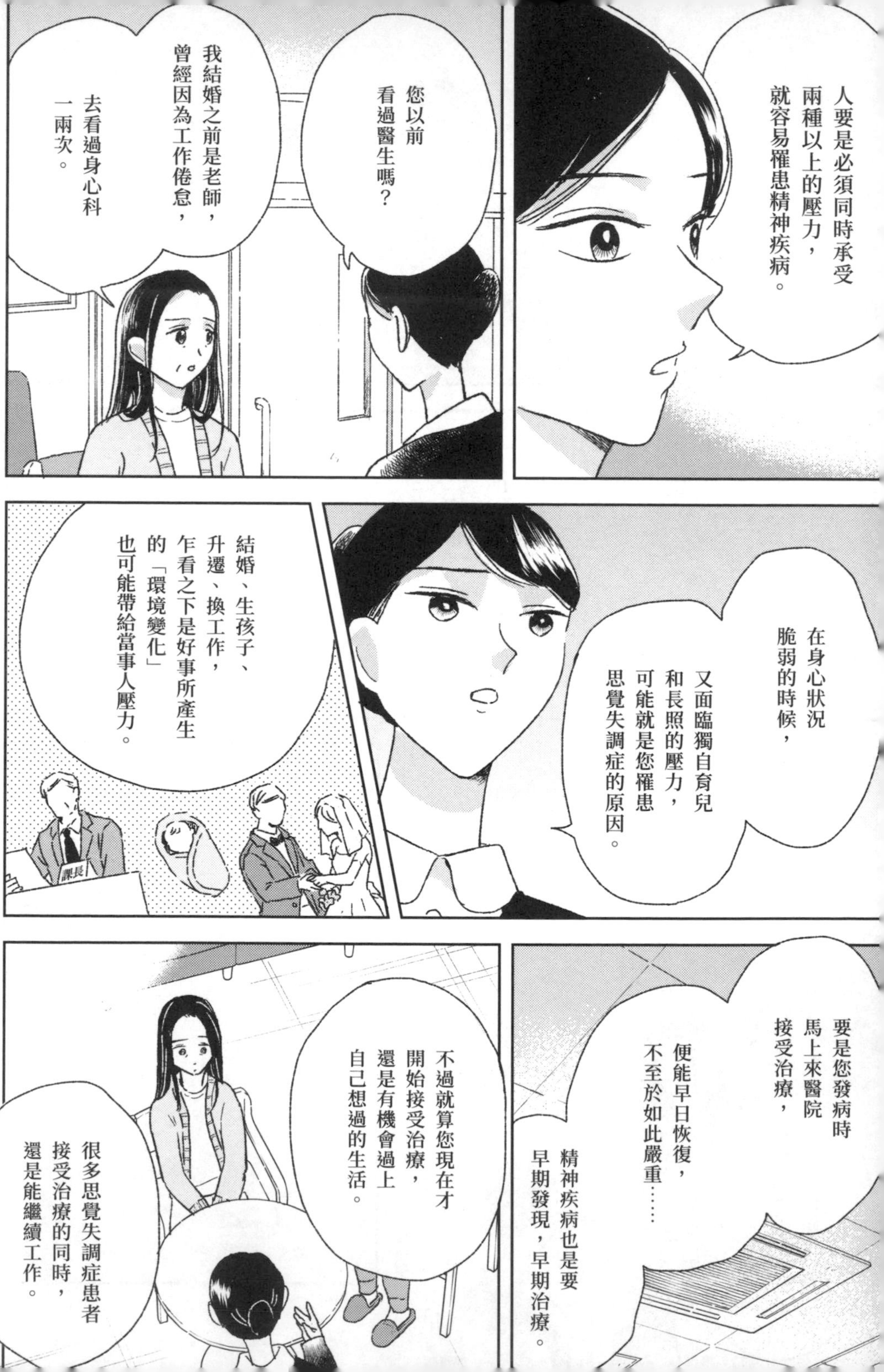
人要是必須同時承受兩種以上的壓力，就容易罹患精神疾病。
您以前看過醫生嗎？
我結婚之前是老師，曾經因為工作倦怠，去看過身心科一兩次。
在身心狀況脆弱的時候，又面臨獨自育兒和長照的壓力，可能就是您罹患思覺失調症的原因。
結婚、生孩子、升遷、換工作，乍看之下是好事所產生的「環境變化」也可能帶給當事人壓力。
課長
要是您發病時馬上來醫院接受治療，便能早日恢復，不至於如此嚴重……
精神疾病也是要早期發現，早期治療。
不過就算您現在才開始接受治療，還是有機會過上自己想過的生活。
很多思覺失調症患者接受治療的同時，還是能繼續工作。

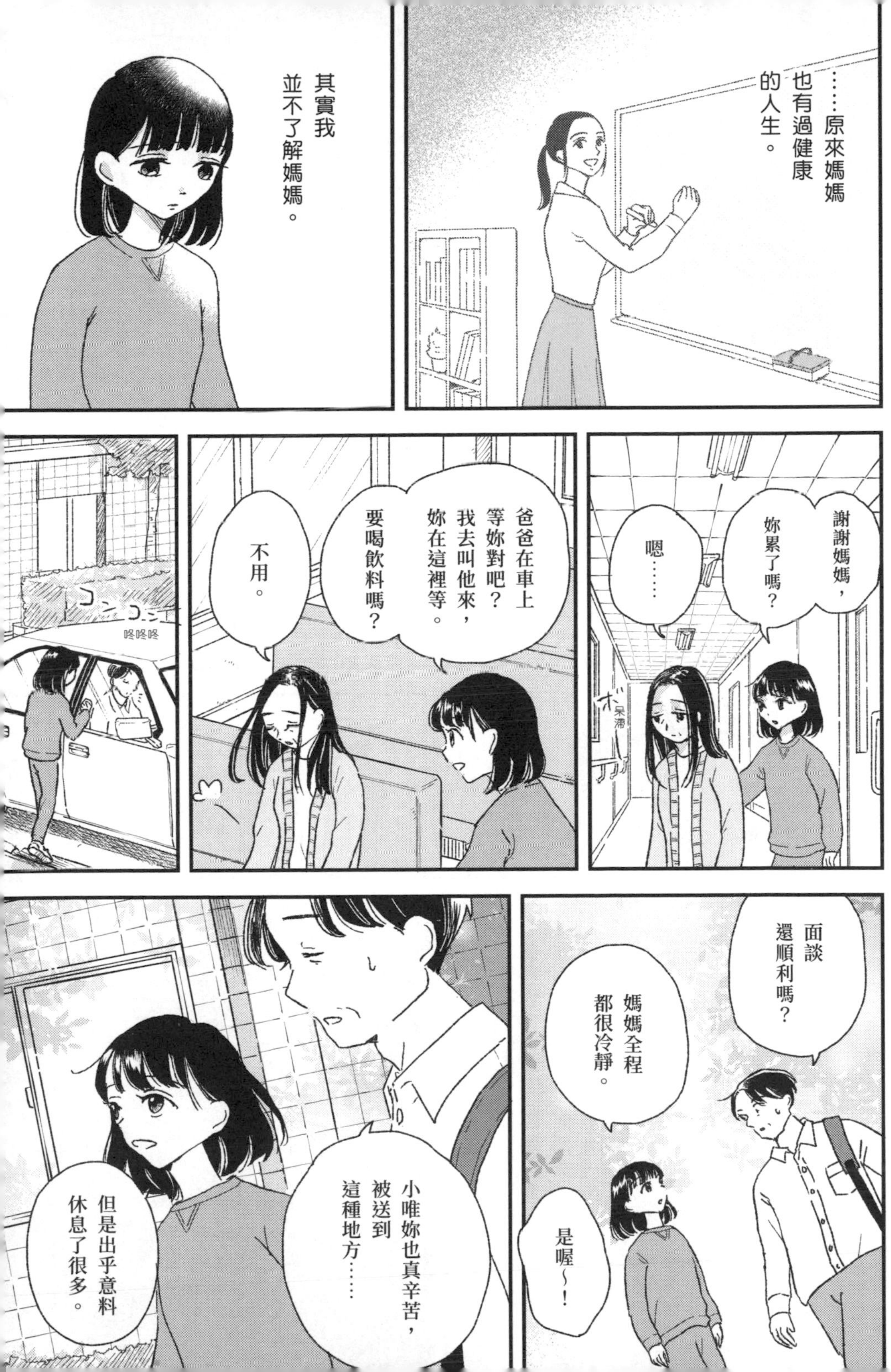
……原來媽媽
也有過健康
的人生。
其實我
並不了解媽媽。
謝謝媽媽，
妳累了嗎？
嗯……
呆滯
爸爸在車上
等妳對吧？
我去叫他來，
妳在這裡等。
要喝飲料嗎？
不用。
咚咚咚
面談
還順利嗎？
媽媽全程
都很冷靜。
是喔～！
小唯妳也真辛苦，
被送到
這種地方……
但是出乎意料
休息了很多。

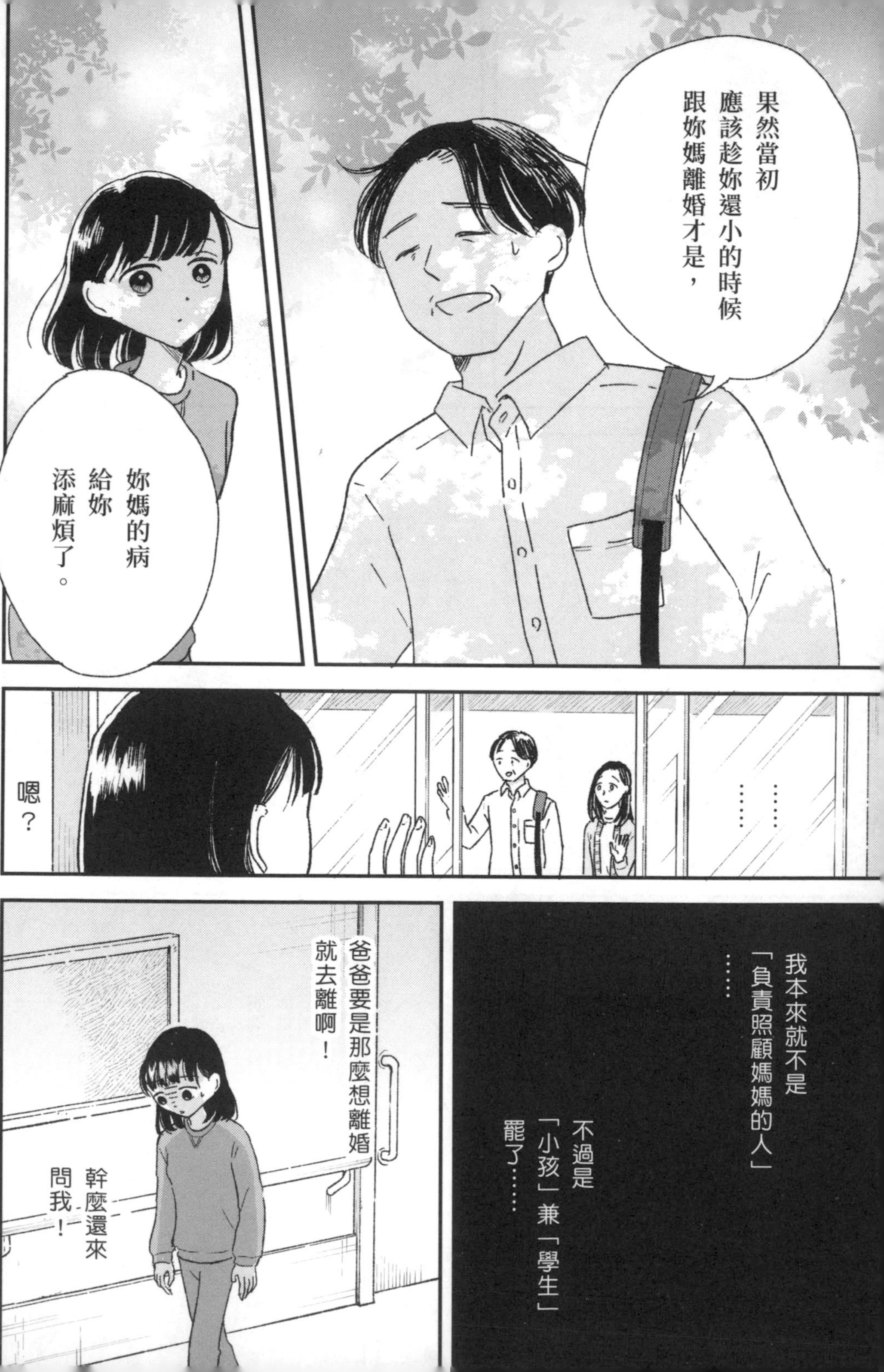
果然當初
應該趁妳還小的時候
跟妳媽離婚才是，
妳媽的病
給妳
添麻煩了。
……
……
嗯？
我本來就不是
「負責照顧媽媽的人」
……
不過是
「小孩」兼「學生」
罷了……
爸爸要是那麼想離婚
就去離啊！
幹麼還來
問我！

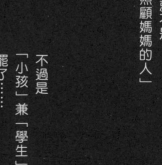

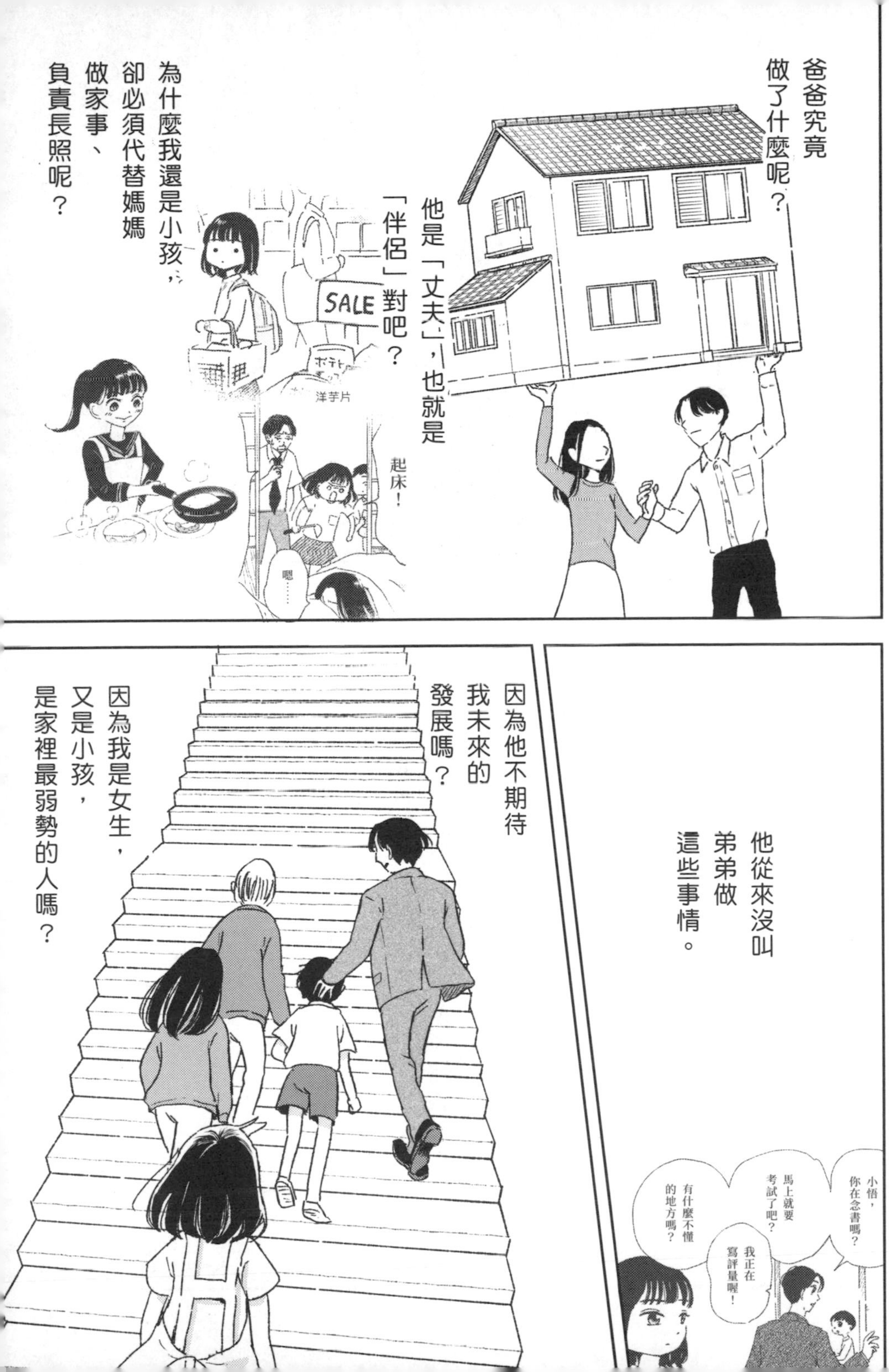

爸爸究竟
做了什麼呢？
他是「丈夫」，也就是
「伴侶」對吧？
SALE
洋芋片
起床！
嗯……
為什麼我還是小孩，
卻必須代替媽媽
做家事、
負責長照呢？
他從來沒叫
弟弟做
這些事情。
小悟，
你在念書嗎？
馬上就要
考試了吧？
有什麼不懂
的地方嗎？
我正在
寫評量喔！
因為他不期待
我未來的
發展嗎？
因為我是女生，
又是小孩，
是家裡最弱勢的人嗎？

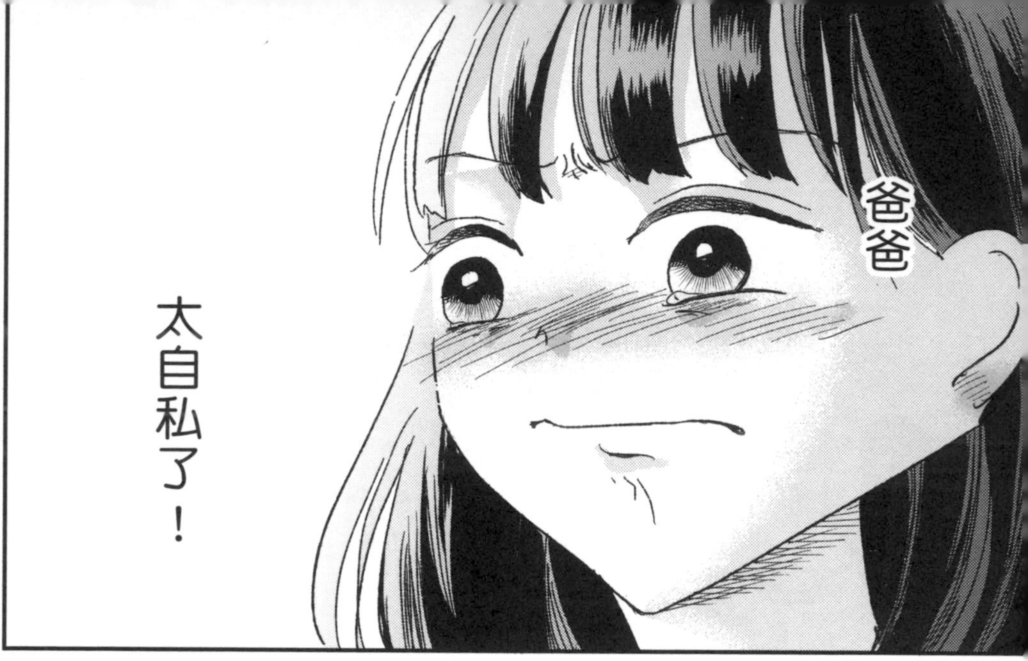
爸爸
太自私了！

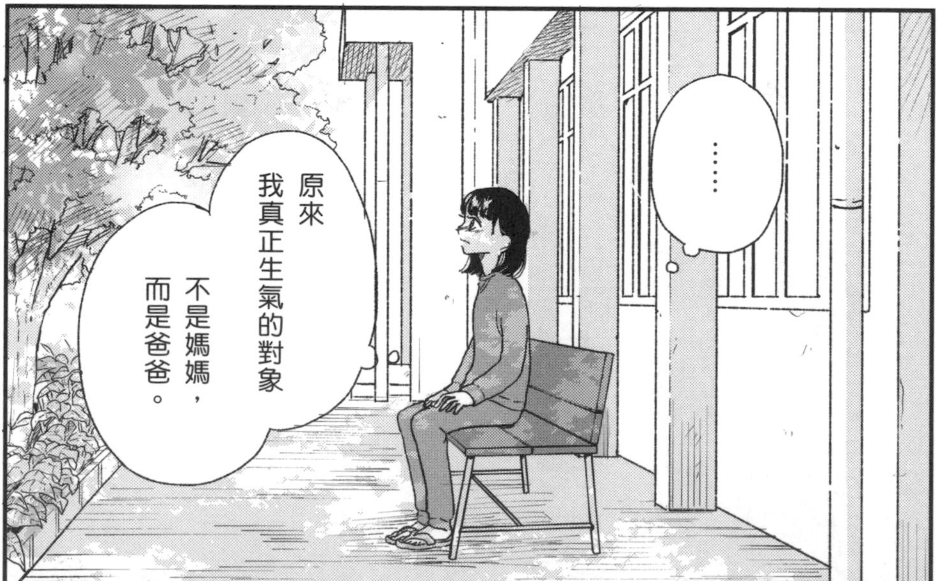
……
原來
我真正生氣的對象
不是媽媽，
而是爸爸。

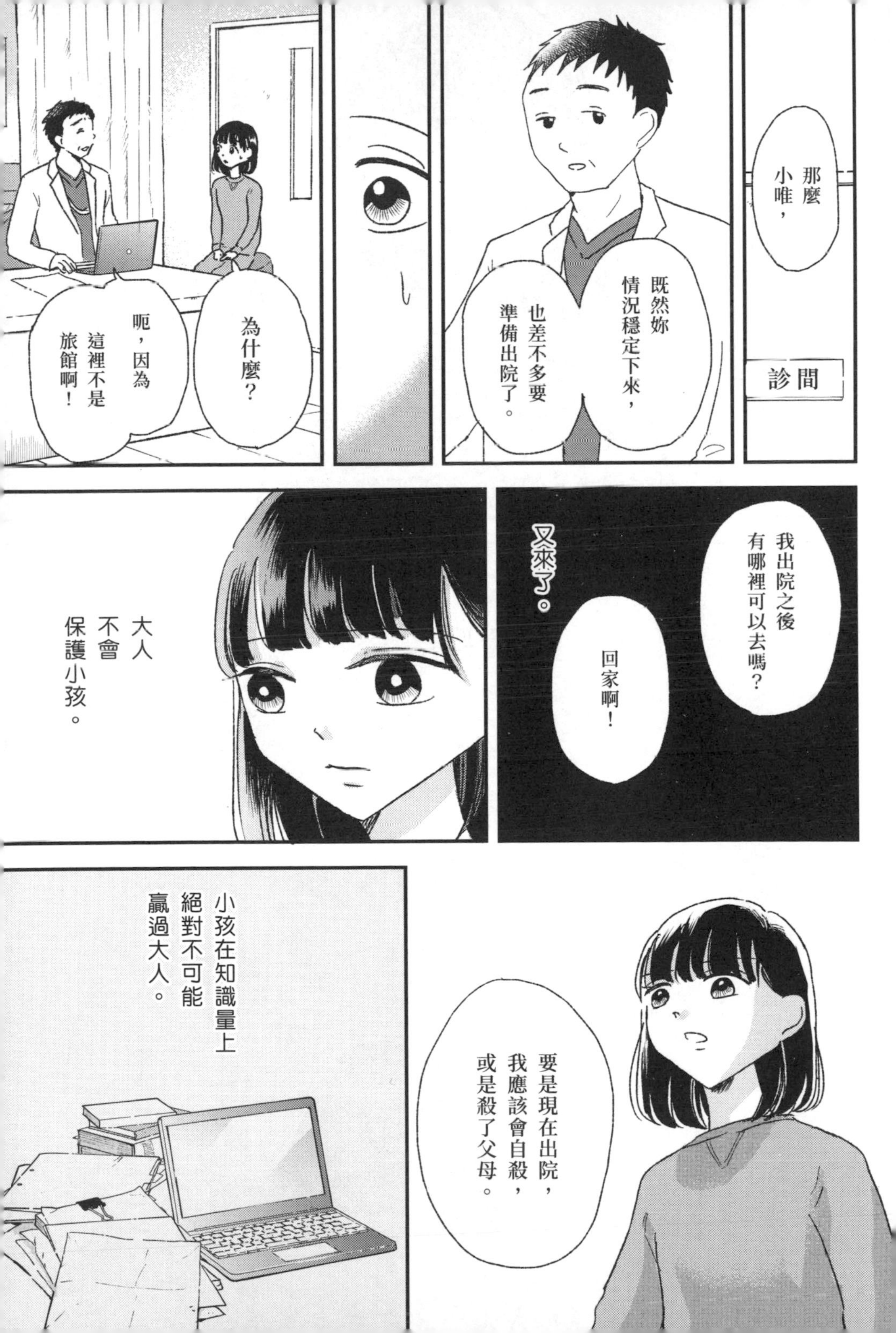

診間
那麼小唯，
既然妳情況穩定下來，
也差不多要準備出院了。
為什麼？
呃，因為這裡不是旅館啊！
我出院之後有哪裡可以去嗎？
回家啊！
又來了。
大人不會保護小孩。
要是現在出院，我應該會自殺，或是殺了父母。
小孩在知識量上絕對不可能贏過大人。

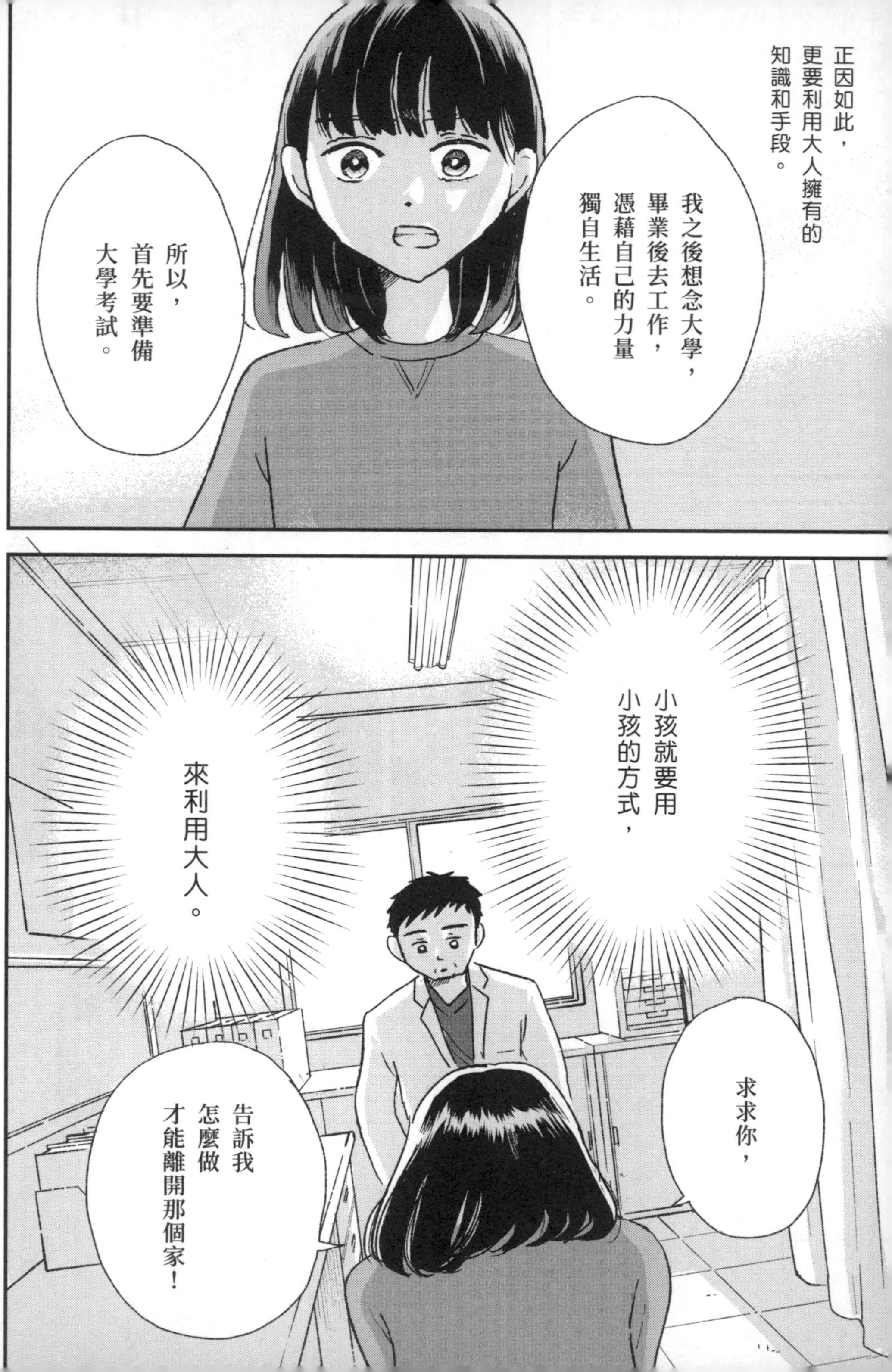
正因如此，更要利用大人擁有的知識和手段。
我之後想念大學，畢業後去工作，憑藉自己的力量獨自生活。
所以，首先要準備大學考試。
小孩就要用小孩的方式，
來利用大人。
求求你，
告訴我怎麼做才能離開那個家！

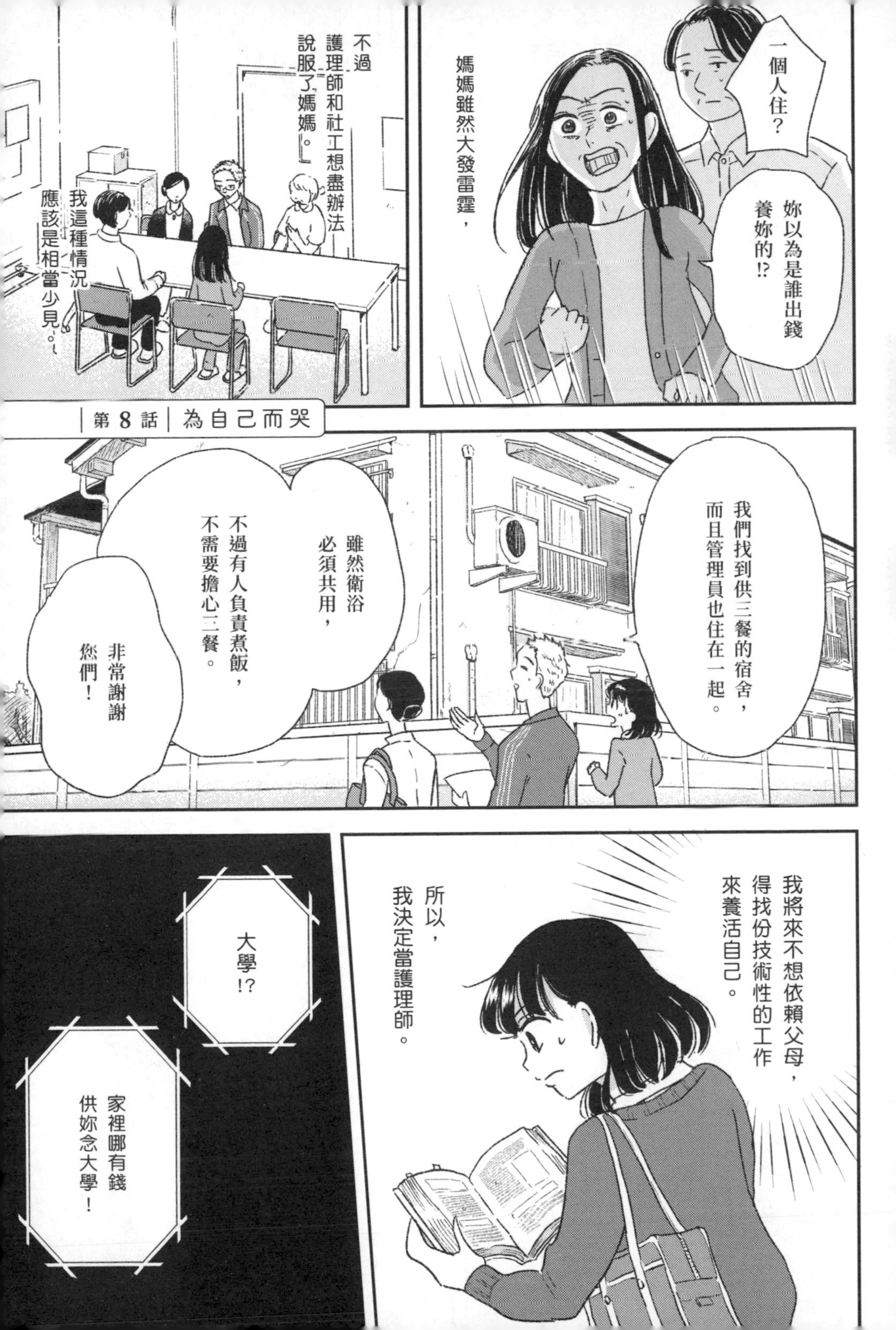
一個人住？
妳以為是誰出錢養妳的!?
媽媽雖然大發雷霆，
不過護理師和社工想盡辦法說服了媽媽。
我這種情況應該是相當少見。
我們找到供三餐的宿舍，而且管理員也住在一起。
雖然衛浴必須共用，
不過有人負責煮飯，不需要擔心三餐。
非常謝謝您們！
我將來不想依賴父母，得找份技術性的工作來養活自己。
所以，我決定當護理師。
大學!?
家裡哪有錢供妳念大學！

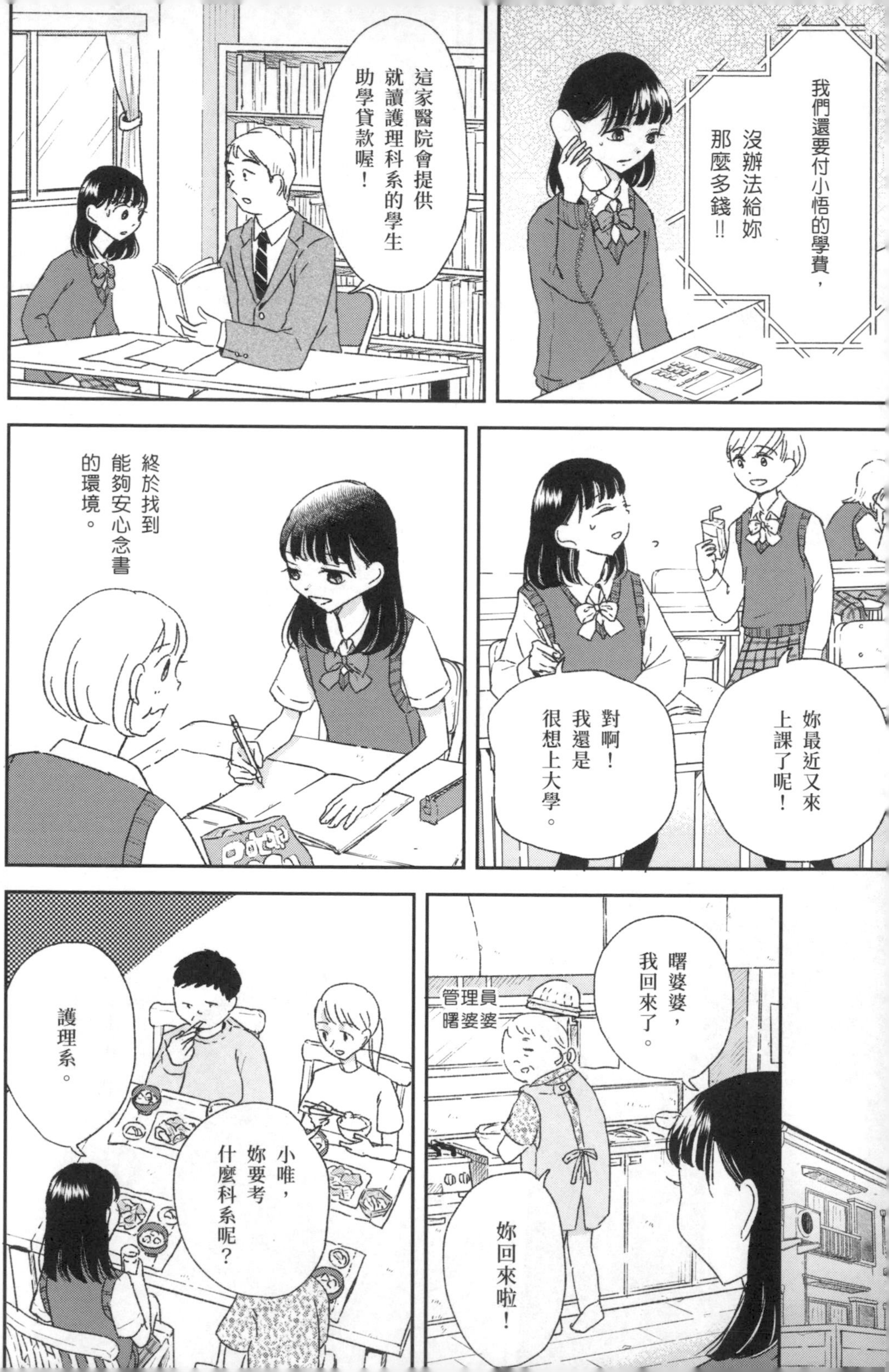
我們還要付小悟的學費，沒辦法給妳那麼多錢!!
這家醫院會提供就讀護理科系的學生助學貸款喔！
妳最近又來上課了呢！
對啊！我還是很想上大學。
終於找到能夠安心念書的環境。
曙婆婆，我回來了。
管理員曙婆婆
妳回來啦！
小唯，妳要考什麼科系呢？
護理系。

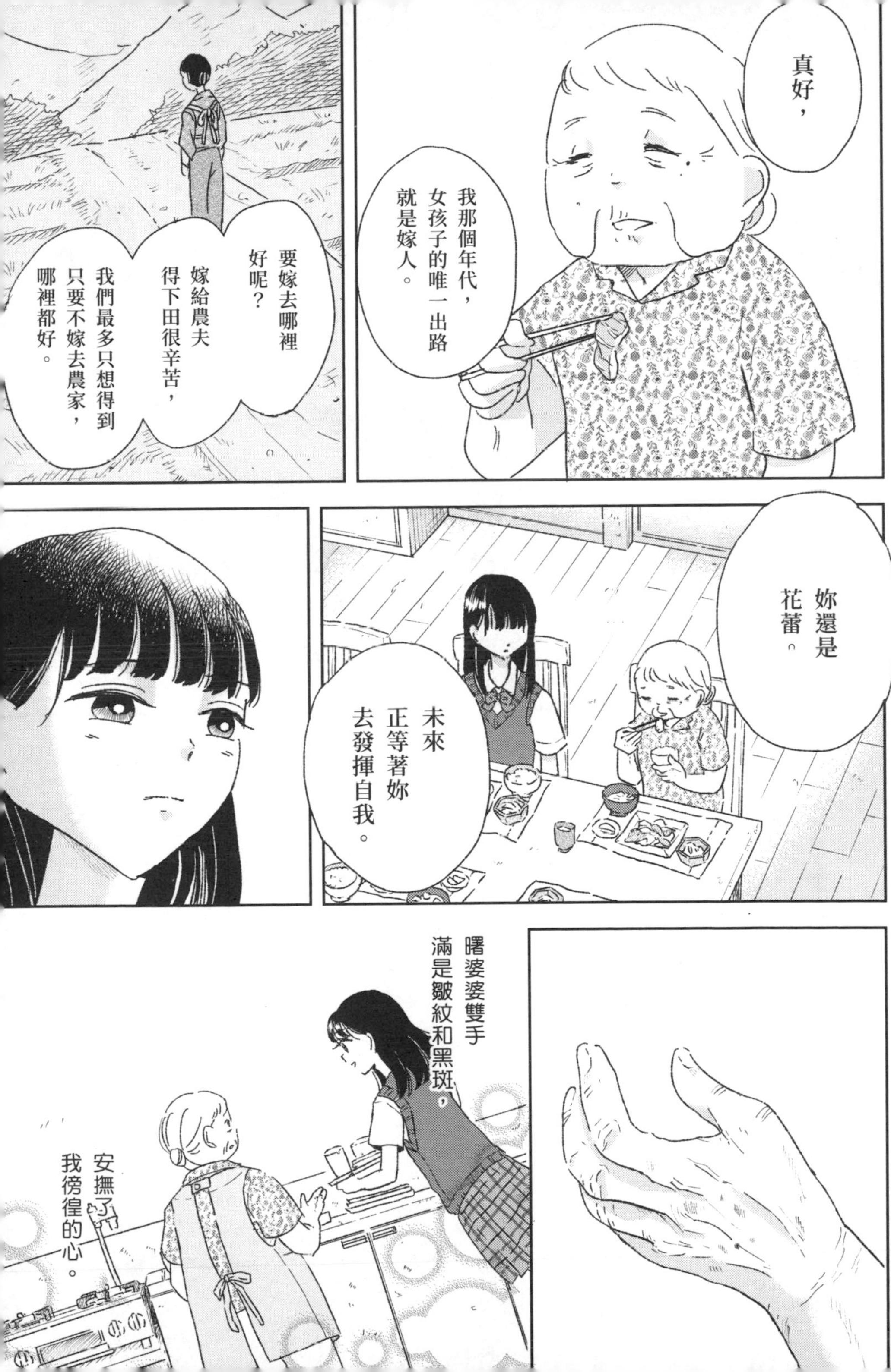
真好，
我那個年代，女孩子的唯一出路就是嫁人。
要嫁去哪裡好呢？
嫁給農夫得下田很辛苦，
我們最多只想得到只要不嫁去農家，哪裡都好。
妳還是花蕾。
未來正等著妳去發揮自我。
曙婆婆雙手滿是皺紋和黑斑，
安撫了我徬徨的心。

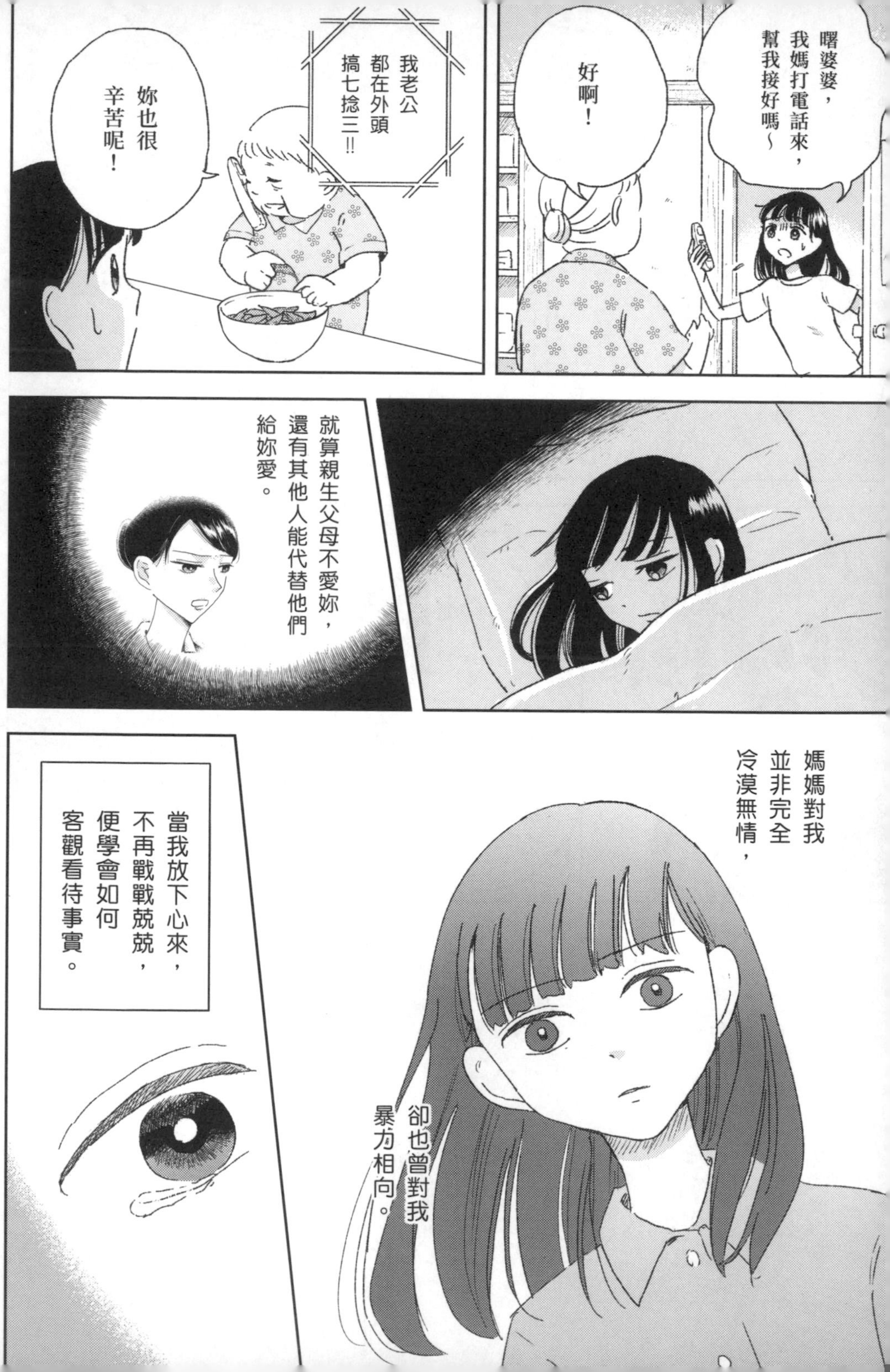
曙婆婆，我媽打電話來，幫我接好嗎～
好啊！
我老公都在外頭搞七捻三!!
妳也很辛苦呢！
就算親生父母不愛妳，還有其他人能代替他們給妳愛。
媽媽對我並非完全冷漠無情，
卻也曾對我暴力相向。
當我放下心來，不再戰戰兢兢，便學會如何客觀看待事實。

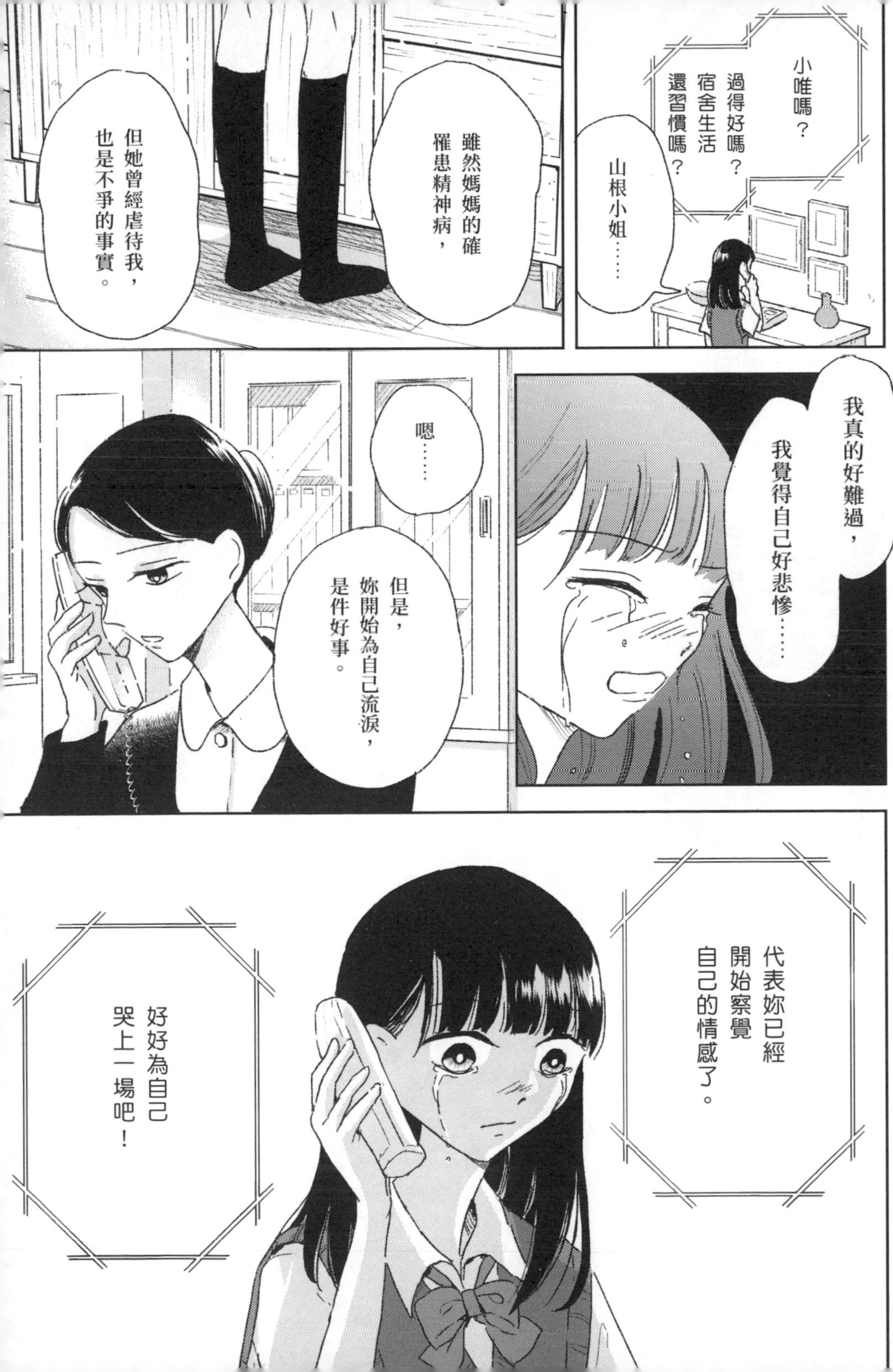
小唯嗎？過得好嗎？宿舍生活還習慣嗎？
山根小姐……
雖然媽媽的確罹患精神病，
但她曾經虐待我，也是不爭的事實。
我真的好難過，我覺得自己好悲慘……
嗯……
但是，妳開始為自己流淚，是件好事。
代表妳已經開始察覺自己的情感了。
好好為自己哭上一場吧！

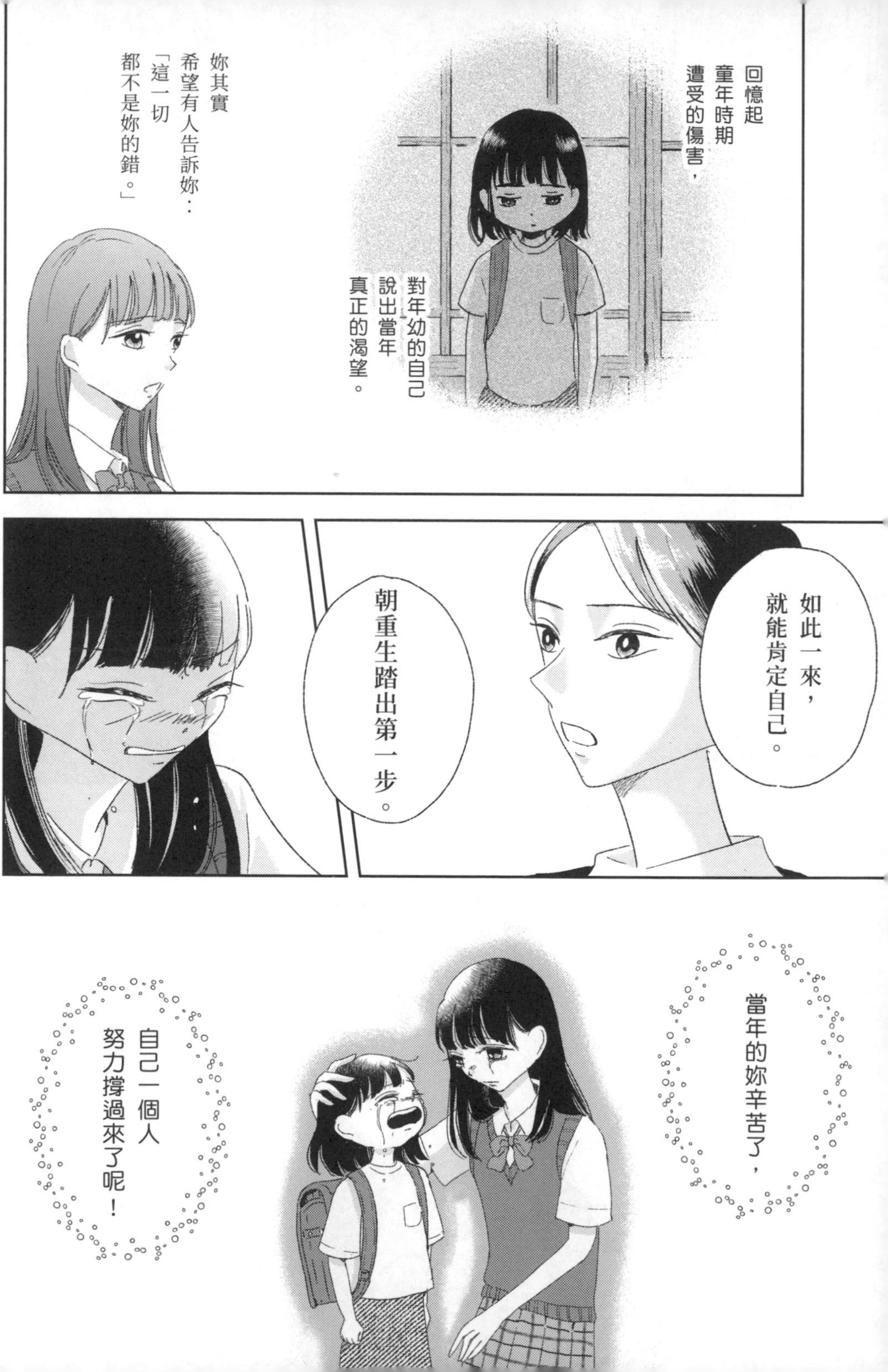
回憶起
童年時期
遭受的傷害，
對年幼的自己
說出當年
真正的渴望。
妳其實
希望有人告訴妳：
「這一切
都不是妳的錯。」
如此一來，
就能肯定自己。
朝重生踏出第一步。
當年的妳辛苦了，
自己一個人
努力撐過來了呢！

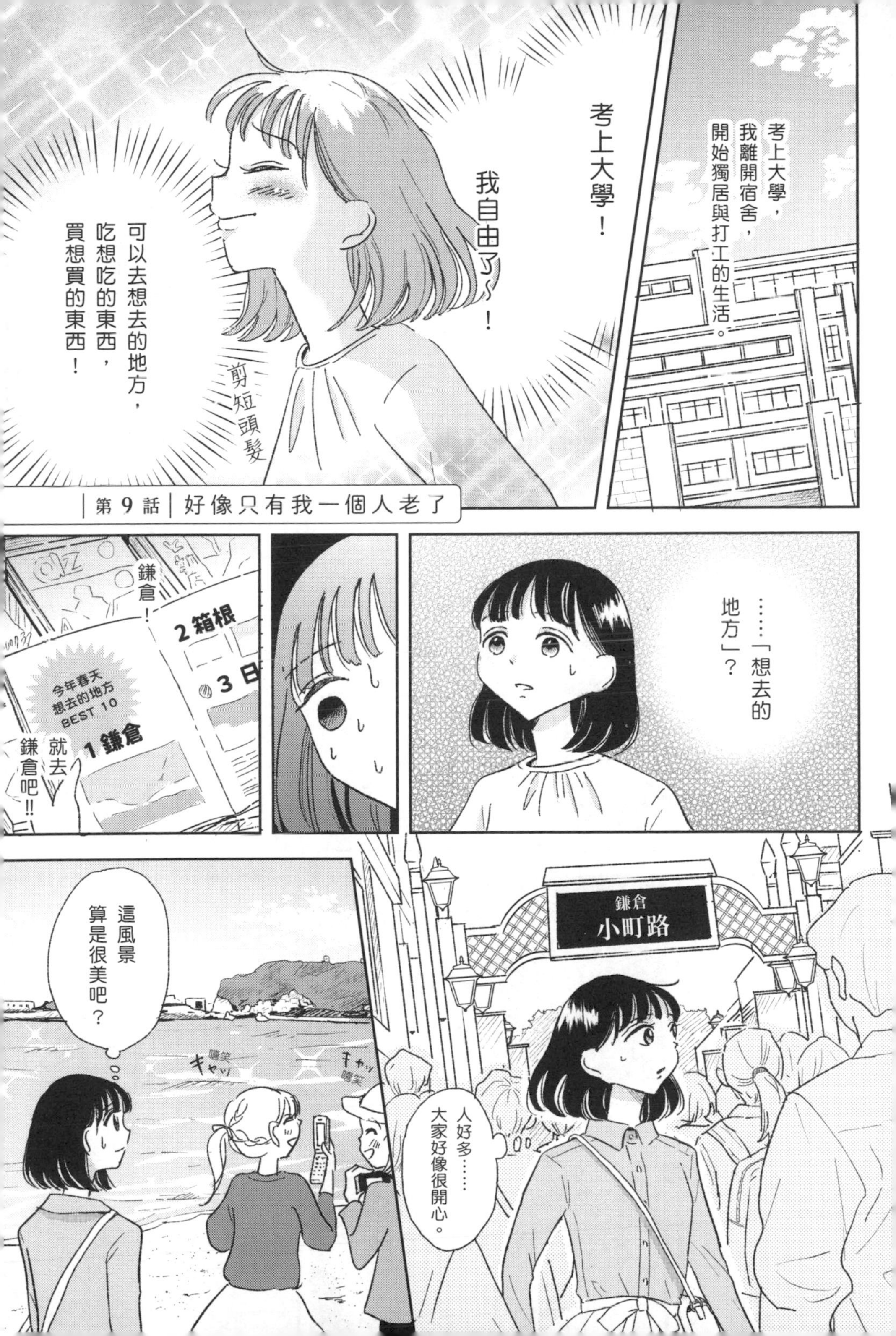
考上大學，
我離開宿舍，
開始獨居與打工的生活。
考上大學！
我自由了～！
可以去想去的地方，
吃想吃的東西，
買想買的東西！
剪短頭髮
第9話 好像只有我一個人老了
……「想去的地方」？
鎌倉！
2 箱根
3 日
今年春天想去的地方 BEST 10
1 鎌倉
就去鎌倉吧!!
鎌倉
小町路
人好多……
大家好像很開心。
キャッ 嘻笑
キャッ 嘻笑
這風景算是很美吧？

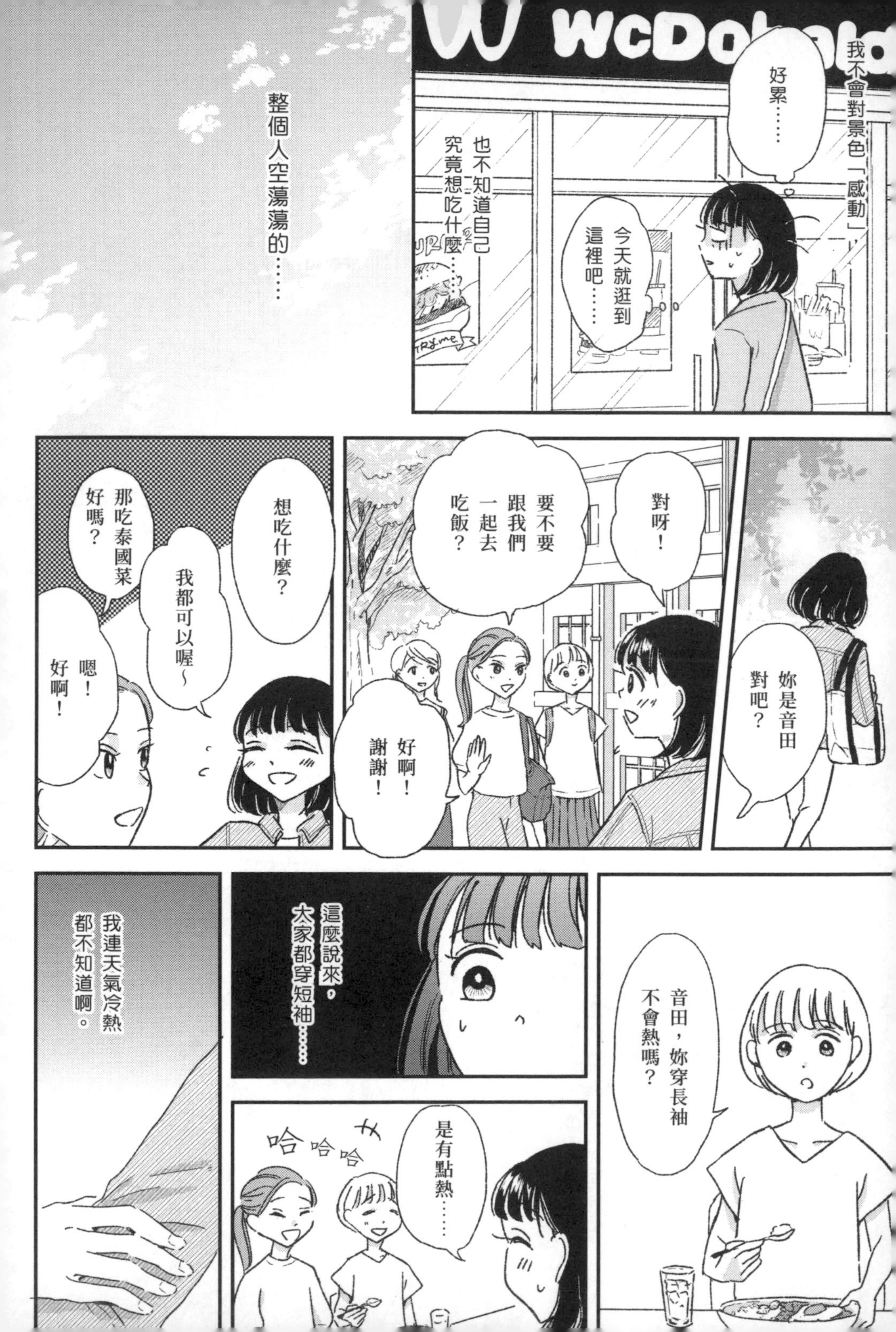
我不會對景色「感動」，
好累……
今天就逛到這裡吧……
也不知道自己究竟想吃什麼……
整個人空蕩蕩的……
妳是音田對吧？
對呀！
要不要跟我們一起去吃飯？
好啊！謝謝！
想吃什麼？
我都可以喔～
那吃泰國菜好嗎？
嗯！好啊！
音田，妳穿長袖不會熱嗎？
這麼說來，大家都穿短袖……
是有點熱……
哈哈哈
我連天氣冷熱都不知道啊。

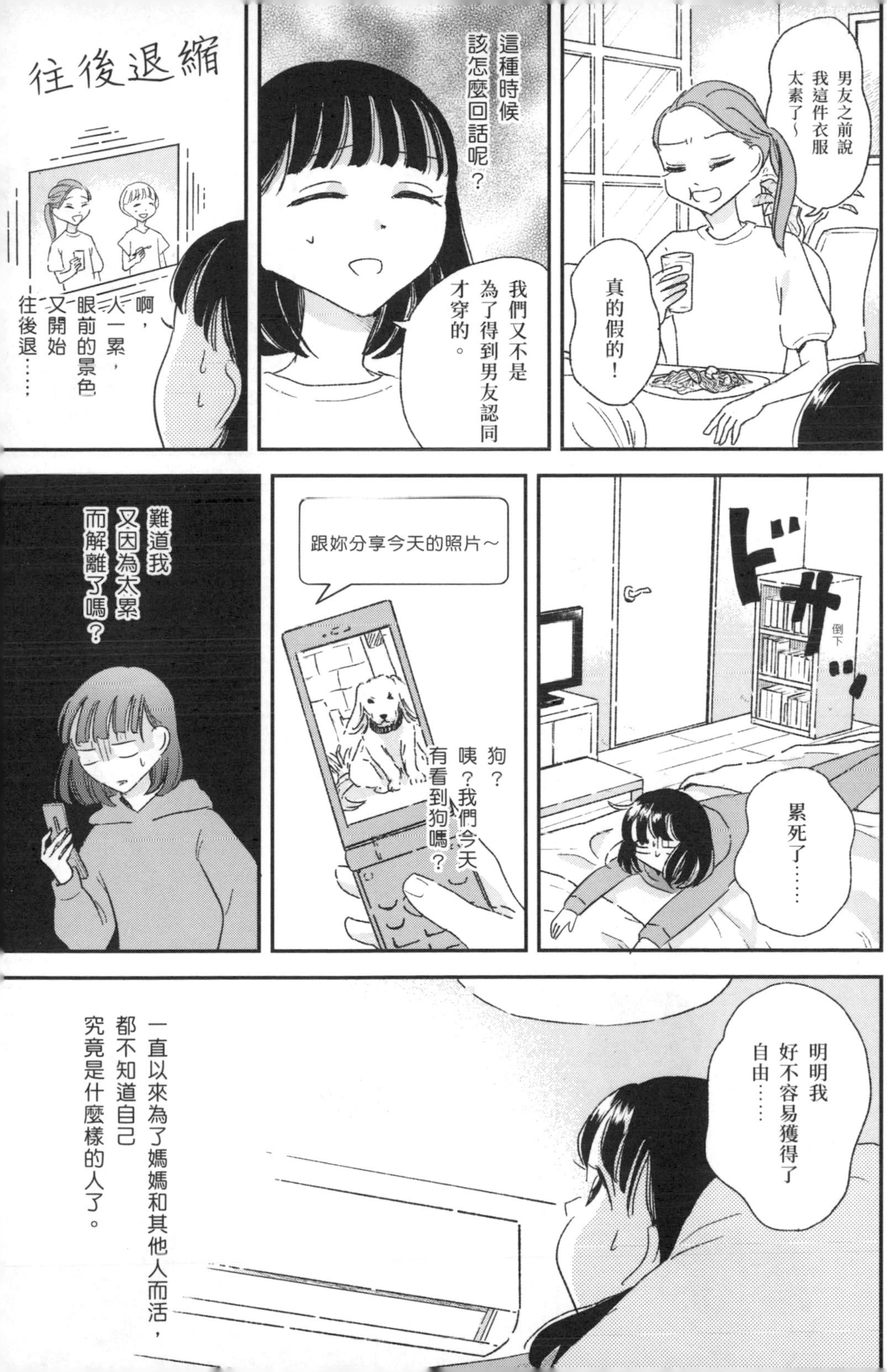
男友之前說我這件衣服太素了～
真的假的！
這種時候該怎麼回話呢？
我們又不是為了得到男友認同才穿的。
往後退縮
啊，人一累，眼前的景色又開始往後退……
ドサッ
倒下
累死了……
跟妳分享今天的照片～
狗？咦？我們今天有看到狗嗎？
難道我又因為太累而解離了嗎？
明明我好不容易獲得了自由……
一直以來為了媽媽和其他人而活，都不知道自己究竟是什麼樣的人了。

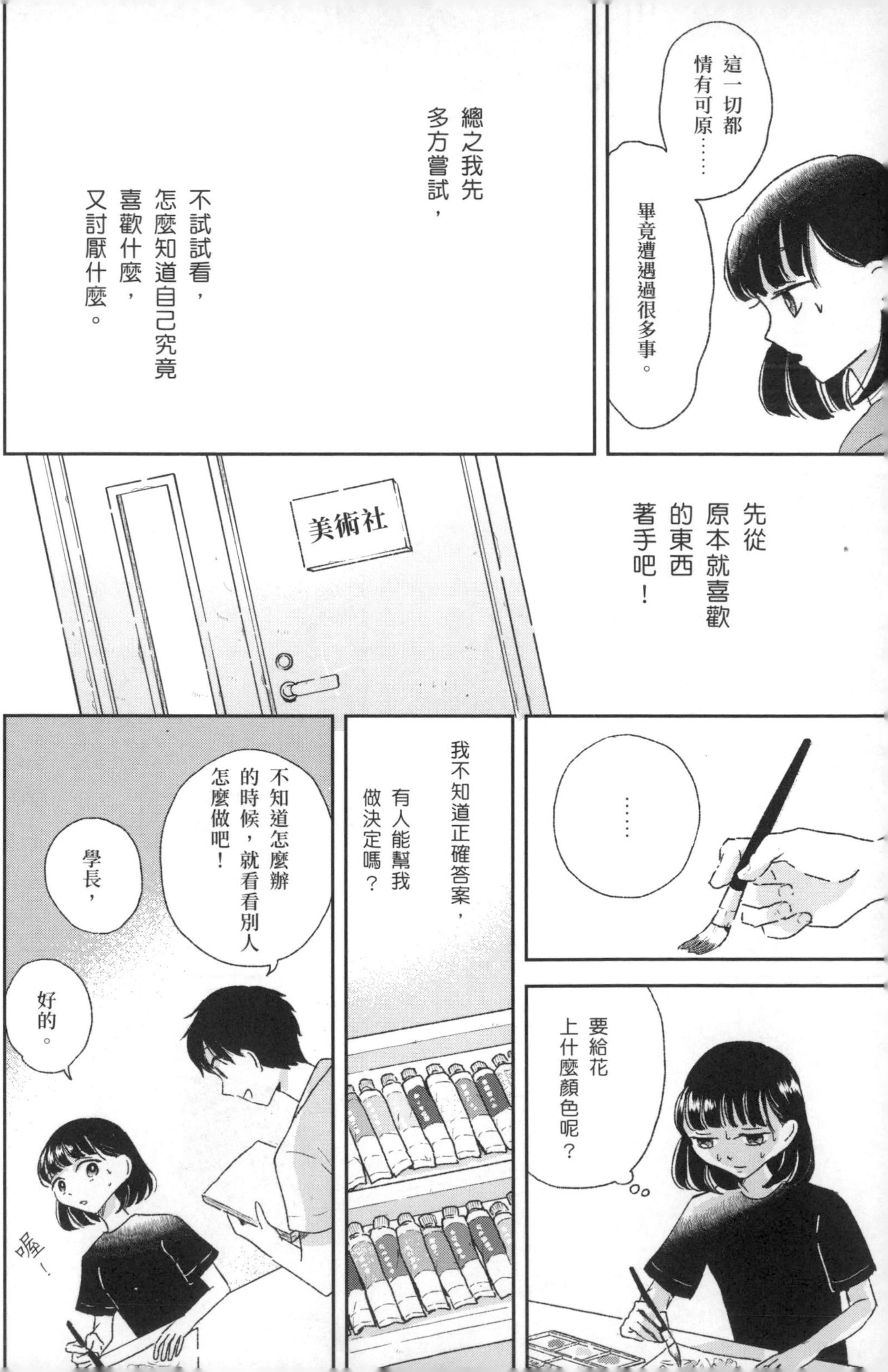
這一切都情有可原……
畢竟遭遇過很多事。
總之我先多方嘗試，
不試試看，怎麼知道自己究竟喜歡什麼，又討厭什麼。
先從原本就喜歡的東西著手吧！
美術社
……
要給花上什麼顏色呢？
我不知道正確答案，
有人能幫我做決定嗎？
不知道怎麼辦的時候，就看看別人怎麼做吧！
學長，
好的。
喔！

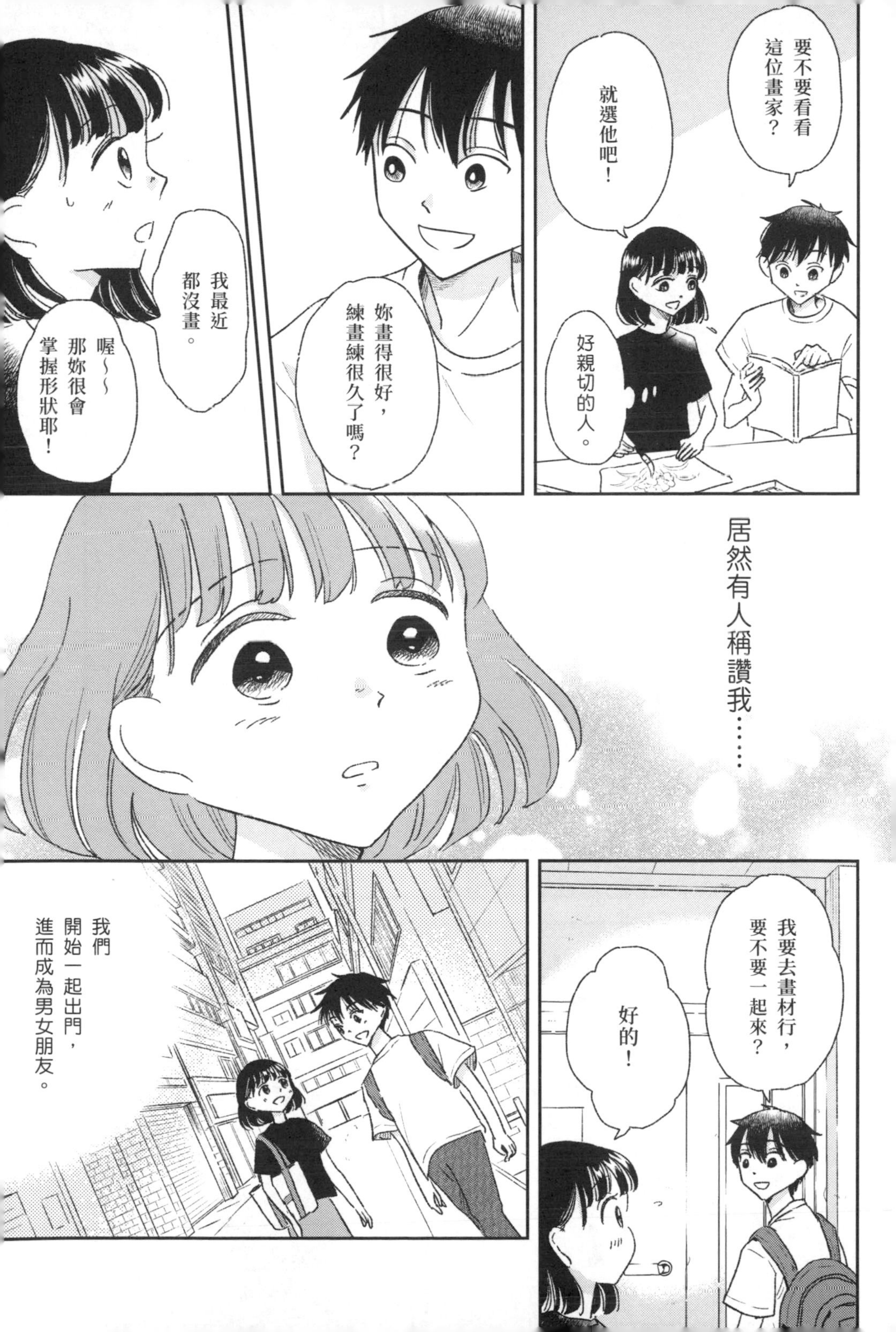
要不要看看這位畫家？
就選他吧！
好親切的人。
妳畫得很好，練畫練很久了嗎？
我最近都沒畫。
喔～～那妳很會掌握形狀耶！
居然有人稱讚我……
我要去畫材行，要不要一起來？
好的！
我們開始一起出門，進而成為男女朋友。

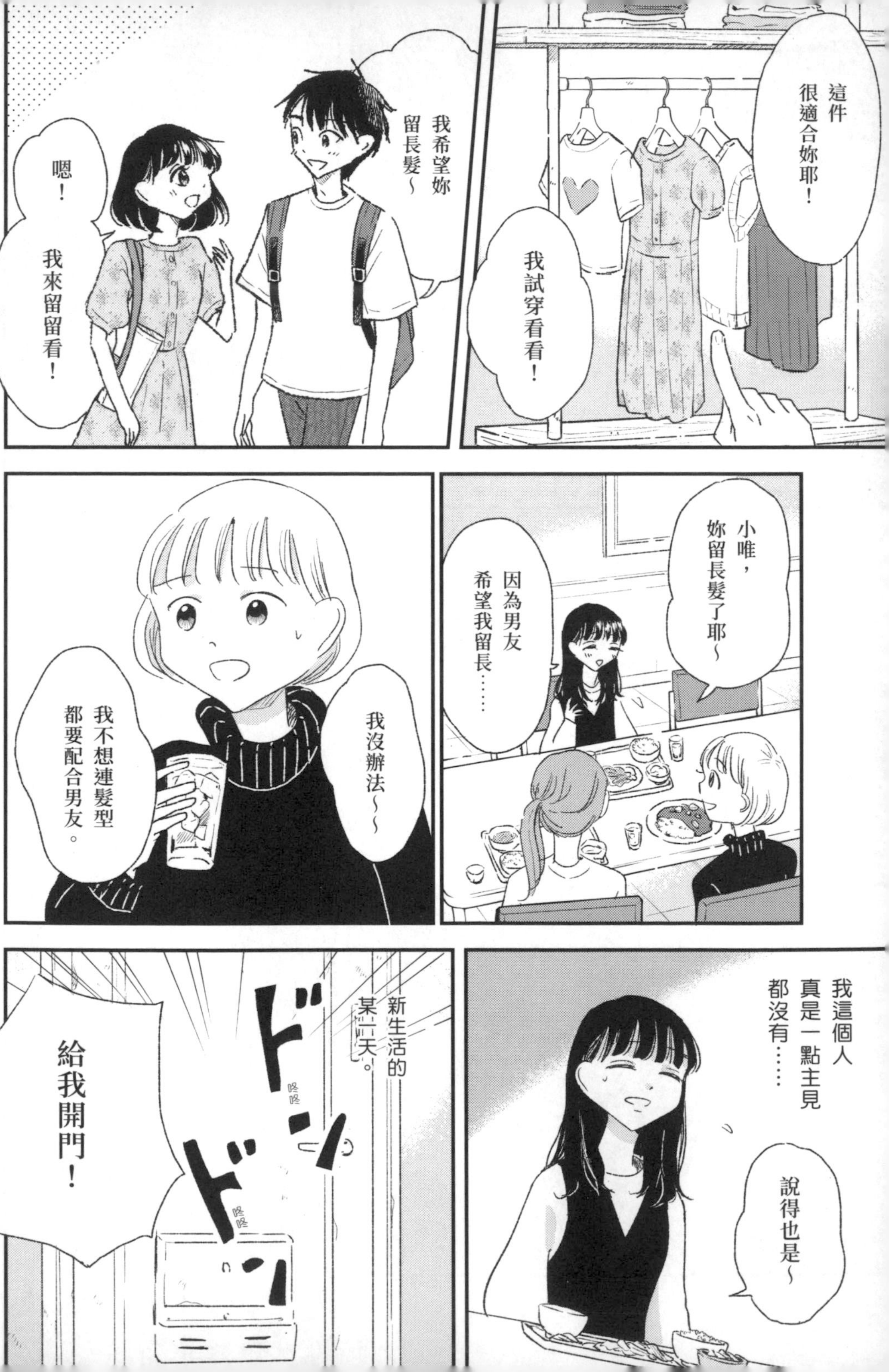
這件很適合妳耶！
我試穿看看！
我希望妳留長髮～
嗯！我來留留看！
小唯，妳留長髮了耶～
因為男友希望我留長……
我沒辦法～～
我不想連髮型都要配合男友。
我這個人真是一點主見都沒有……
說得也是～
新生活的某一天。
ドンッ
咚咚
ドンッ
咚咚
給我開門！

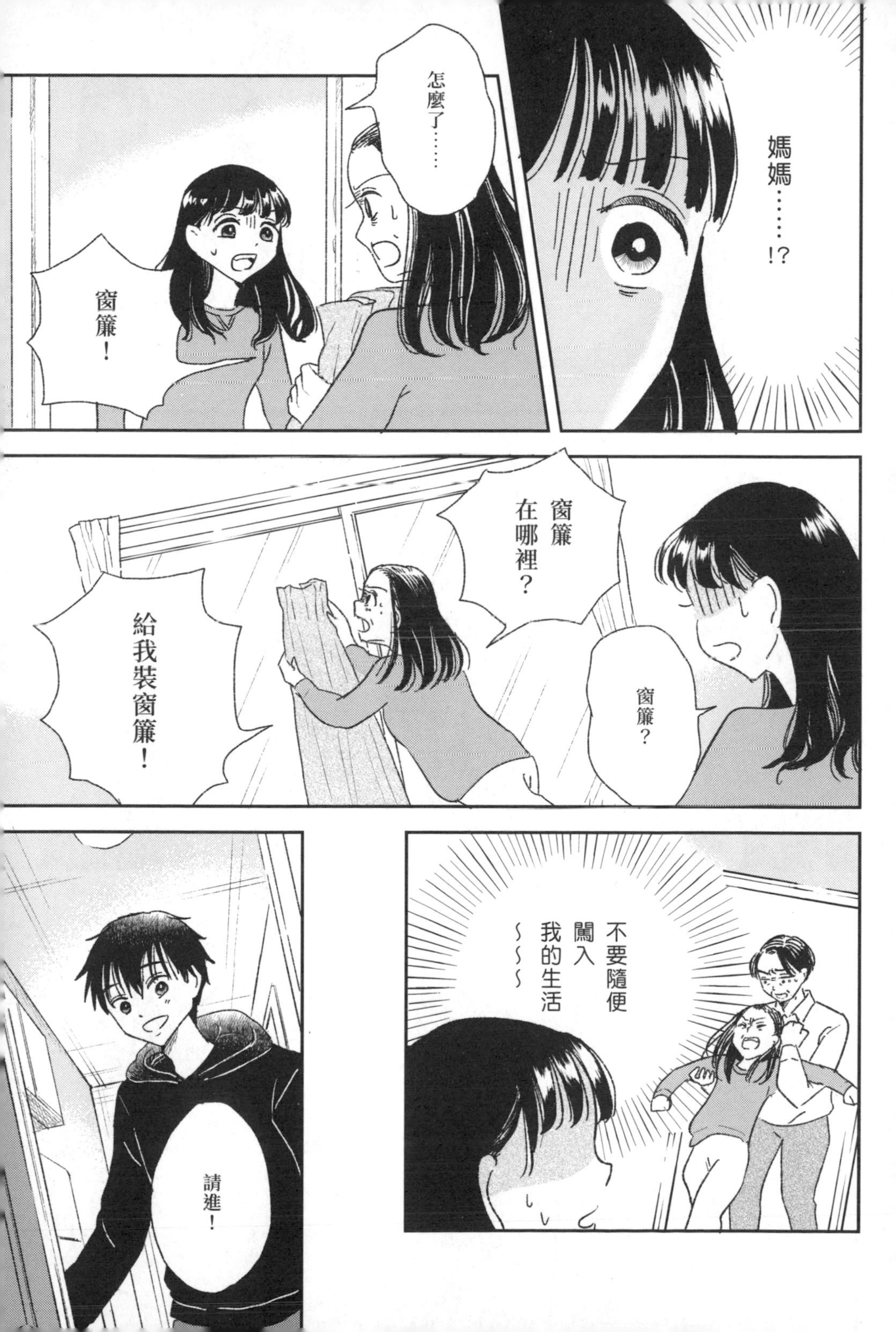
媽媽……!?
怎麼了……
窗簾！
窗簾在哪裡？
給我裝窗簾！
窗簾？
不要隨便闖入我的生活～～～
請進！

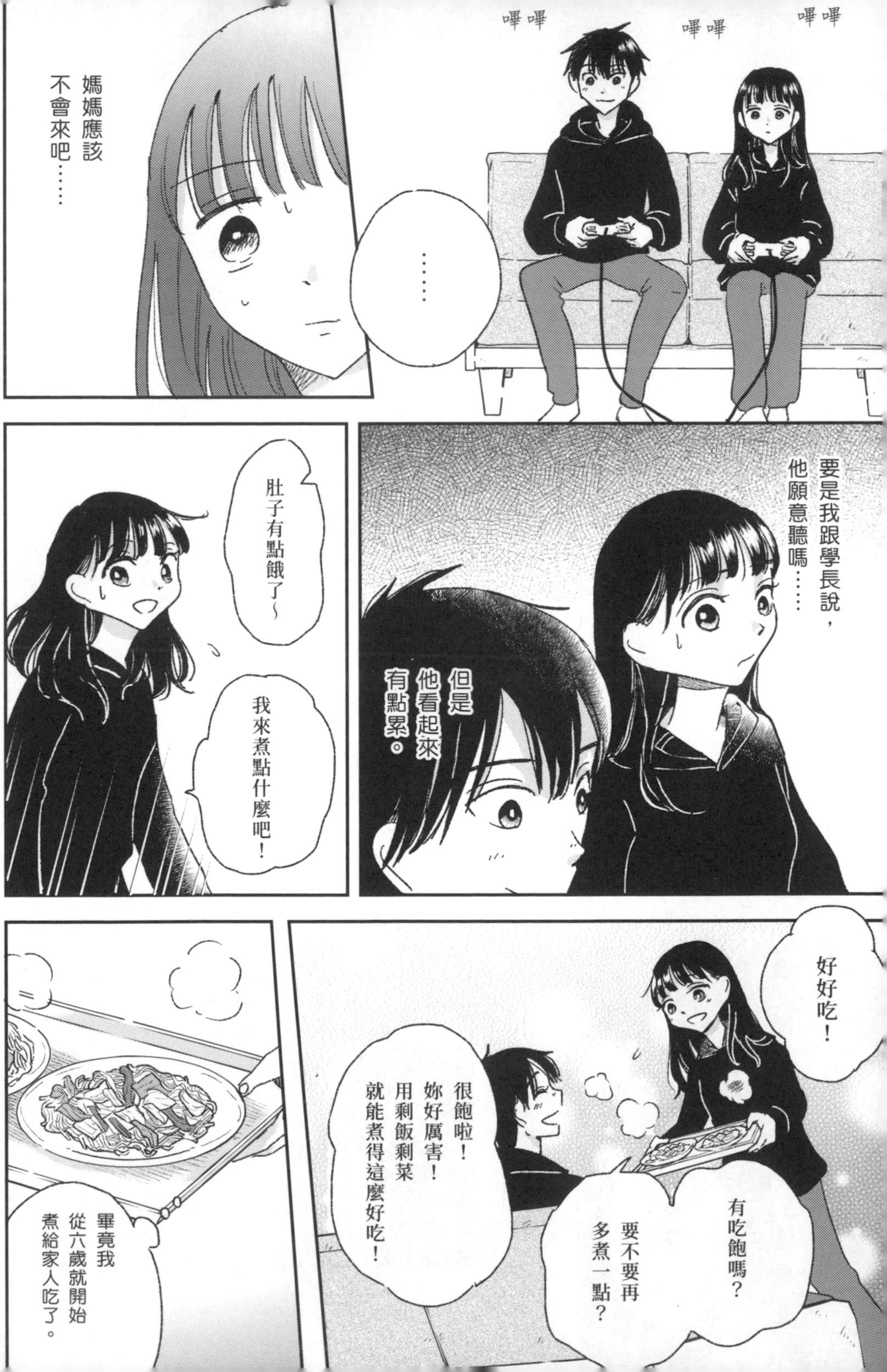
嗶嗶
嗶嗶
嗶嗶
……
媽媽應該不會來吧……
要是我跟學長說，他願意聽嗎……
但是他看起來有點累。
肚子有點餓了～
我來煮點什麼吧！
好好吃！
有吃飽嗎？要不要再多煮一點？
很飽啦！妳好厲害！用剩飯剩菜就能煮得這麼好吃！
畢竟我從六歲就開始煮給家人吃了。

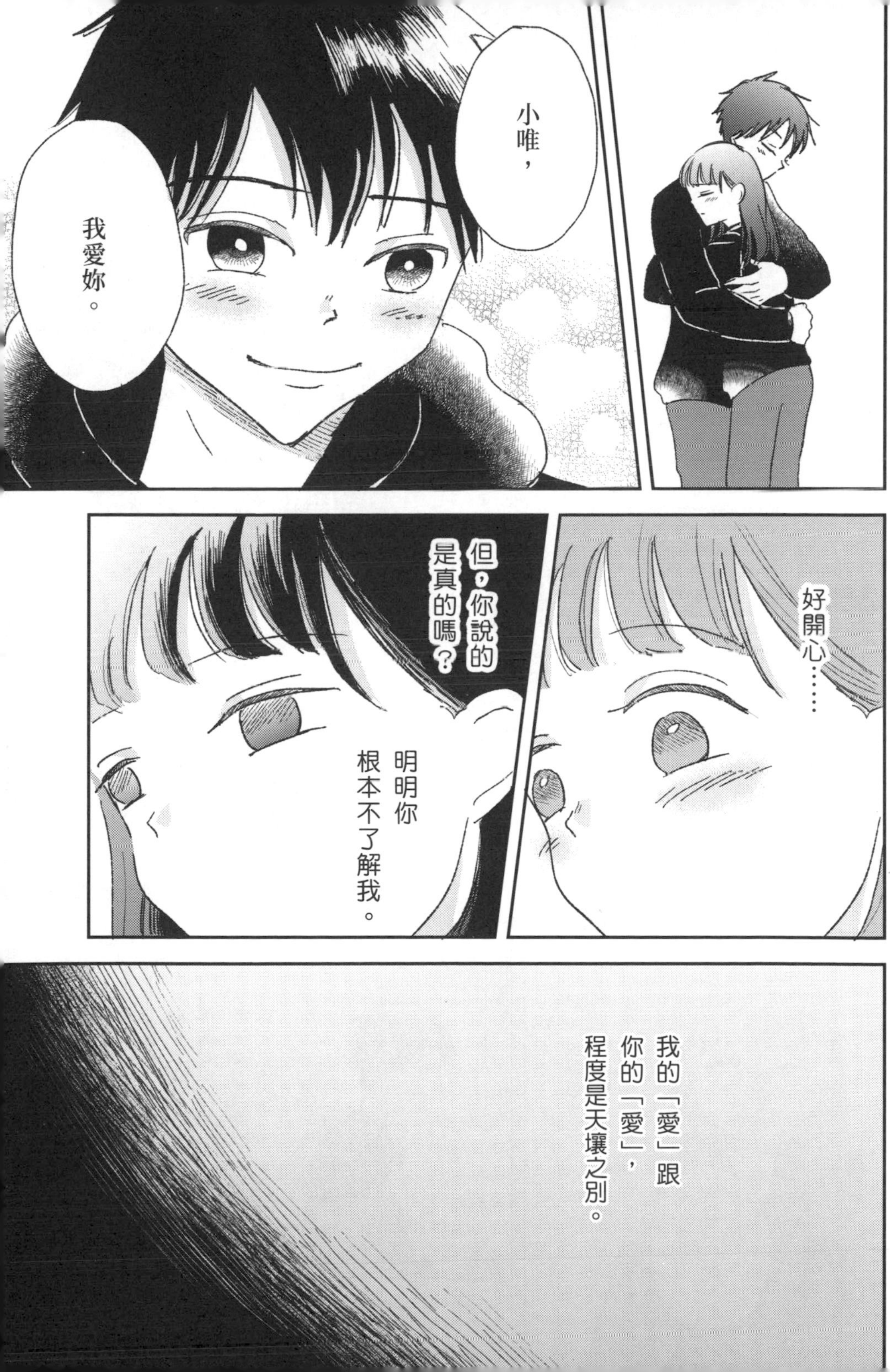
小唯，
我愛妳。
好開心……
但，你說的是真的嗎？
明明你根本不了解我。
我的「愛」跟你的「愛」，程度是天壤之別。

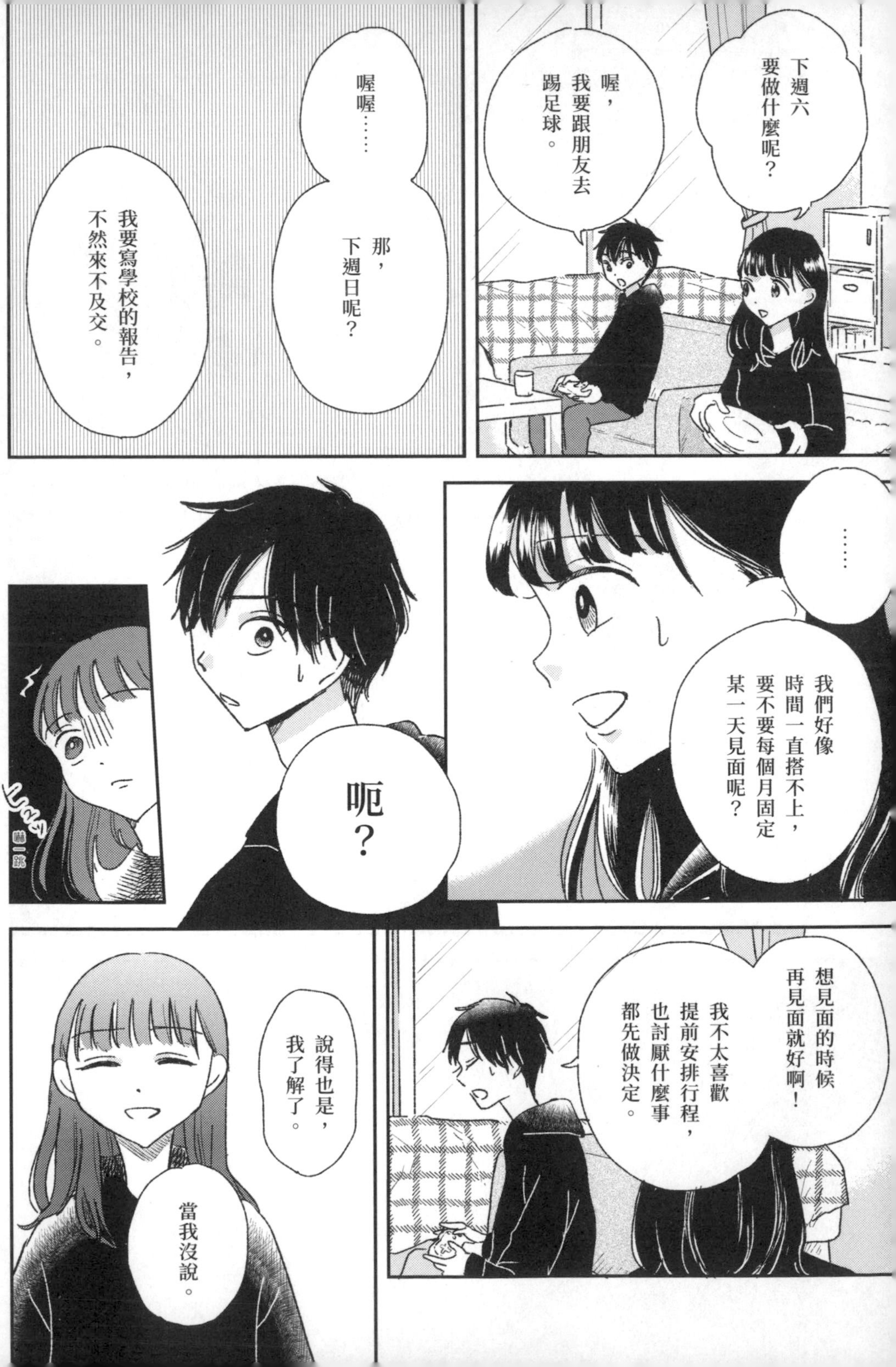
下週六要做什麼呢？
喔，我要跟朋友去踢足球。
喔喔……
那，下週日呢？
我要寫學校的報告，不然來不及交。
……
我們好像時間一直搭不上，要不要每個月固定某一天見面呢？
呃？
嚇一跳
想見面的時候再見面就好啊！
我不太喜歡提前安排行程，也討厭什麼事都先做決定。
說得也是，我了解了。
當我沒說。

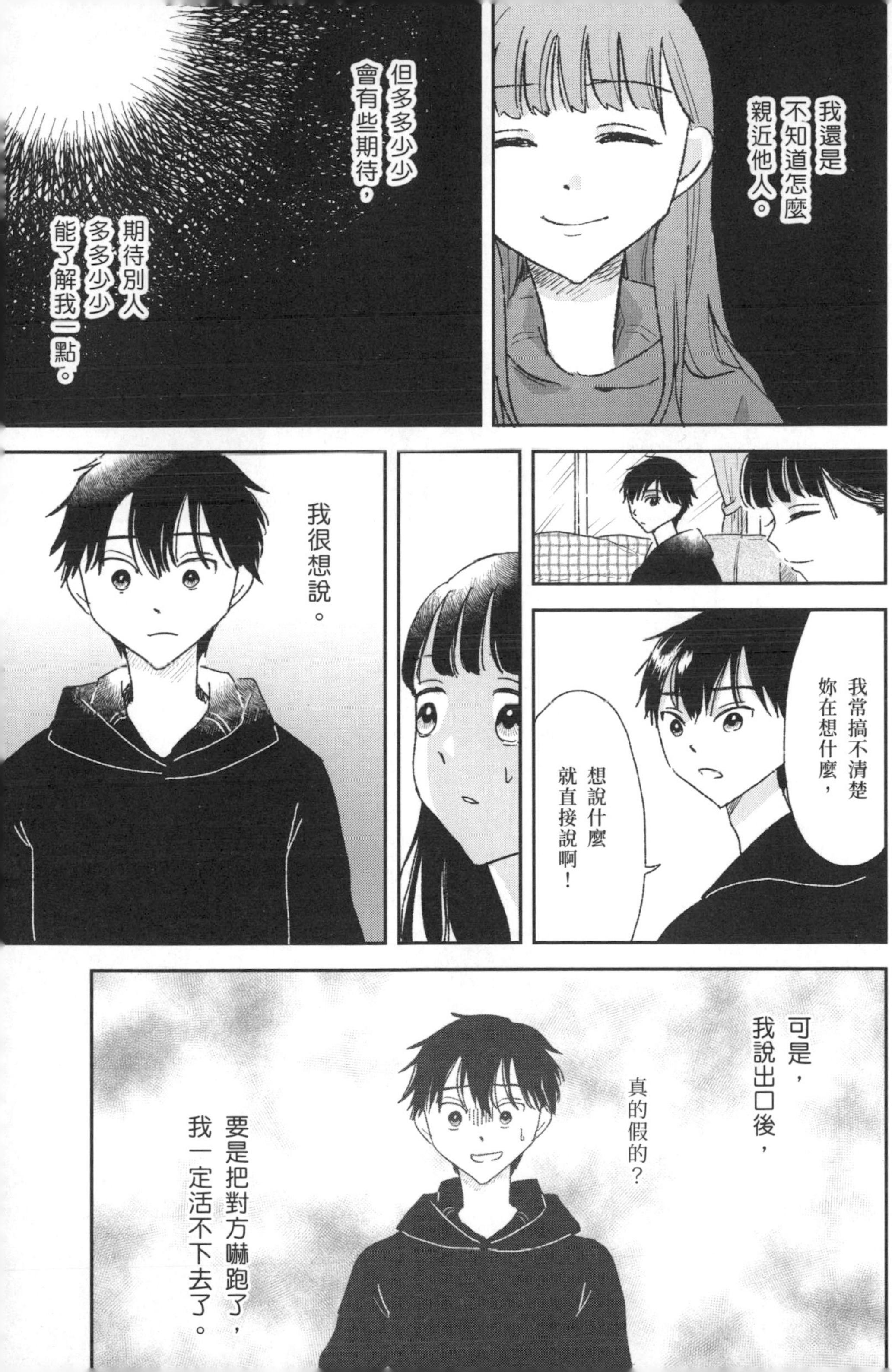
我還是不知道怎麼親近他人。
但多多少少會有些期待，
期待別人多多少少能了解我一點。
我常搞不清楚妳在想什麼，
想說什麼就直接說啊！
我很想說。
可是，我說出口後，
真的假的？
要是把對方嚇跑了，我一定活不下去了。

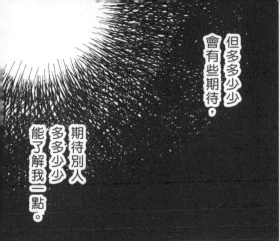

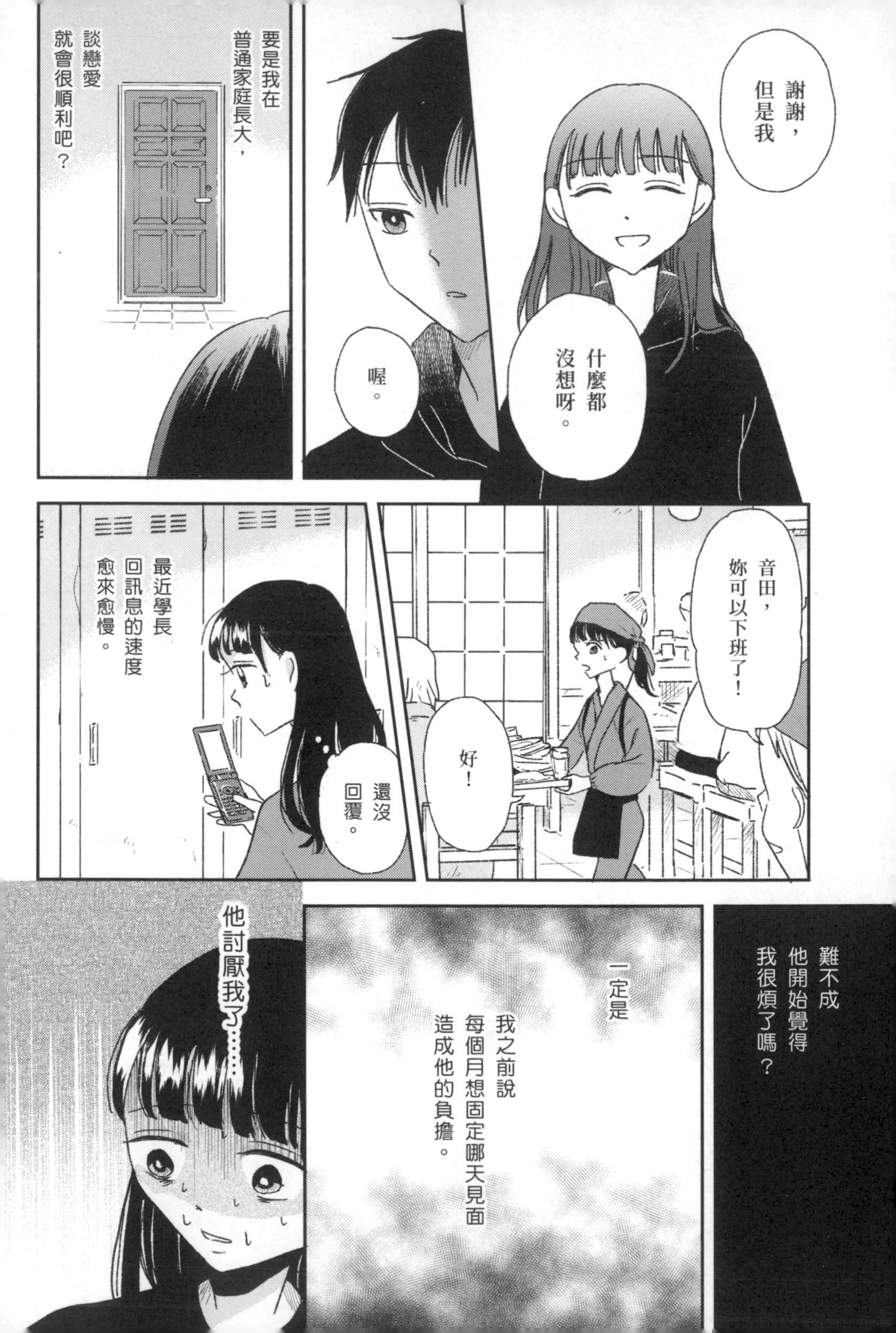
謝謝，但是我
什麼都沒想呀。
喔。
要是我在普通家庭長大，談戀愛就會很順利吧？
音田，妳可以下班了！
好！
還沒回覆。
最近學長回訊息的速度愈來愈慢。
難不成他開始覺得我很煩了嗎？
一定是
我之前說每個月想固定哪天見面造成他的負擔。
他討厭我了……

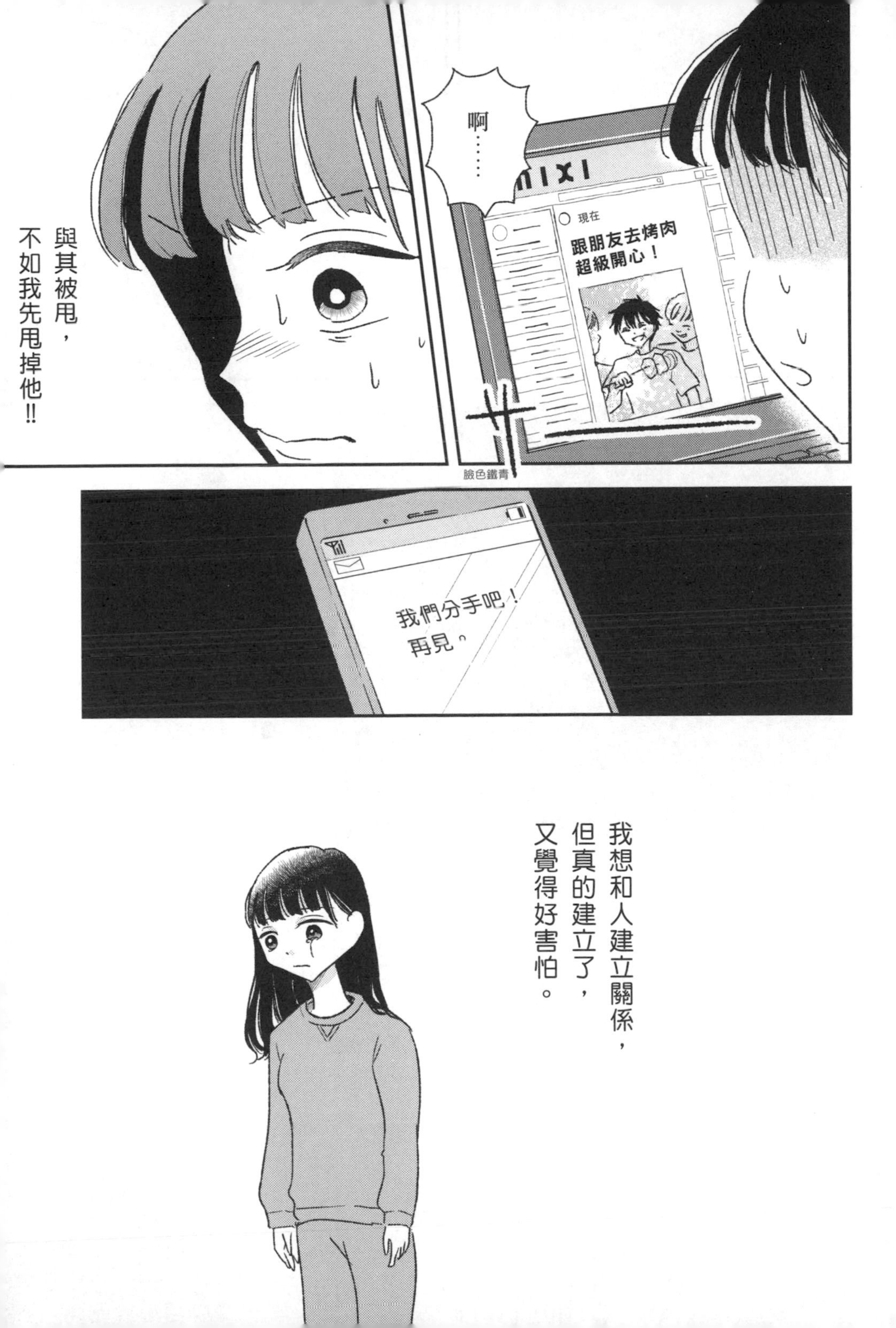
啊……
mixi
現在
跟朋友去烤肉
超級開心！
臉色鐵青
與其被甩，
不如我先甩掉他!!
我們分手吧！
再見。
我想和人建立關係，
但真的建立了，
又覺得好害怕。

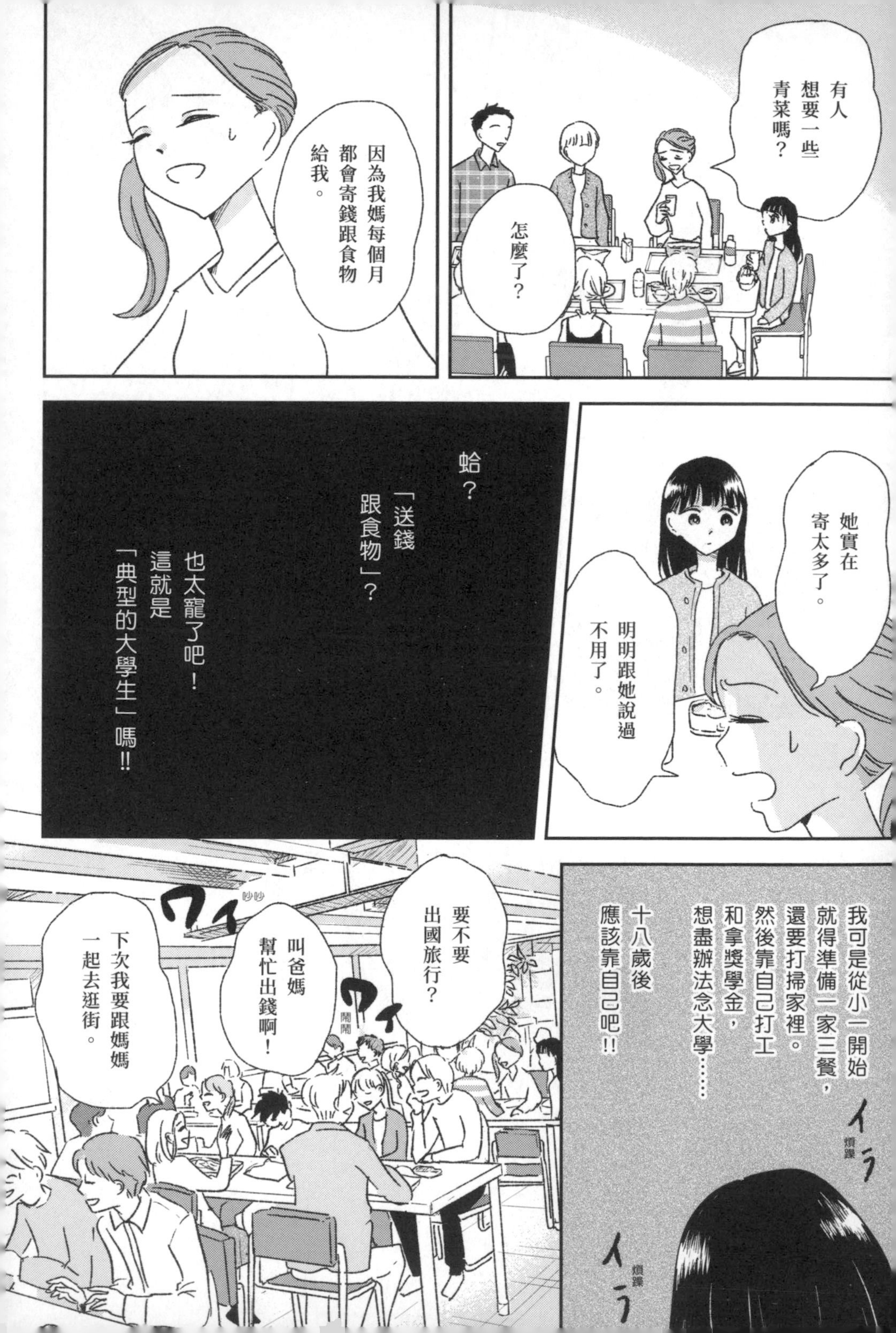
有人想要一些青菜嗎？
怎麼了？
因為我媽每個月都會寄錢跟食物給我。
她實在寄太多了。
明明跟她說過不用了。
蛤？
「送錢跟食物」？
也太寵了吧！
這就是「典型的大學生」嗎!!
我可是從小一開始就得準備一家三餐，還要打掃家裡。然後靠自己打工和拿獎學金，想盡辦法念大學……
十八歲後應該靠自己吧!!
煩躁
煩躁
要不要出國旅行？
鬧鬧
叫爸媽幫忙出錢啊！
吵吵
下次我要跟媽媽一起去逛街。

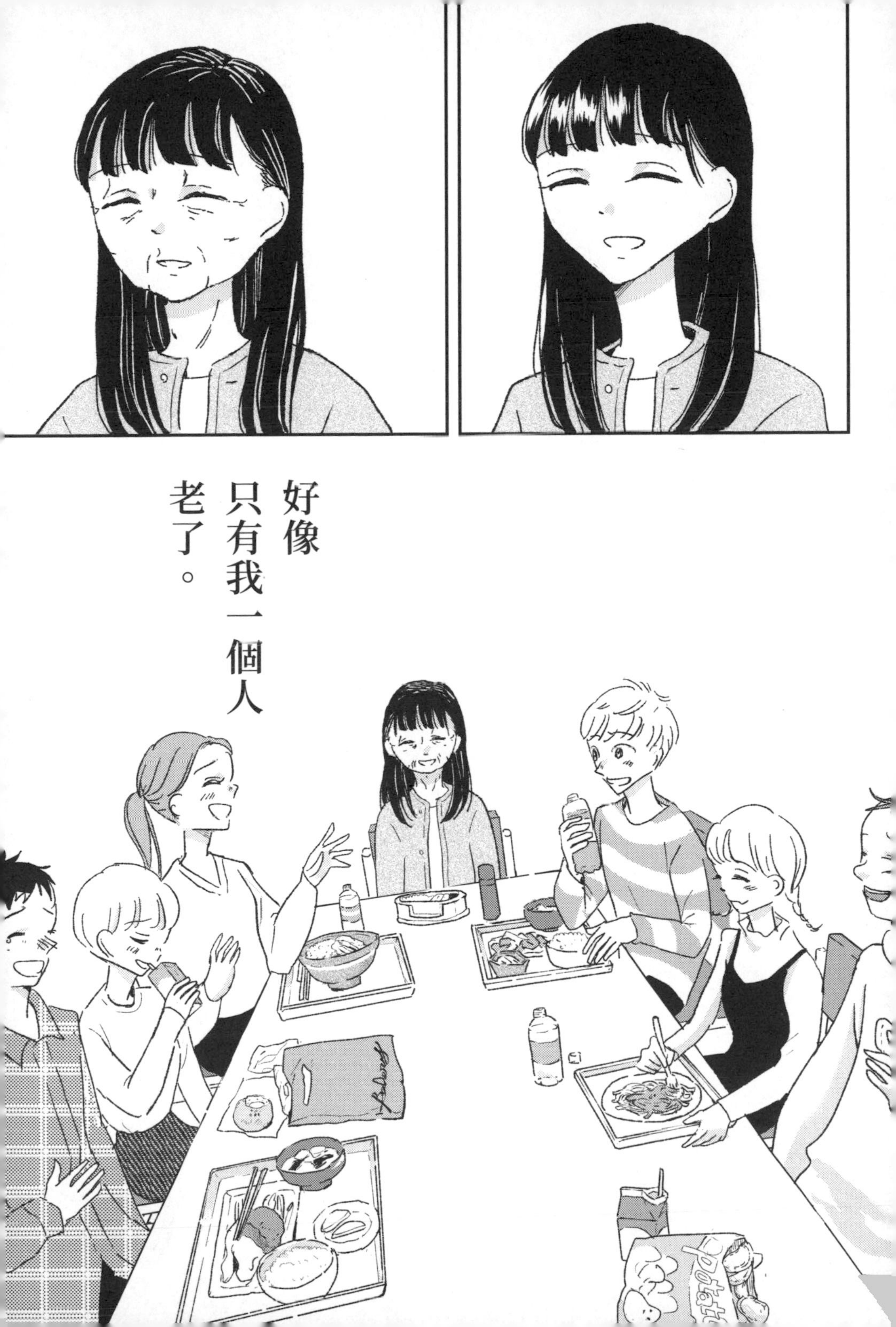
好像
只有我一個人
老了。

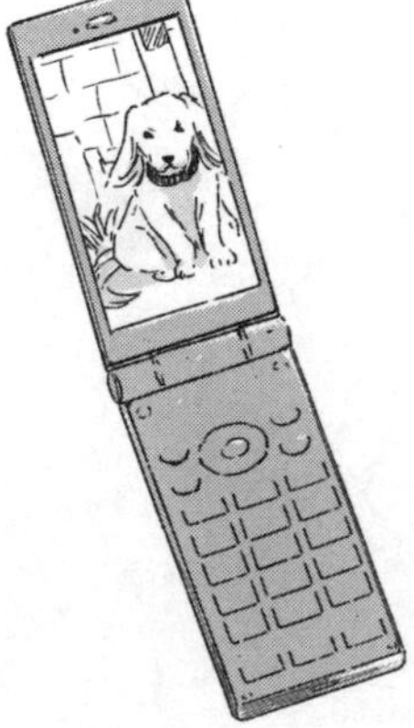

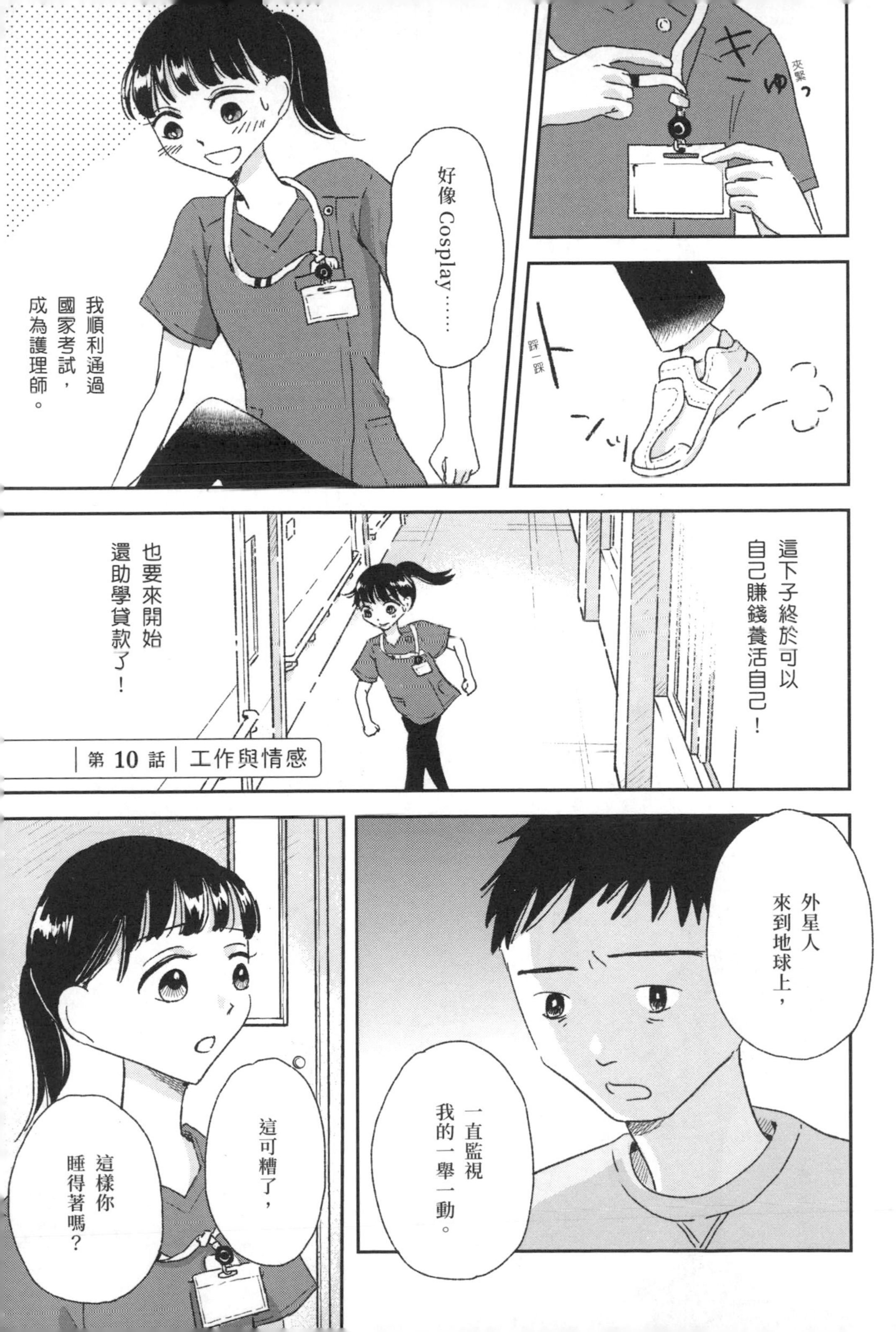
夾緊
踩一踩
好像Cosplay……
我順利通過國家考試，成為護理師。
這下子終於可以自己賺錢養活自己！
也要來開始還助學貸款了！
第10話 工作與情感
外星人來到地球上，
一直監視我的一舉一動。
這可糟了，
這樣你睡得著嗎？

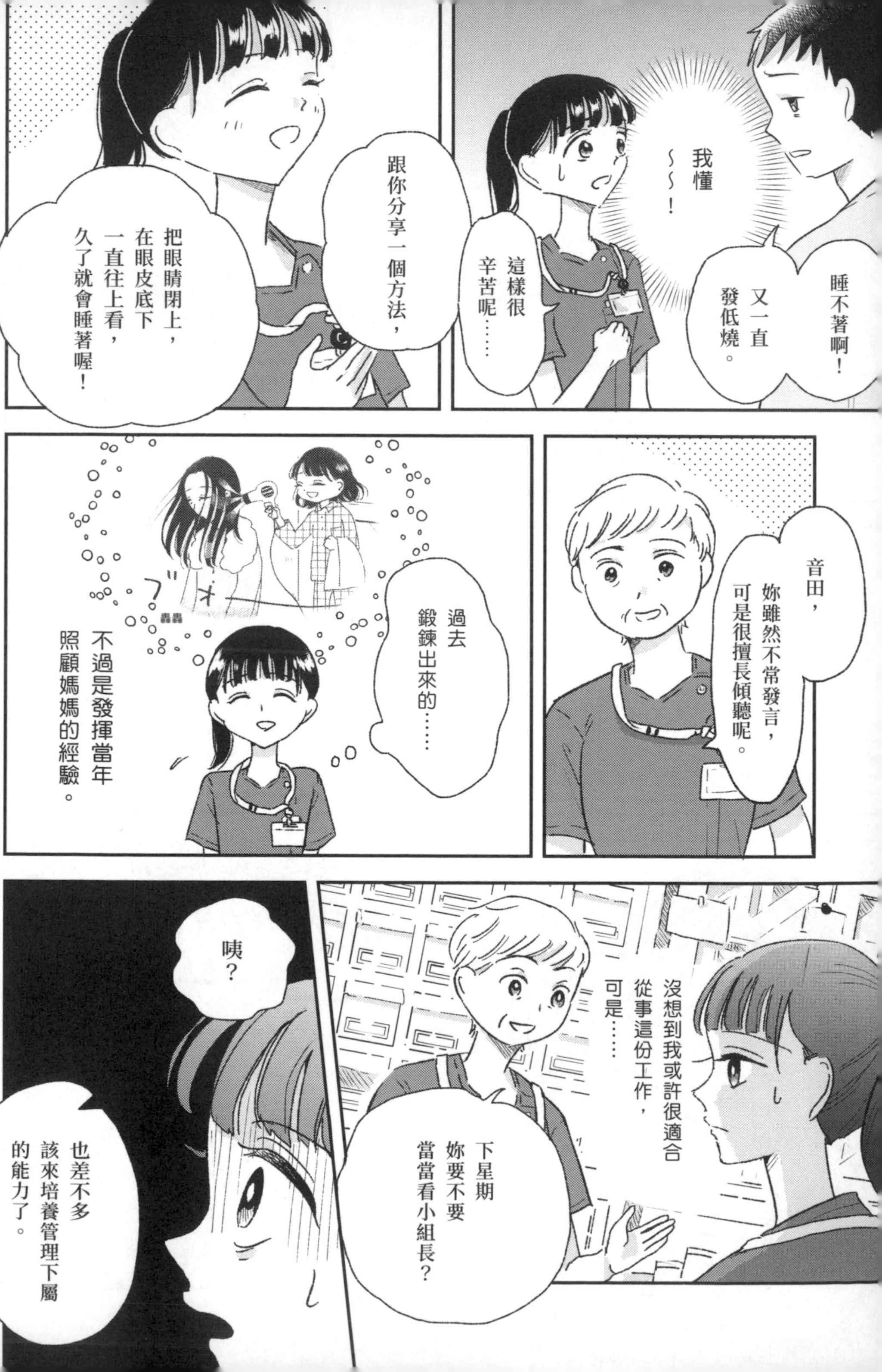
睡不著啊！
又一直發低燒。
我懂～～！
這樣很辛苦呢……
跟你分享一個方法，
把眼睛閉上，在眼皮底下一直往上看，久了就會睡著喔！
音田，妳雖然不常發言，可是很擅長傾聽呢。
過去鍛鍊出來的……
轟轟
不過是發揮當年照顧媽媽的經驗。
沒想到我或許很適合從事這份工作，可是……
下星期妳要不要當當看小組長？
也差不多該來培養管理下屬的能力了。
咦？

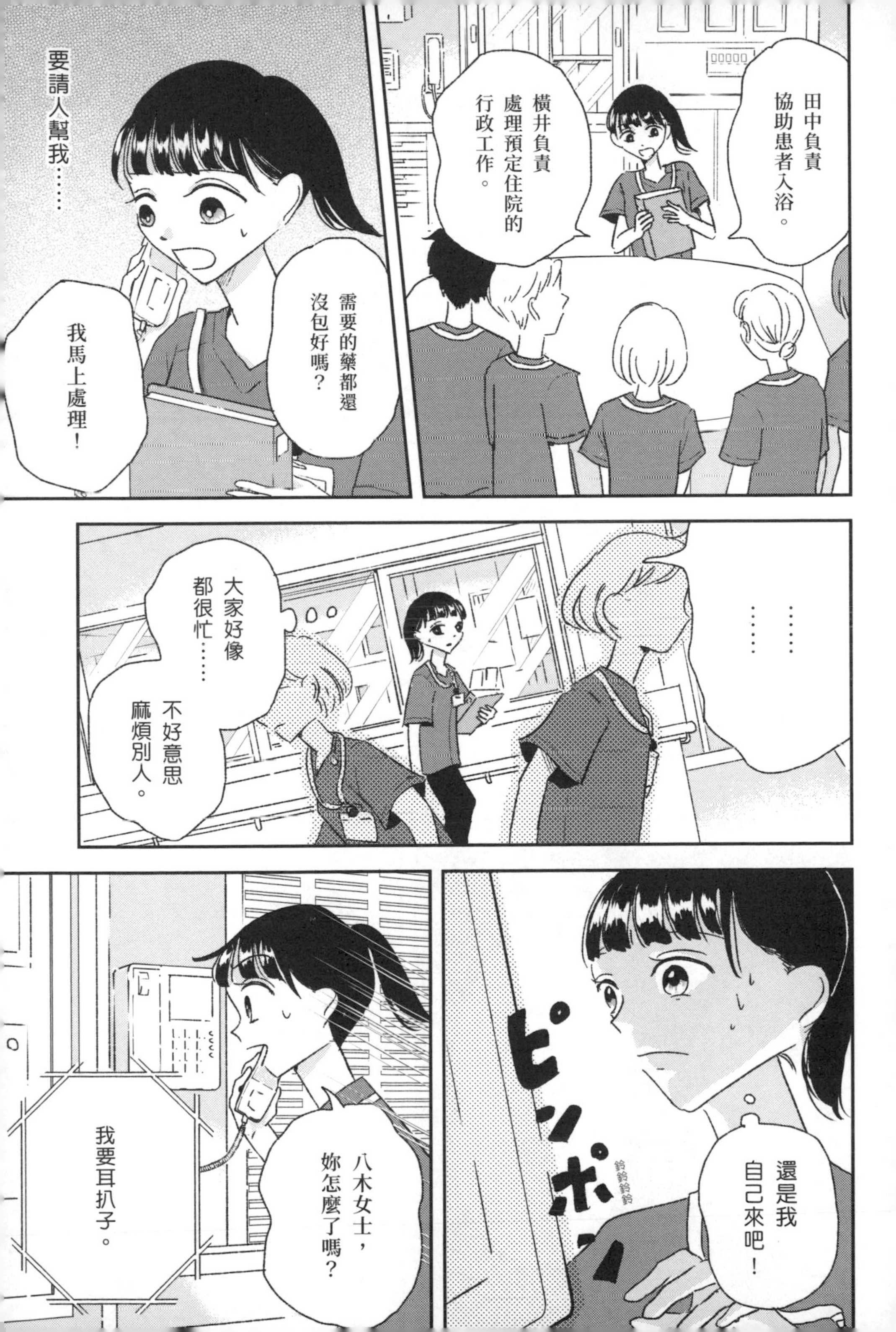
田中負責協助患者入浴。
橫井負責處理預定住院的行政工作。
需要的藥都還沒包好嗎？
我馬上處理！
要請人幫我……
……
……
大家好像都很忙……
不好意思麻煩別人。
還是我自己來吧！
ピンポ
鈴鈴鈴鈴
八木女士，妳怎麼了嗎？
我要耳扒子。

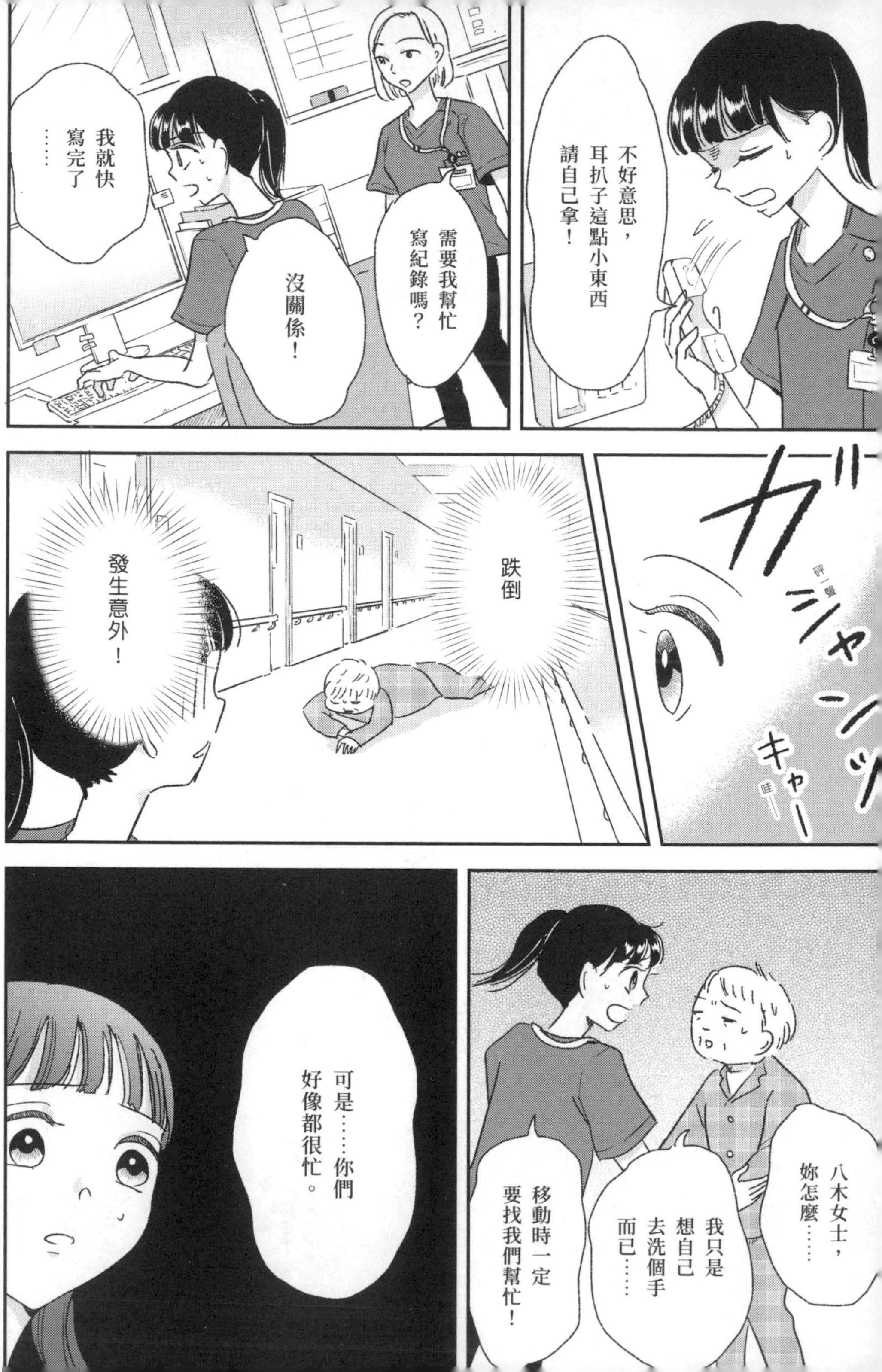

不好意思，耳扒子這點小東西請自己拿！
需要我幫忙寫紀錄嗎？
沒關係！
我就快寫完了……
ガシャーン
砰一聲
キャー
哇——
跌倒
發生意外！
八木女士，妳怎麼……
我只是想自己去洗個手而已……
移動時一定要找我們幫忙！
可是……你們好像都很忙。

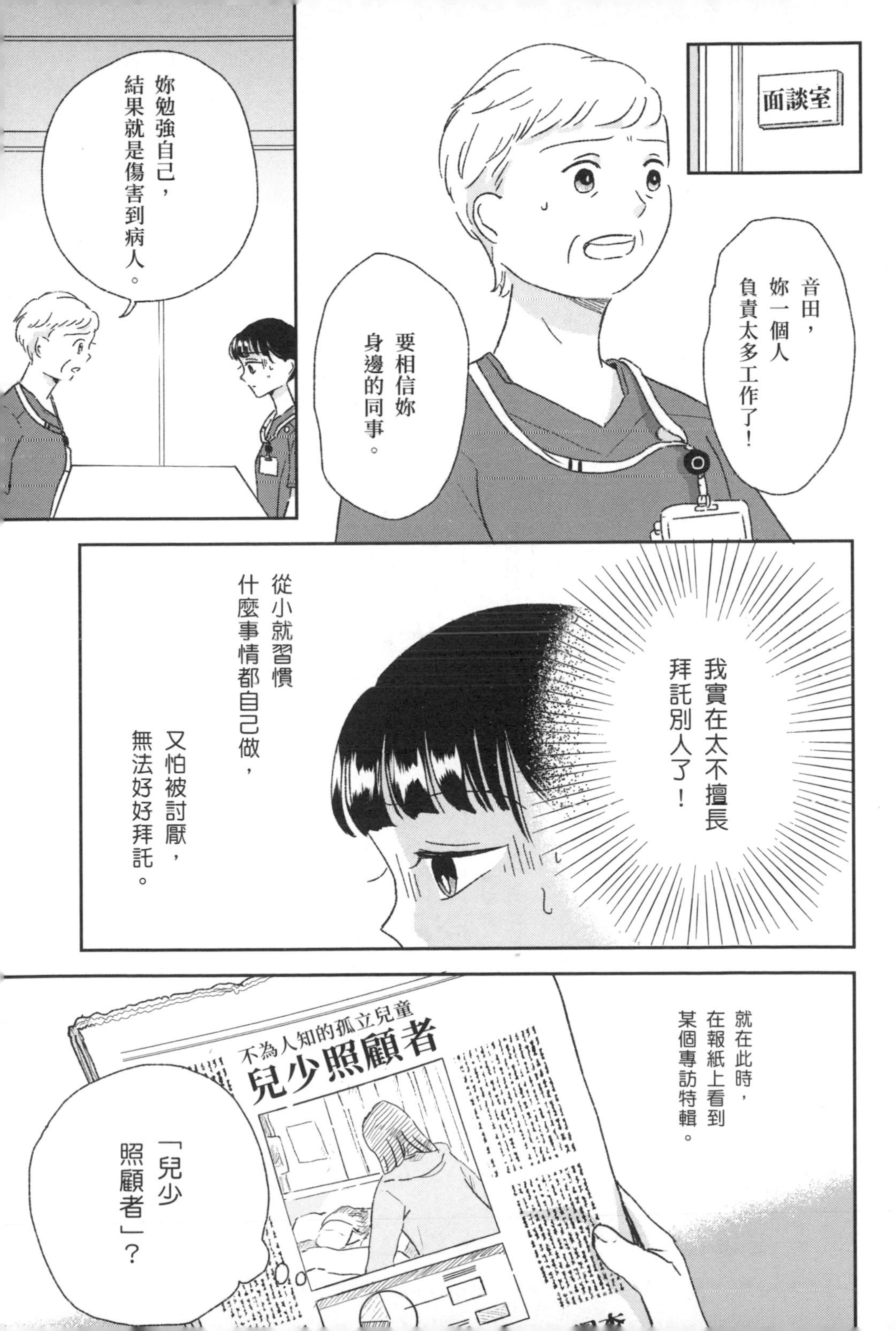
面談室
音田，妳一個人負責太多工作了！
要相信妳身邊的同事。
妳勉強自己，結果就是傷害到病人。
我實在太不擅長拜託別人了！
從小就習慣什麼事情都自己做，
又怕被討厭，無法好好拜託。
就在此時，在報紙上看到某個專訪特輯。
不為人知的孤立兒童
兒少照顧者
「兒少照顧者」？

「兒少照顧者」指的是
代替身心障礙或罹患疾病的成年家人，
從事原本應由成年人負責的家務、
照顧家人等勞務的兒童。

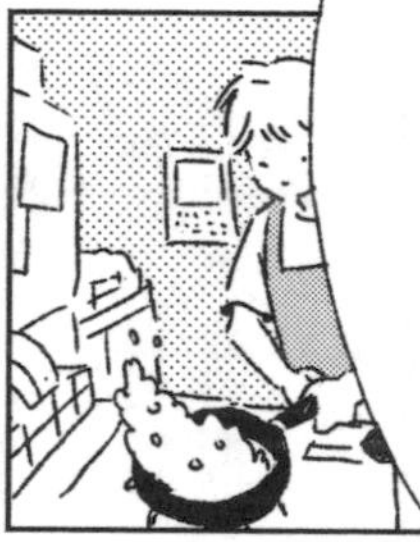

代替身心障礙或罹患疾病的家人，擔任採買、煮飯、掃除、洗衣等家務。

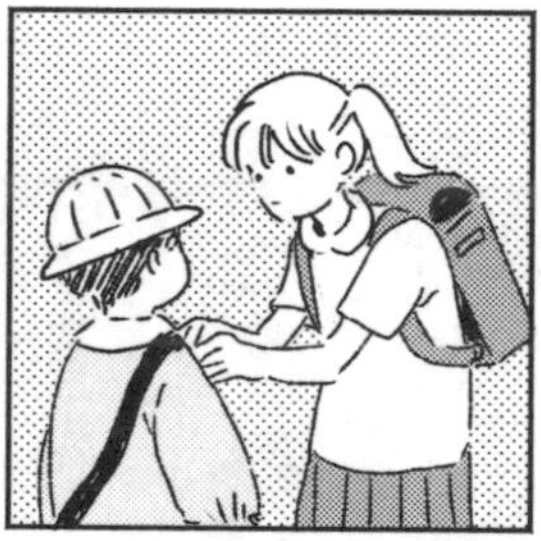

代替成年家人照顧年幼的弟妹。

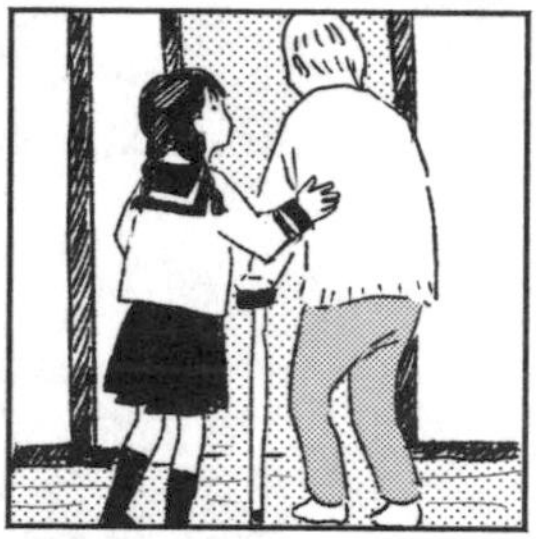

對於需要他人隨侍在側的家人，時時留意或噓寒問暖，關懷對方。

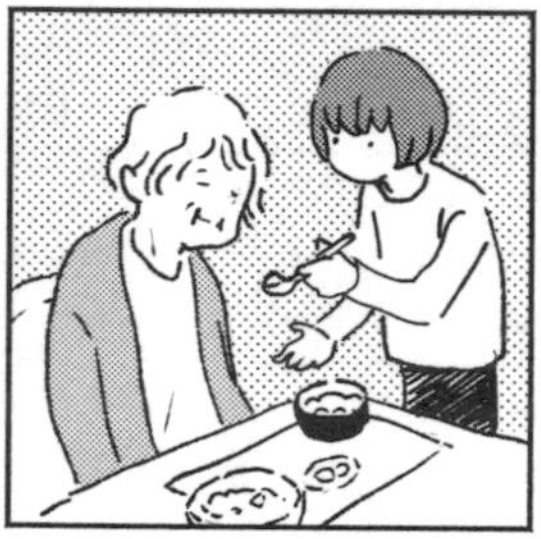

負責照料身心障礙或罹病家人的生活起居。

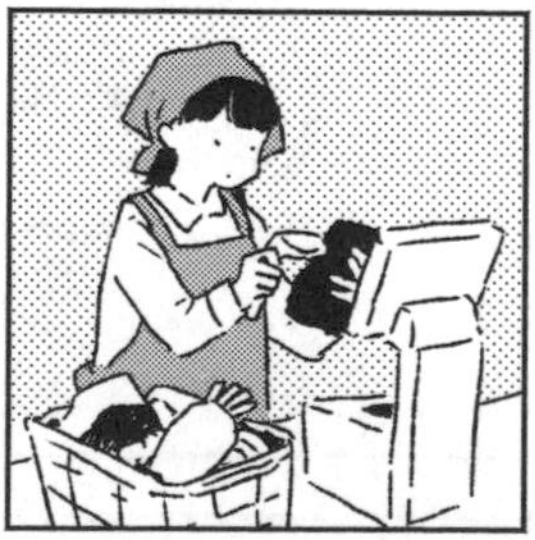

外出工作以維持家計，給予罹患疾病或身心障礙的家人經濟支援。

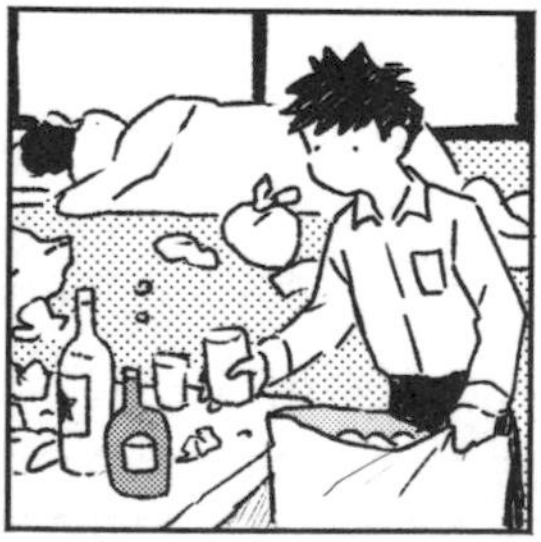

負責應對罹患酒精、藥物或賭博成癮等心理疾病的家人。

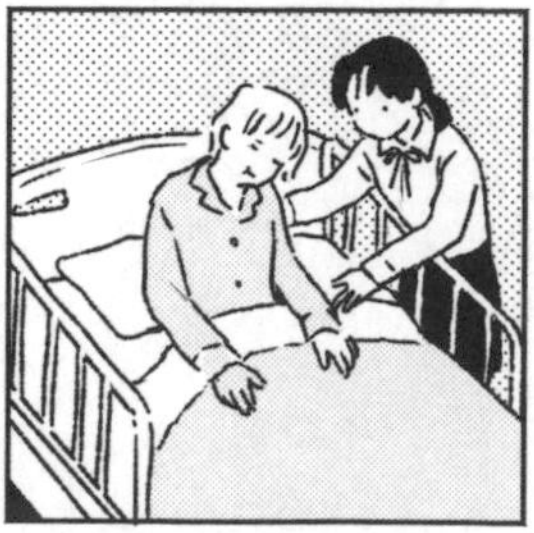

負責照顧罹患精神疾病、癌症、罕病等慢性疾病的家人。

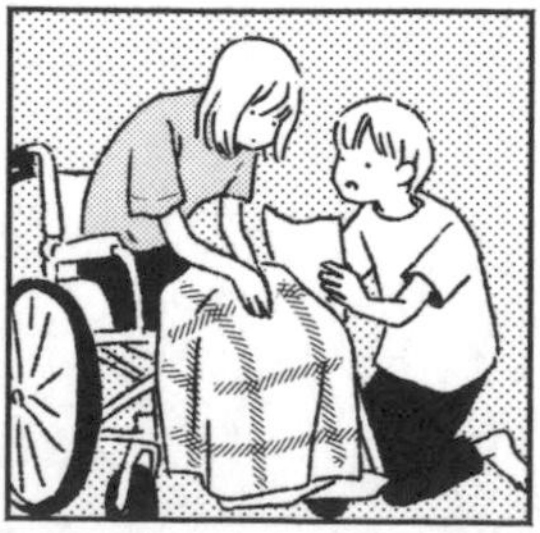

照顧或留意身心障礙、罹患疾病的兄弟姊妹狀況。

參考資料：厚生勞動省《關於兒少照顧者》© 一般社團法人日本照顧者聯盟

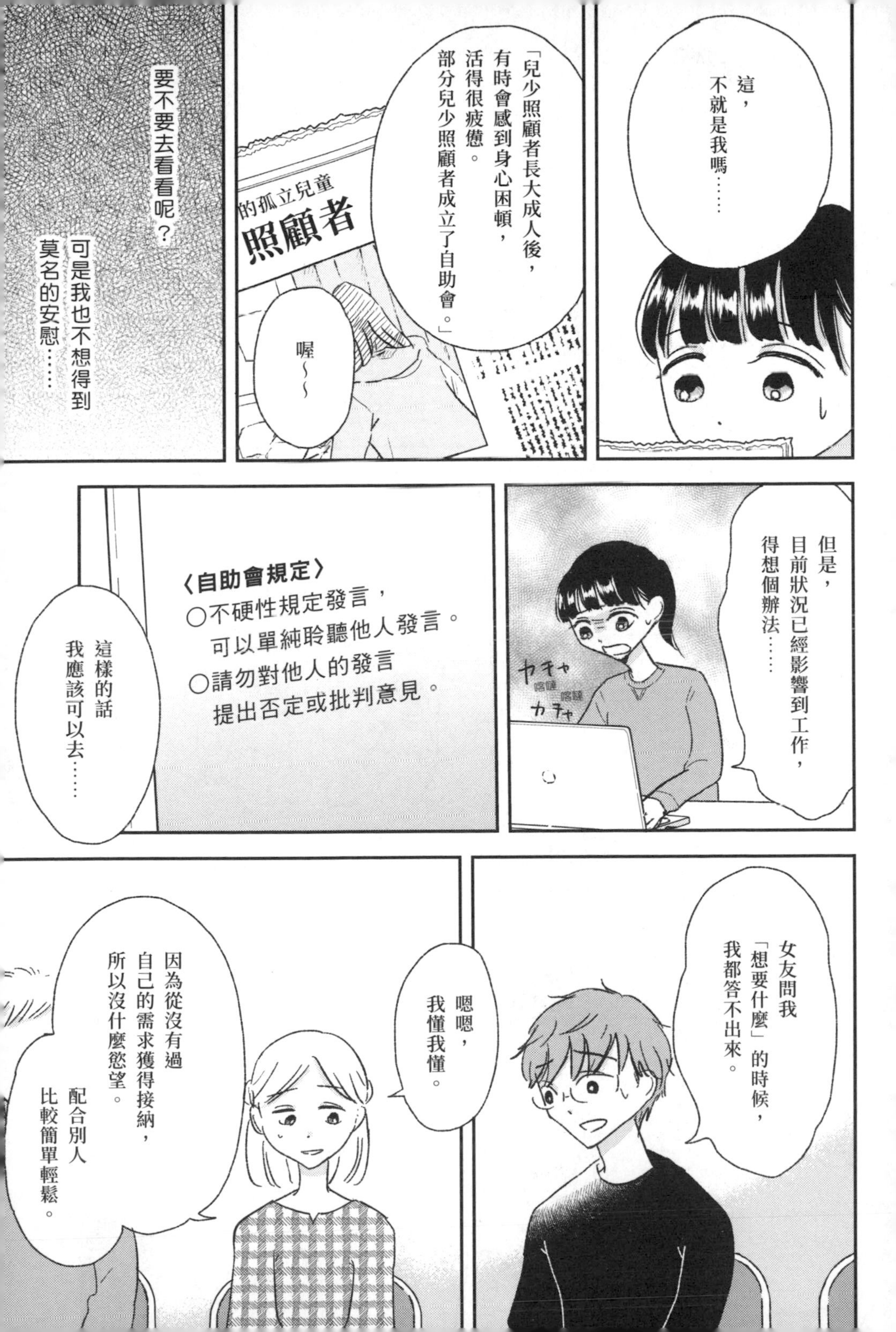
這，不就是我嗎……
的孤立兒童
照顧者
「兒少照顧者長大成人後，有時會感到身心困頓，活得很疲憊。部分兒少照顧者成立了自助會。」
喔～～
要不要去看看呢？
可是我也不想得到莫名的安慰……
但是，目前狀況已經影響到工作，得想個辦法……
カチャ 喀噠
喀噠 カチャ
〈自助會規定〉
○不硬性規定發言，可以單純聆聽他人發言。
○請勿對他人的發言提出否定或批判意見。
這樣的話我應該可以去……
女友問我「想要什麼」的時候，我都答不出來。
嗯嗯，我懂我懂。
因為從沒有過自己的需求獲得接納，所以沒什麼慾望。
配合別人比較簡單輕鬆。

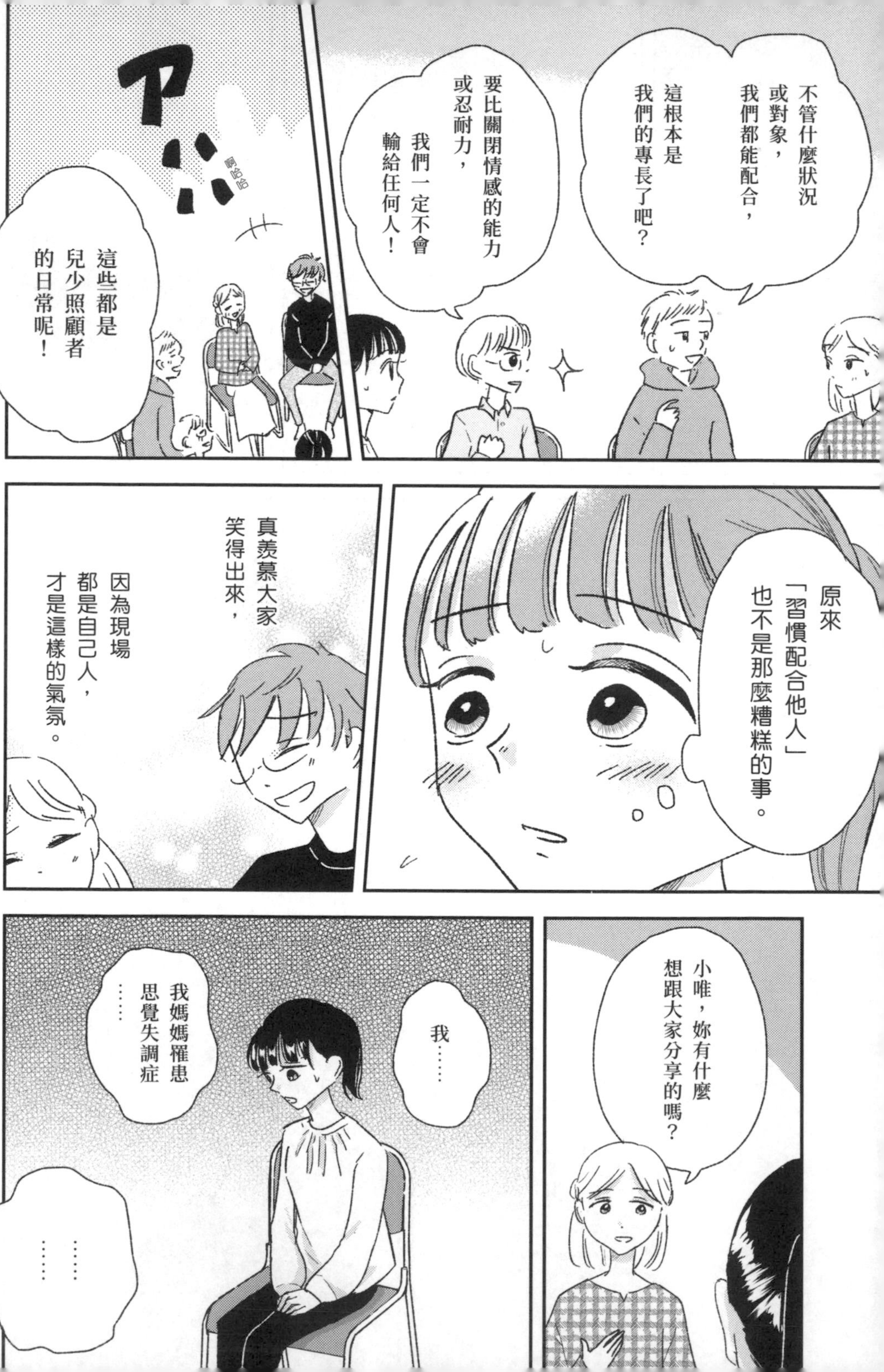
不管什麼狀況或對象，我們都能配合，這根本是我們的專長了吧？
要比關閉情感的能力或忍耐力，我們一定不會輸給任何人！
アハハ
啊哈哈
這些都是兒少照顧者的日常呢！
原來「習慣配合他人」也不是那麼糟糕的事。
真羨慕大家笑得出來，
因為現場都是自己人，才是這樣的氣氛。
小唯，妳有什麼想跟大家分享的嗎？
我……
我媽媽罹患思覺失調症……
…………

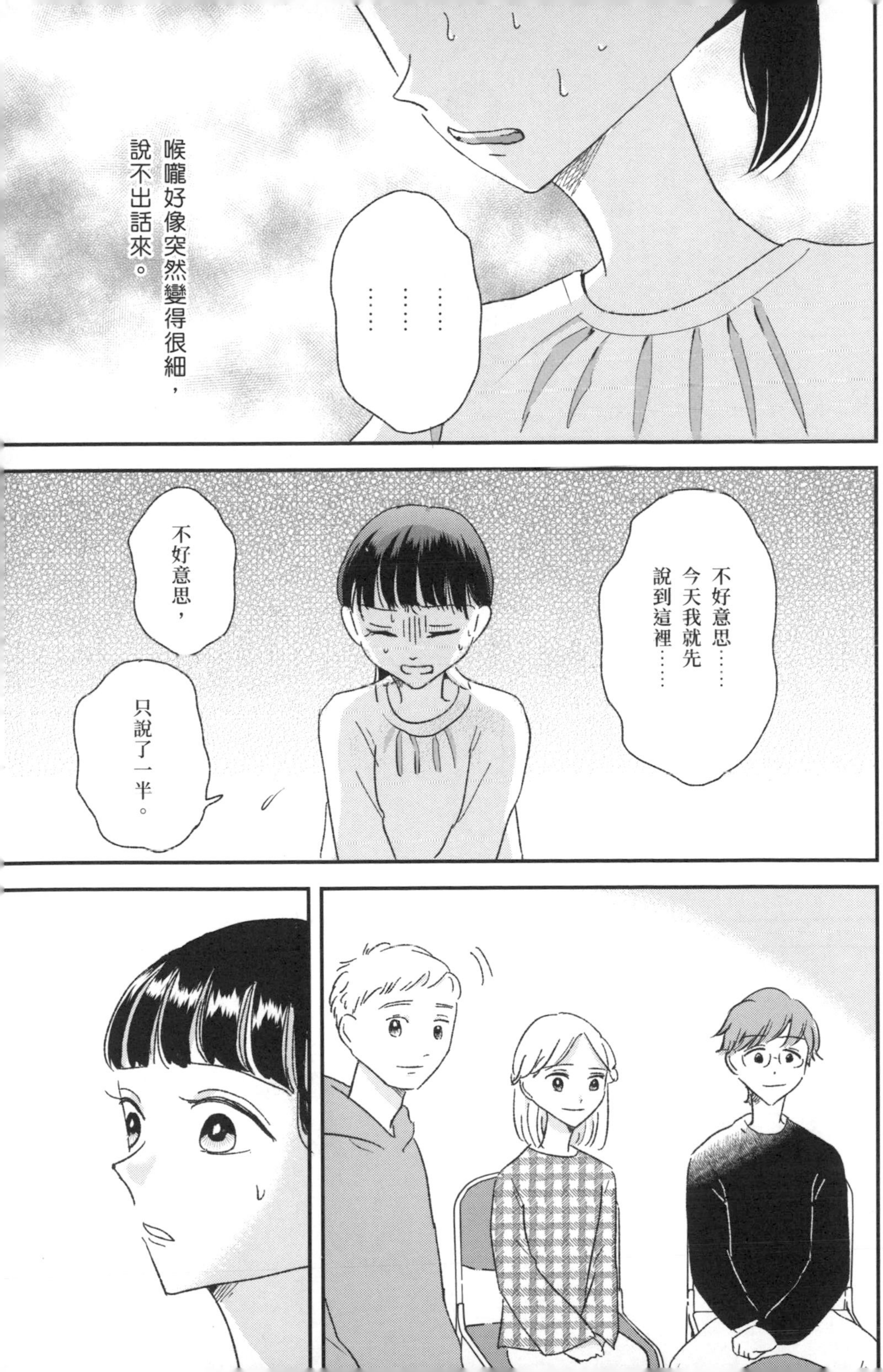
……
喉嚨好像突然變得很細，說不出話來。
不好意思……今天我就先說到這裡……
不好意思，
只說了一半。

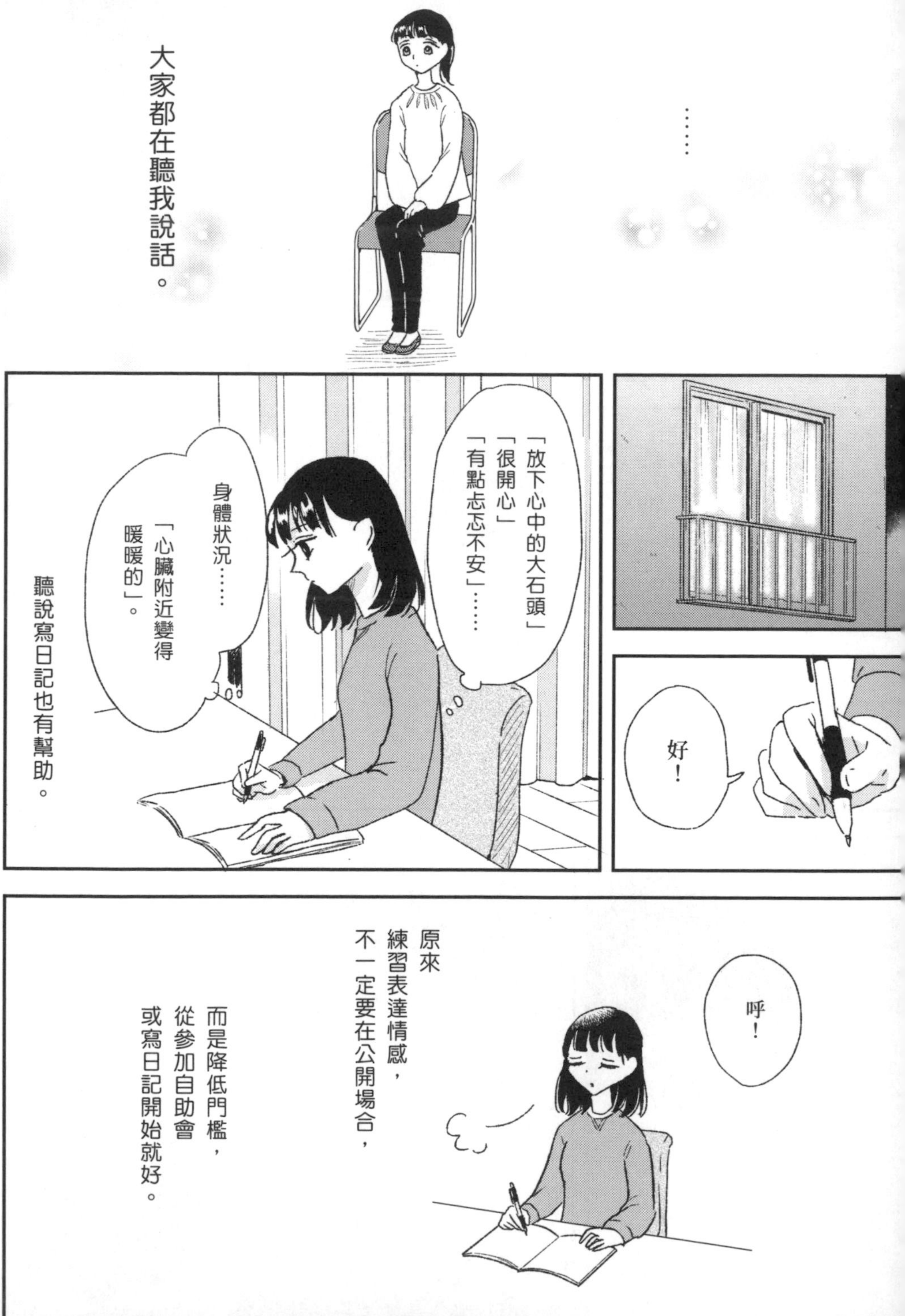
……
大家都在聽我說話。
好！
「放下心中的大石頭」「很開心」「有點忐忑不安」……
身體狀況……「心臟附近變得暖暖的」。
聽說寫日記也有幫助。
呼！
原來練習表達情感，不一定要在公開場合，
而是降低門檻，從參加自助會或寫日記開始就好。

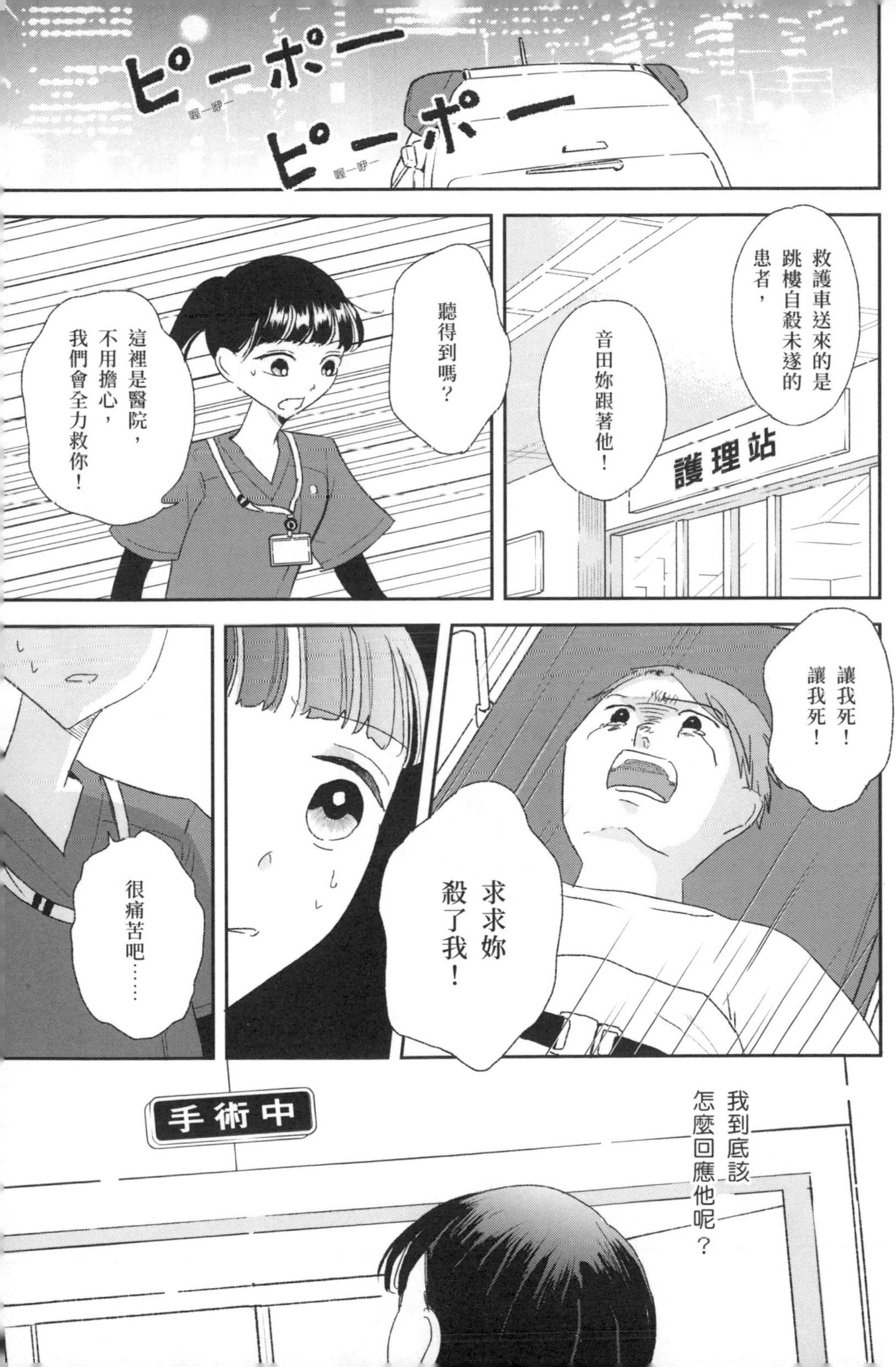
ピーポー
喔—咿—
ピーポー
喔—咿—
救護車送來的是跳樓自殺未遂的患者，
音田妳跟著他！
護理站
聽得到嗎？
這裡是醫院，不用擔心，我們會全力救你！
讓我死！讓我死！
求求妳殺了我！
很痛苦吧……
手術中
我到底該怎麼回應他呢？

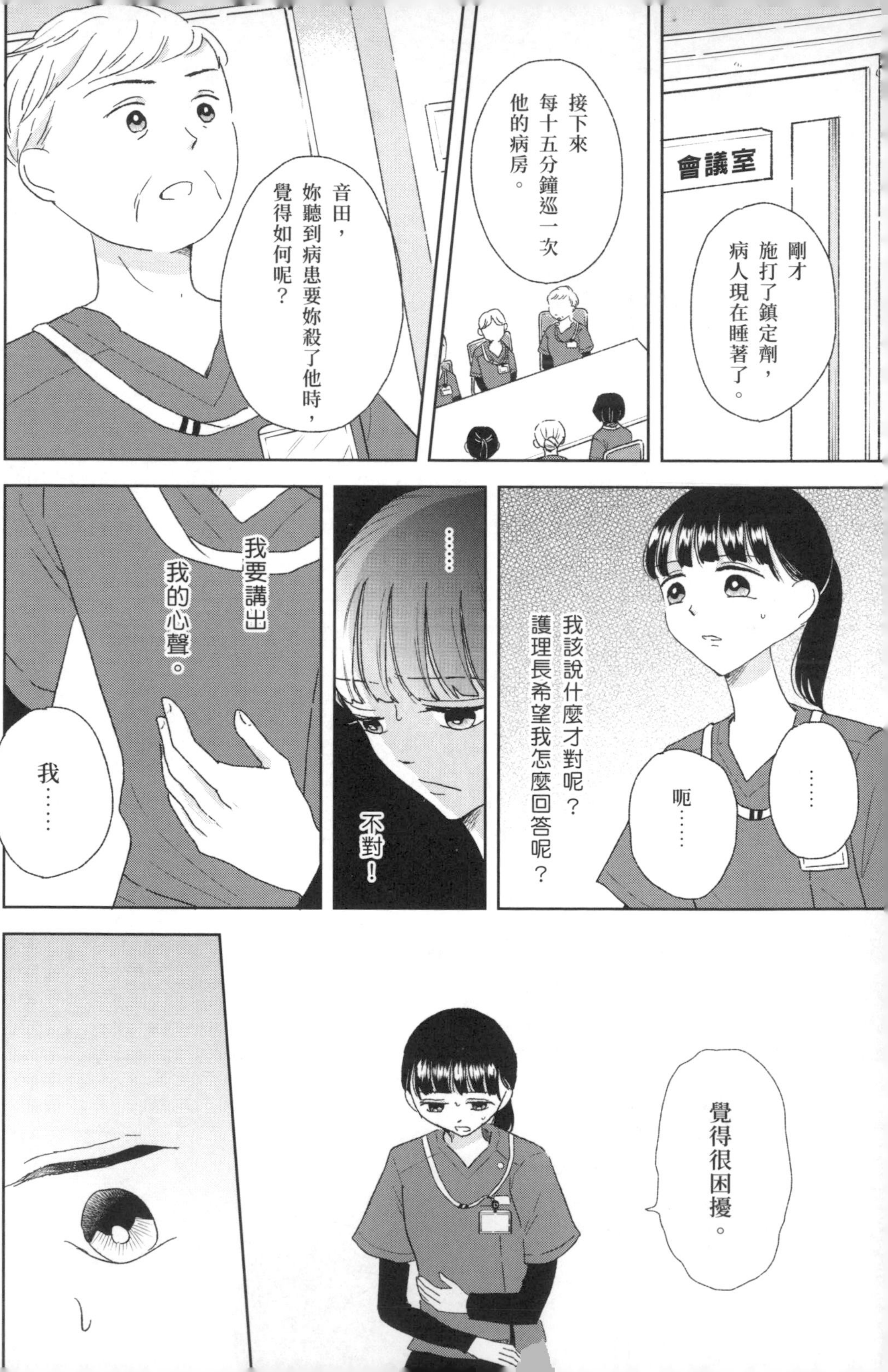
會議室
剛才施打了鎮定劑，病人現在睡著了。
接下來每十五分鐘巡一次他的病房。
音田，妳聽到病患要妳殺了他時，覺得如何呢？
……
呃……
我該說什麼才對呢？
護理長希望我怎麼回答呢？
……
不對！
我要講出我的心聲。
我……
覺得很困擾。

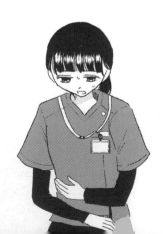

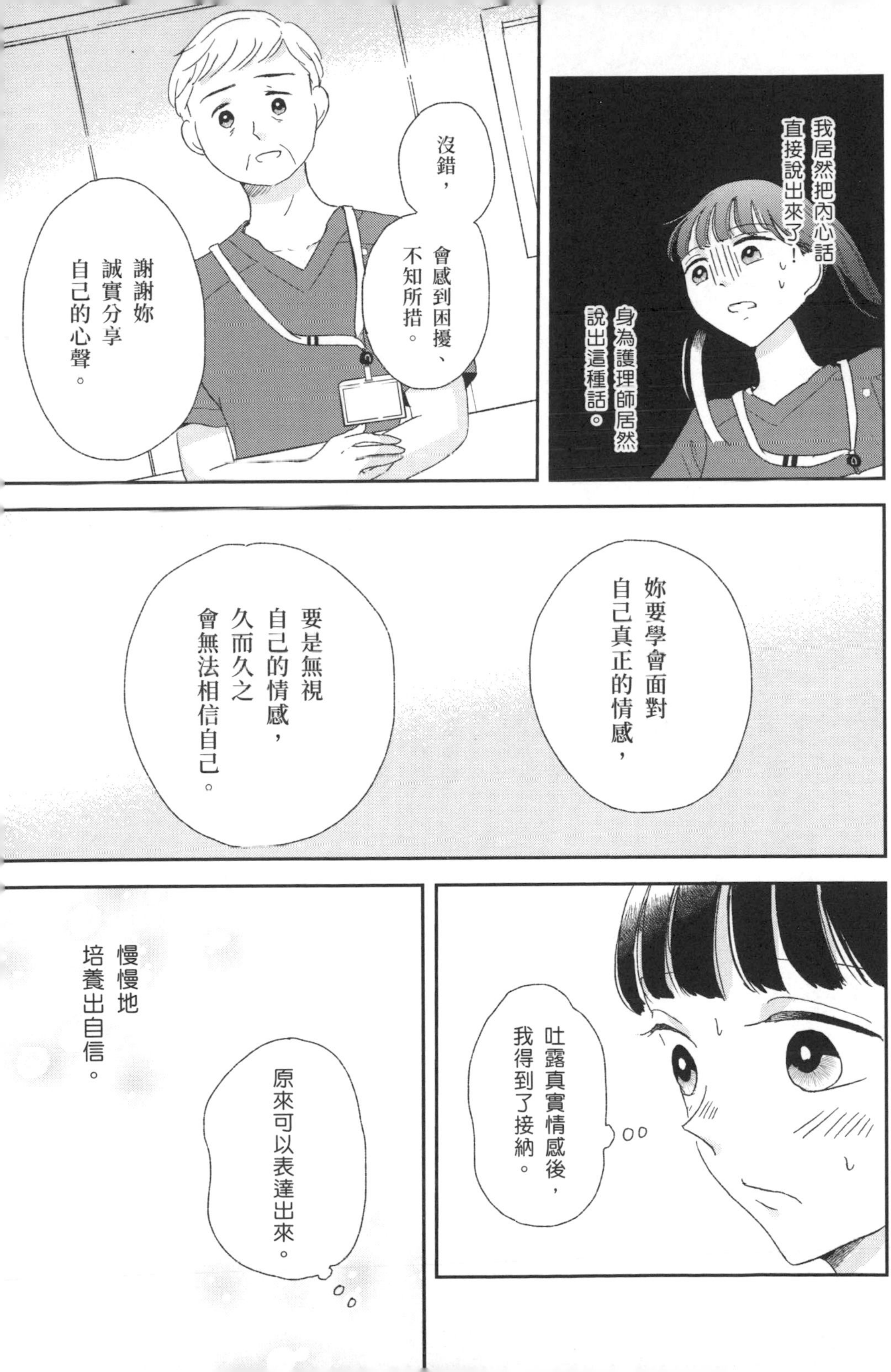
我居然把內心話直接說出來了！
身為護理師居然說出這種話。
沒錯，會感到困擾、不知所措。
謝謝妳誠實分享自己的心聲。
妳要學會面對自己真正的情感，
要是無視自己的情感，久而久之會無法相信自己。
吐露真實情感後，我得到了接納。
原來可以表達出來。
慢慢地培養出自信。

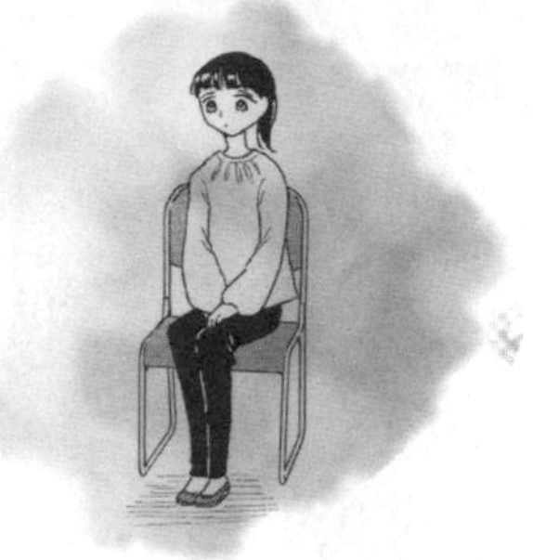

Column.2

兒少照顧者成年後的人生

兒少照顧者好不容易撐過了童年，長大成人後卻要面臨「身心困頓」的問題。他們從小習慣壓抑，導致成年後無法正視自己的情感。由於長年以來無人伸出援手，他們無法依賴他人，習慣獨自面對困境。有些人甚至表示成年之後反而過得更辛苦。

部分兒少照顧者不曾有過平靜安寧的念書環境，沒有餘力思考未來，受限家境而放棄原本的夢想，被迫走上不符己意的人生道路。另一方面，有些人則考取護理師、精神保健福祉士[1]或公認心理師[2]證照，從事精神醫療或社會福利相關工作。

他們成年後進入社會，儘管腳踏實地，安分守己地過日子，內心卻充滿著自我否定與自卑感，做任何事情經常沒自信。雖然怨恨父母對自己的不合理對待，卻又擔心父母的疾病，難以與父母保持適當的心理距離。

部分兒少照顧者成年後於二〇一八年成立自助團體「兒童pia」（家長為精神疾病患者），目的是建立同伴網絡。分會遍及日本全國各地，包括東京、大阪、札幌、福岡、沖繩、岡山。他們來到自助團體，第一次表達心聲，獲得同伴的傾聽與接納，重拾自己決定人生的自信與力量。除此之外，日本各地也有串聯孤立無援的兒少照顧者與精神疾病患者家屬的團體。二〇二二年，日本地方政府因應中央政府的政策推出「強化援助兒少照顧者事業」，專為兒少照顧者安排諮詢窗口、協助他們彼此支持（Peer Support），也在社群媒體經營線上沙龍。

孩童不會主動尋求自助團體協助，也不會利用社福制度和服務，因此需要成年人伸出援手。教育、社福、醫療等機構攜手合作，運用獎學金與就業服務等各類制度，持續陪伴兒少照顧者，協助他們訂立目標，朝向理想人生道路邁進。

1　**精神保健福祉士**　協助精神疾病患者維持日常生活或回歸社會，屬於國家證照。
2　**公認心理師**　根據所學之心理學專業，向因心理問題前來諮詢的患者提供適當建議，也屬於國家證照。

第 11 話｜我該拿媽媽怎麼辦？

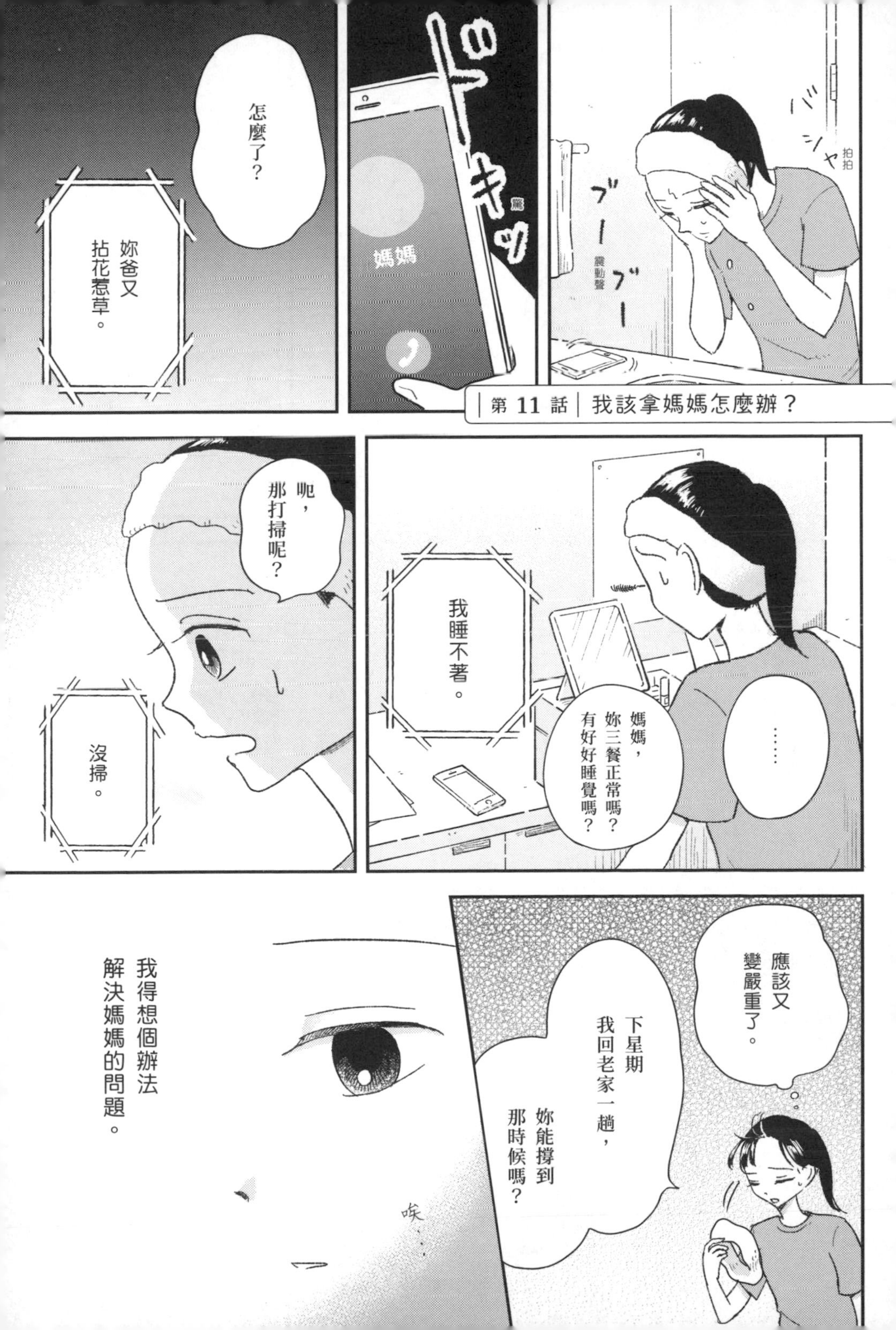

バシャ
拍拍
ブーブー
震動聲
ドキッ
驚
媽媽
怎麼了？
妳爸又拈花惹草。
……
媽媽，妳三餐正常嗎？有好好睡覺嗎？
我睡不著。
吔，那打掃呢？
沒掃。
應該又變嚴重了。
下星期我回老家一趟，妳能撐到那時候嗎？
唉……
我得想個辦法解決媽媽的問題。

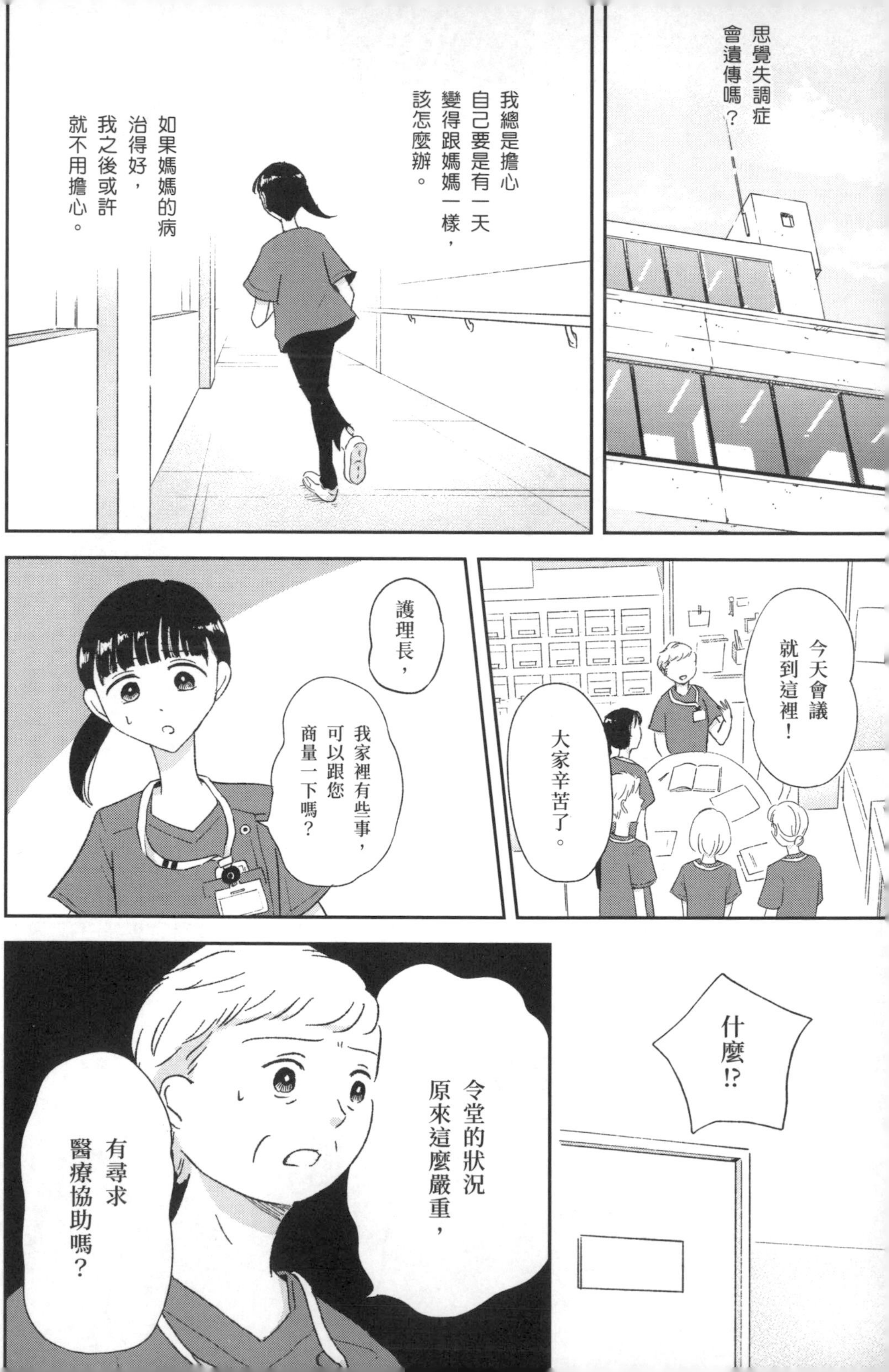
思覺失調症會遺傳嗎？
我總是擔心自己要是有一天變得跟媽媽一樣，該怎麼辦。
如果媽媽的病治得好，我之後或許就不用擔心。
今天會議就到這裡！
大家辛苦了。
護理長，
我家裡有些事，可以跟您商量一下嗎？
什麼!?
令堂的狀況原來這麼嚴重，
有尋求醫療協助嗎？

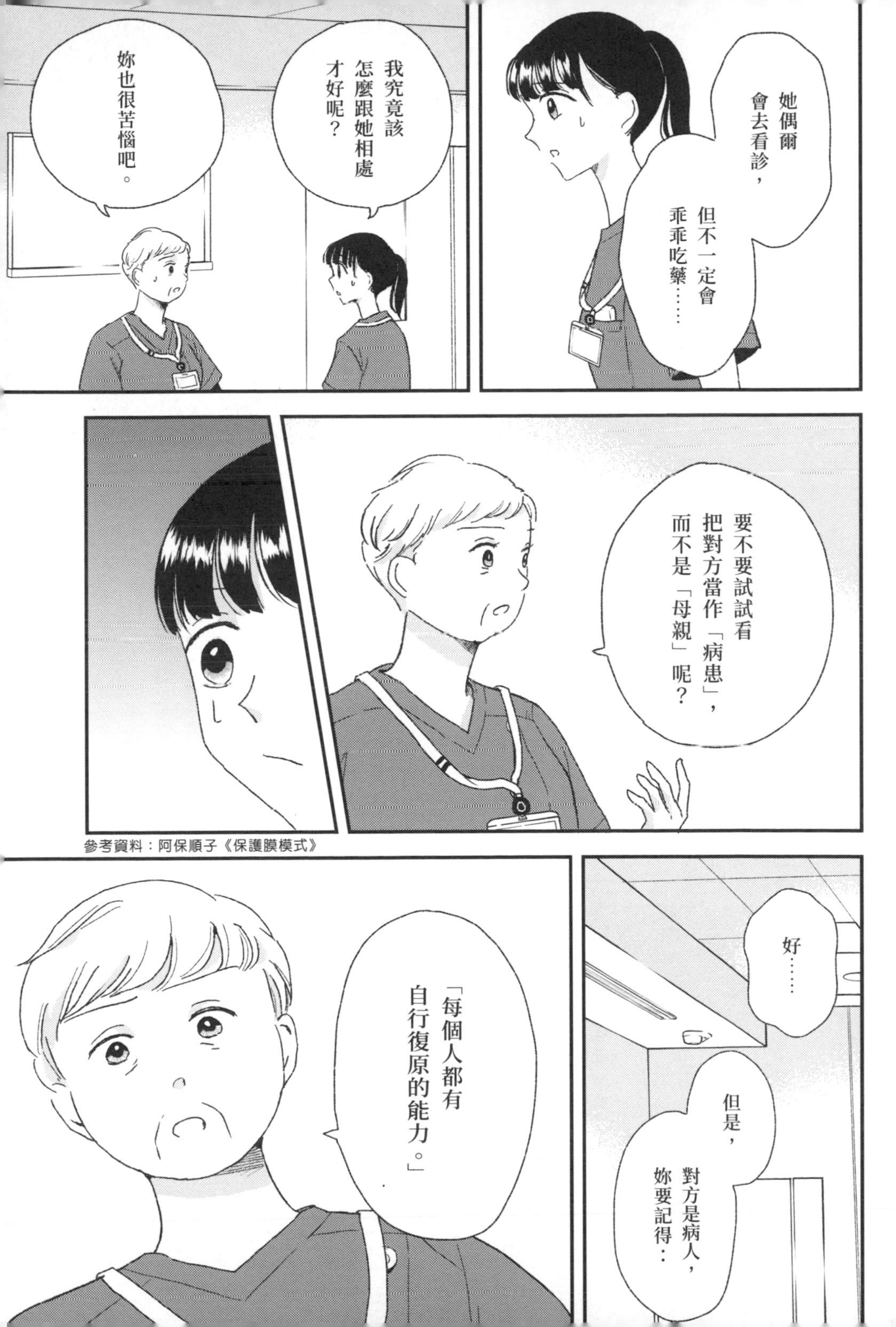
她偶爾會去看診，
但不一定會乖乖吃藥……
我究竟該怎麼跟她相處才好呢？
妳也很苦惱吧。
要不要試試看把對方當作「病患」，而不是「母親」呢？
好……
但是，
對方是病人，妳要記得：
「每個人都有自行復原的能力。」

參考資料：阿保順子《保護膜模式》

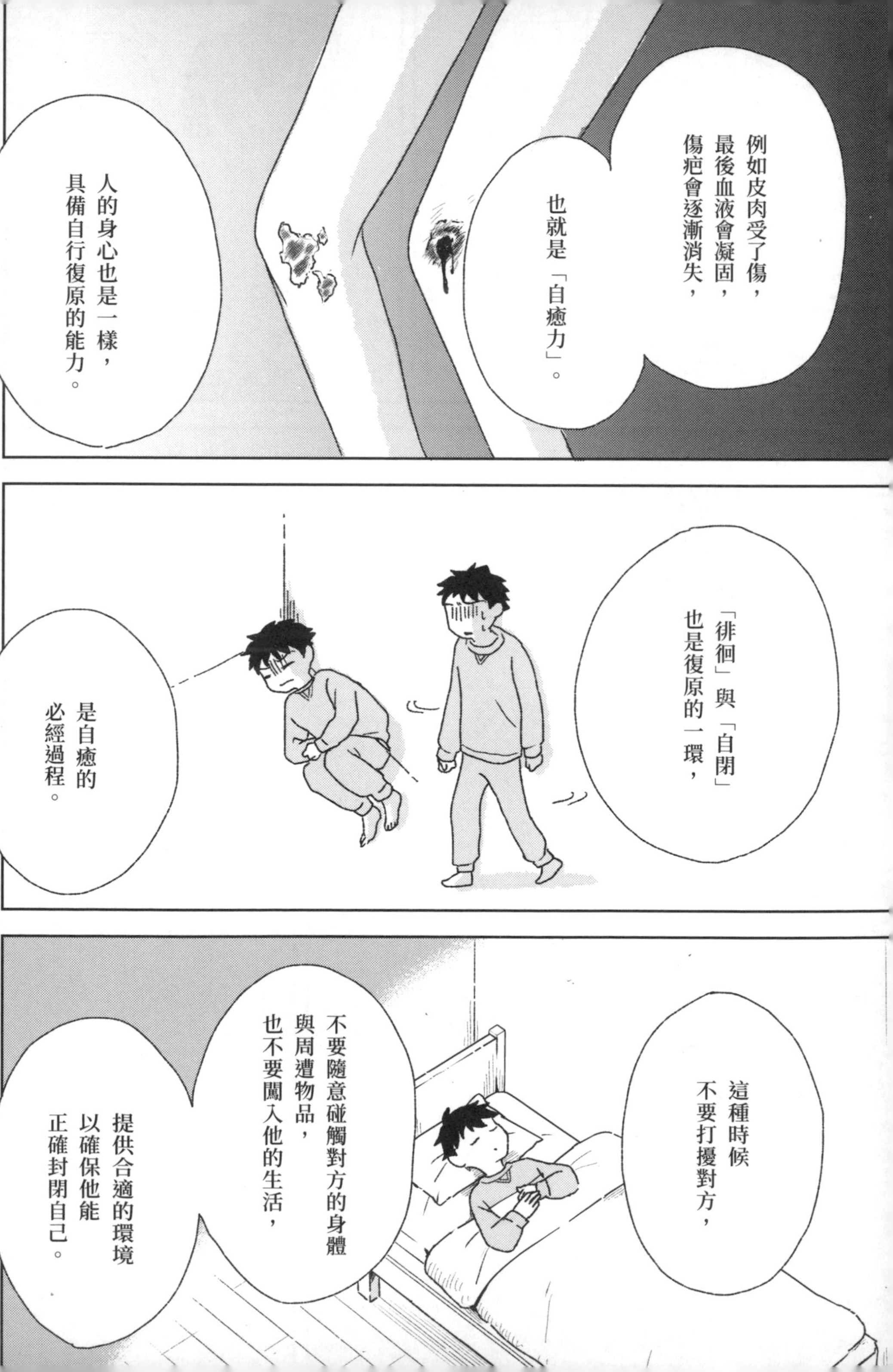
例如皮肉受了傷，最後血液會凝固，傷疤會逐漸消失，
也就是「自癒力」。
人的身心也是一樣，具備自行復原的能力。
「徘徊」與「自閉」也是復原的一環，
是自癒的必經過程。
這種時候不要打擾對方，
不要隨意碰觸對方的身體與周遭物品，也不要闖入他的生活，
提供合適的環境以確保他能正確封閉自己。

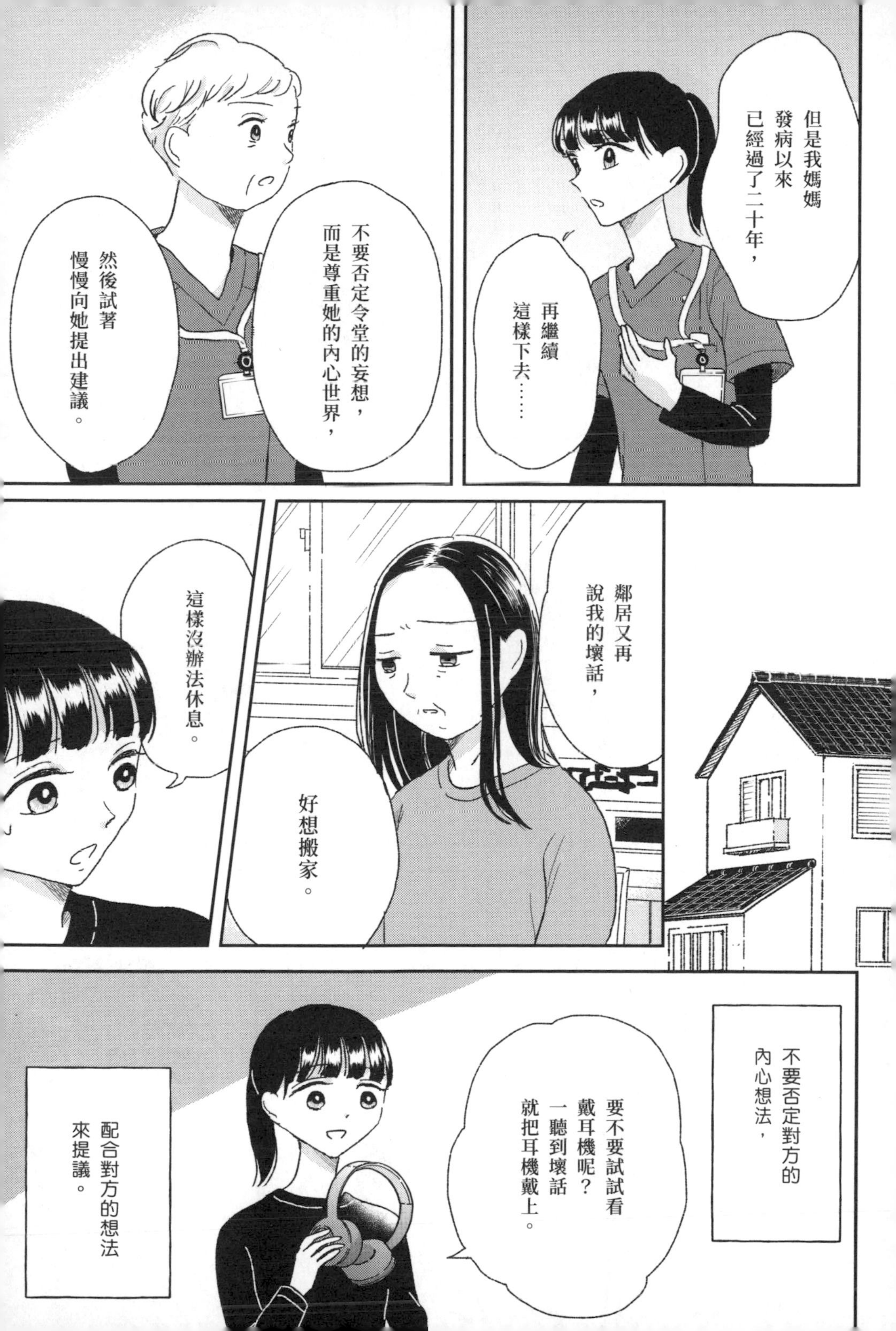
但是我媽媽發病以來已經過了二十年，
再繼續這樣下去……
不要否定令堂的妄想，而是尊重她的內心世界，
然後試著慢慢向她提出建議。
鄰居又再說我的壞話，
好想搬家。
這樣沒辦法休息。
不要否定對方的內心想法，
要不要試試看戴耳機呢？一聽到壞話就把耳機戴上。
配合對方的想法來提議。

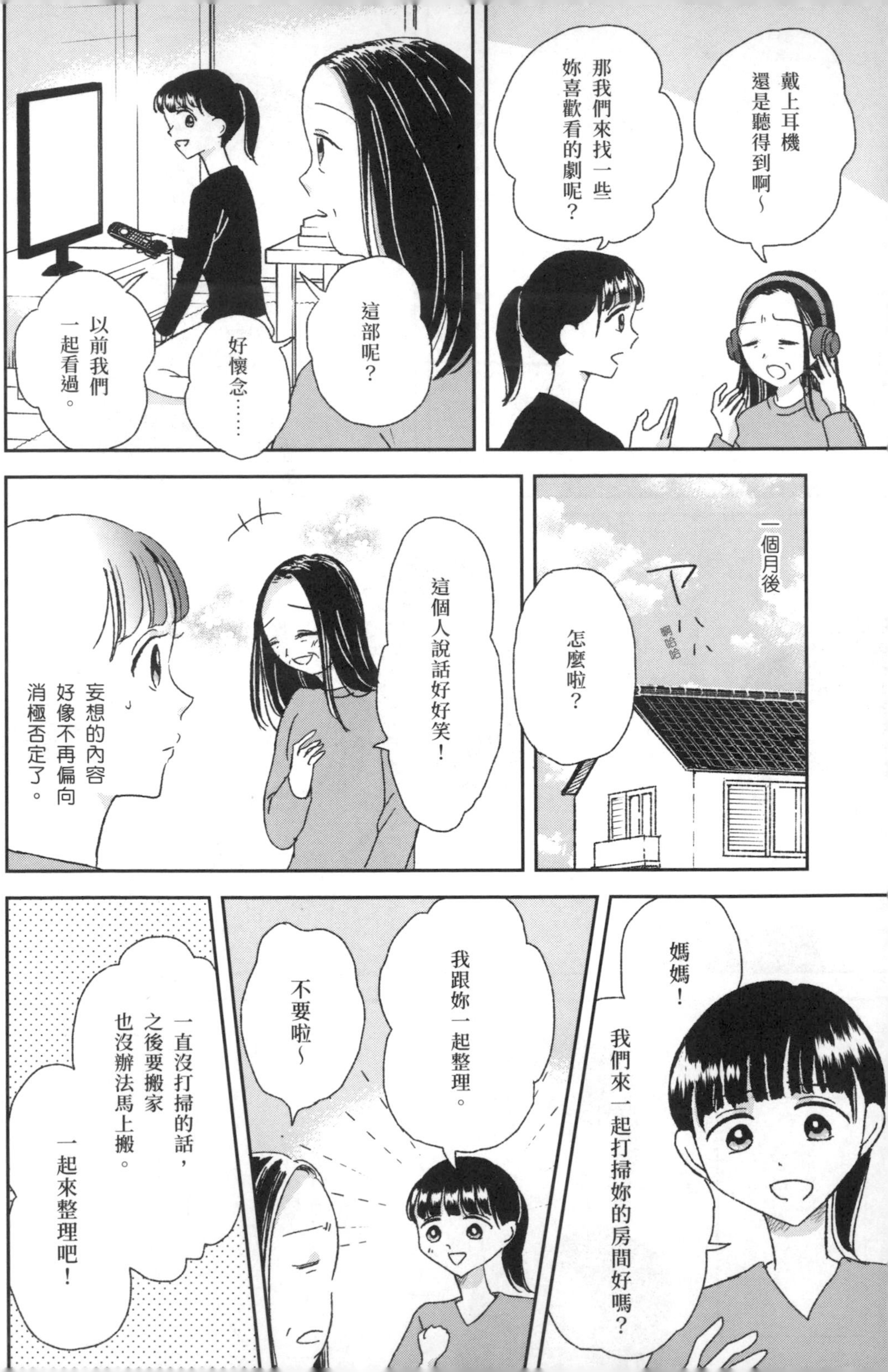
戴上耳機還是聽得到啊～
那我們來找一些妳喜歡看的劇呢？
這部呢？
好懷念……
以前我們一起看過。
一個月後
アハハ
啊哈哈
怎麼啦？
這個人說話好好笑！
妄想的內容好像不再偏向消極否定了。
媽媽！
我們來一起打掃妳的房間好嗎？
我跟妳一起整理。
不要啦～
一直沒打掃的話，之後要搬家也沒辦法馬上搬。
一起來整理吧！

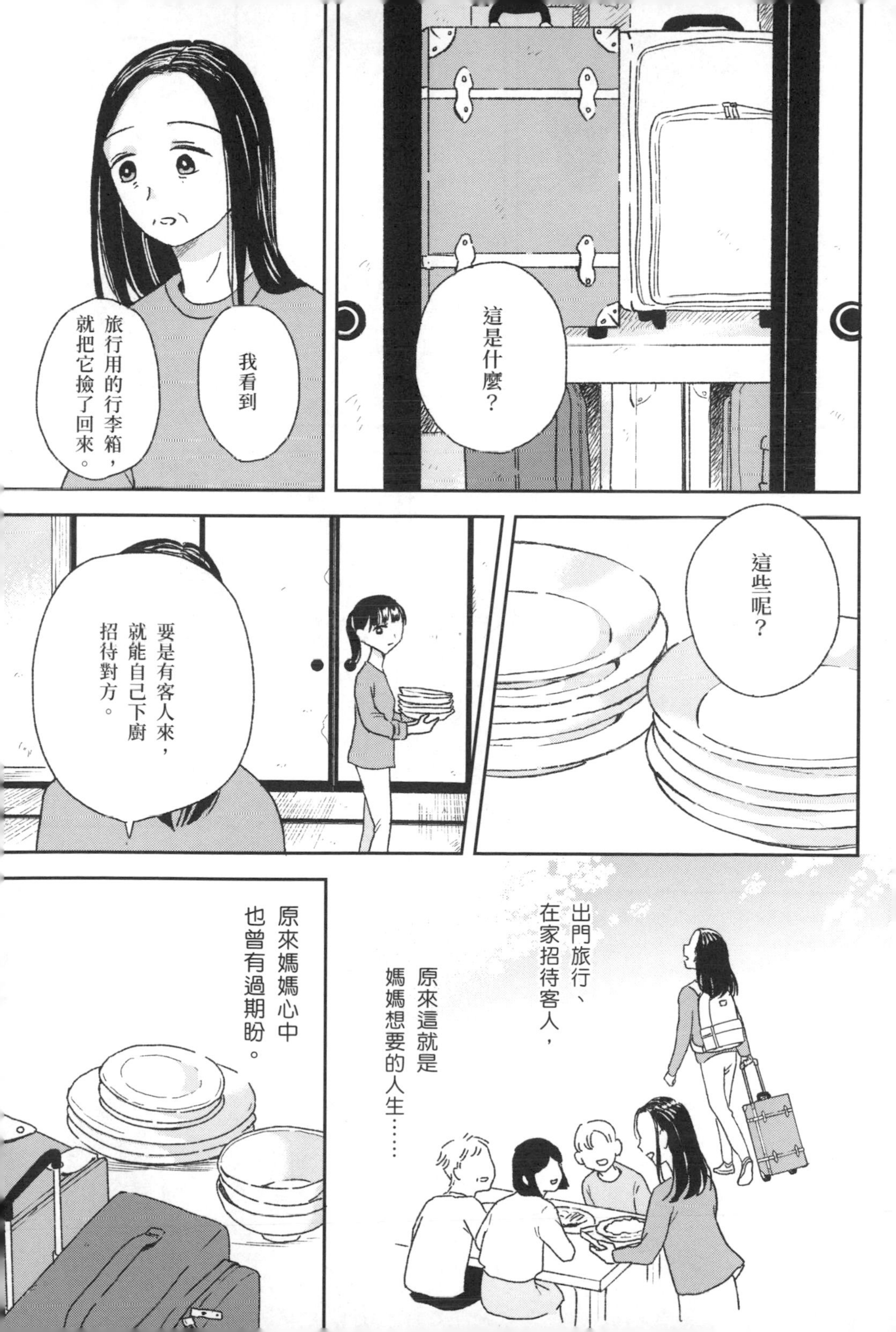
這是什麼？
我看到
旅行用的行李箱，就把它撿了回來。
這些呢？
要是有客人來，就能自己下廚招待對方。
出門旅行、在家招待客人，
原來這就是媽媽想要的人生……
原來媽媽心中也曾有過期盼。

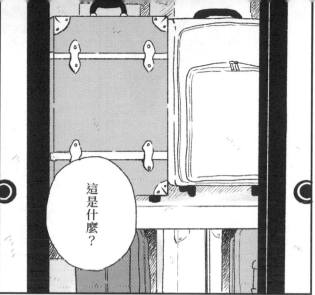

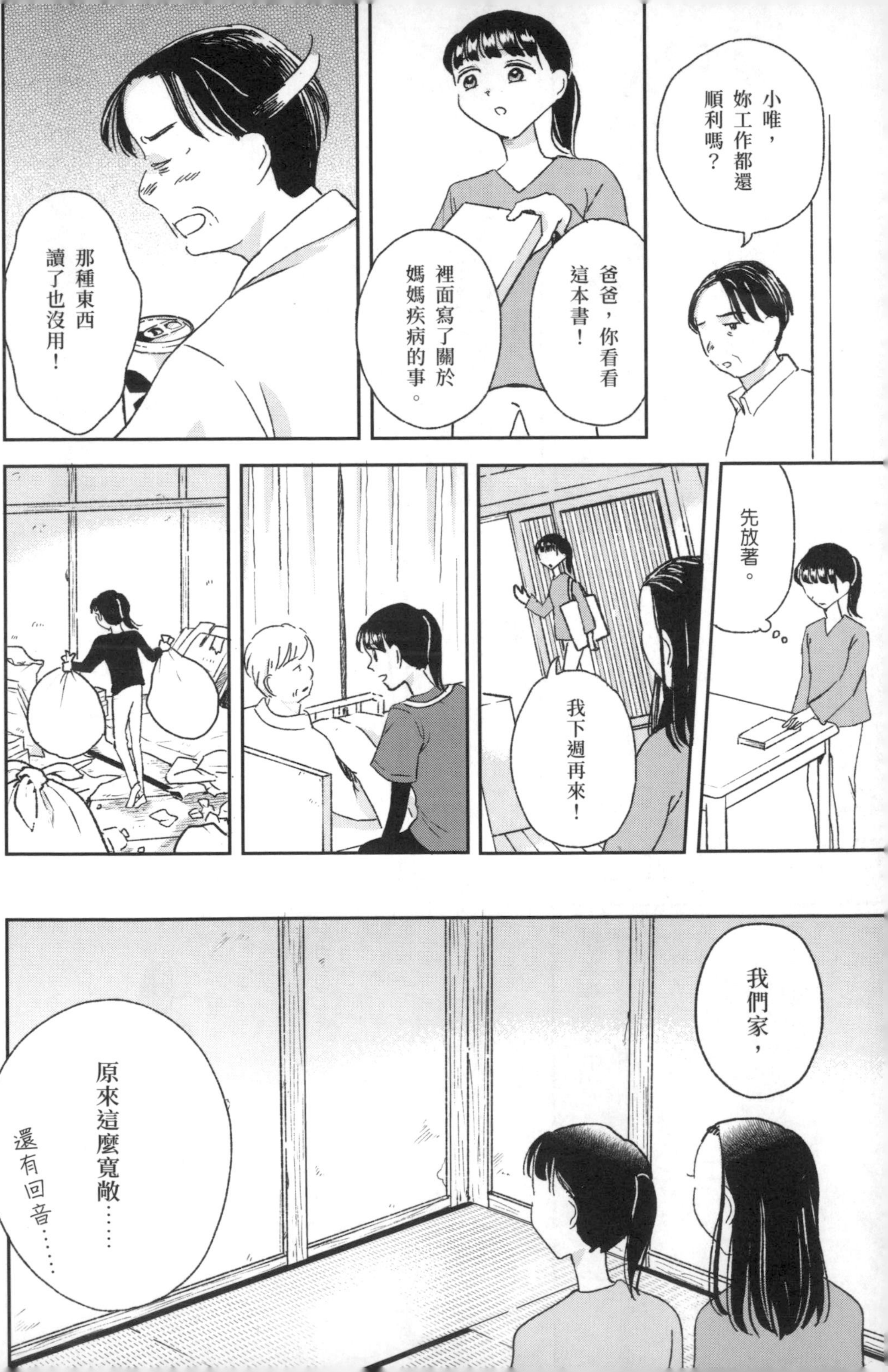
小唯，妳工作都還順利嗎？
爸爸，你看看這本書！
裡面寫了關於媽媽疾病的事。
那種東西讀了也沒用！
先放著。
我下週再來！
我們家，
原來這麼寬敞……
還有回音……

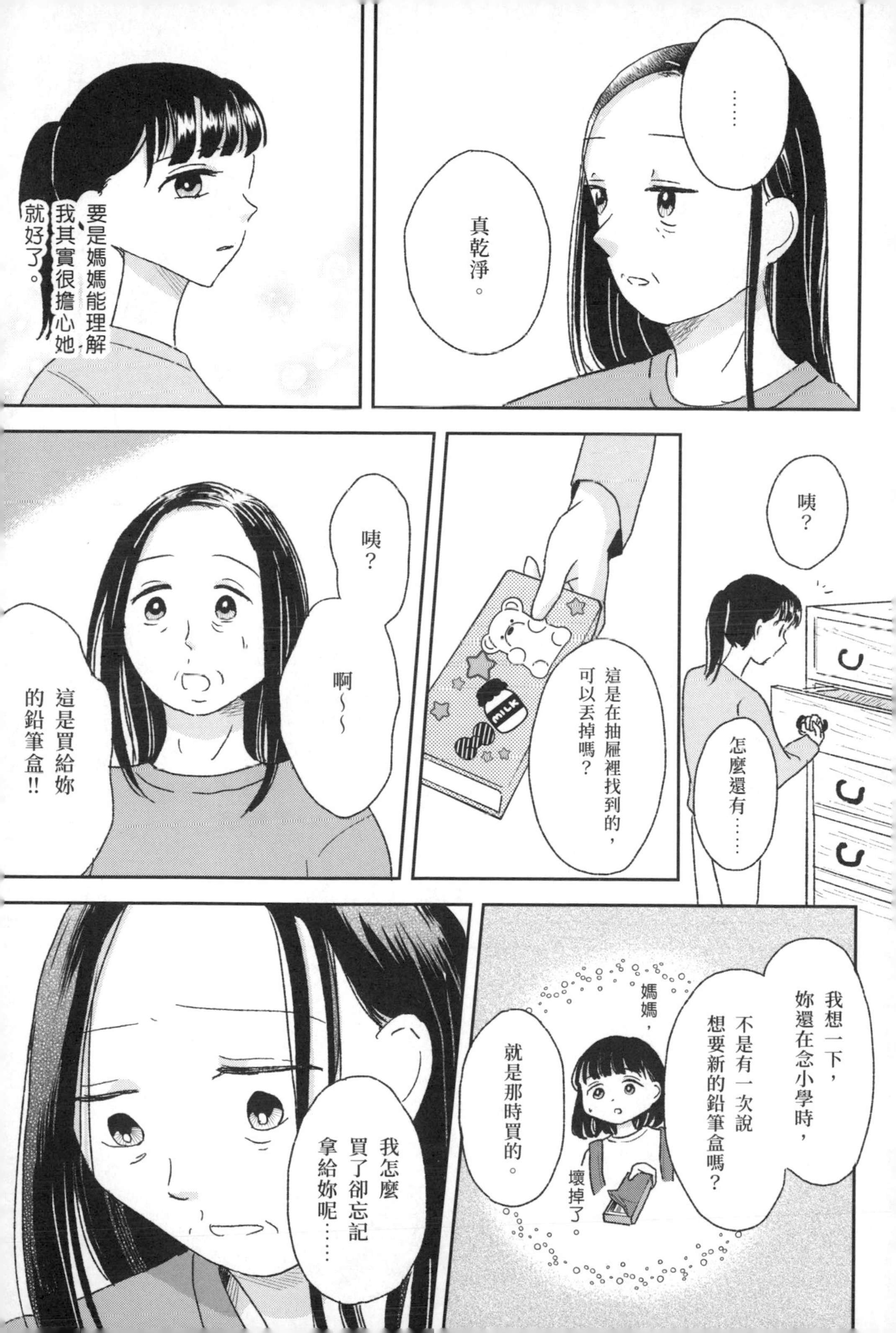
……
真乾淨。
要是媽媽能理解我其實很擔心她就好了。
咦？
怎麼還有……
這是在抽屜裡找到的，可以丟掉嗎？
咦？
啊～～
這是買給妳的鉛筆盒!!
我想一下，妳還在念小學時，
不是有一次說想要新的鉛筆盒嗎？
媽媽，
壞掉了。
就是那時買的。
我怎麼買了卻忘記拿給妳呢……

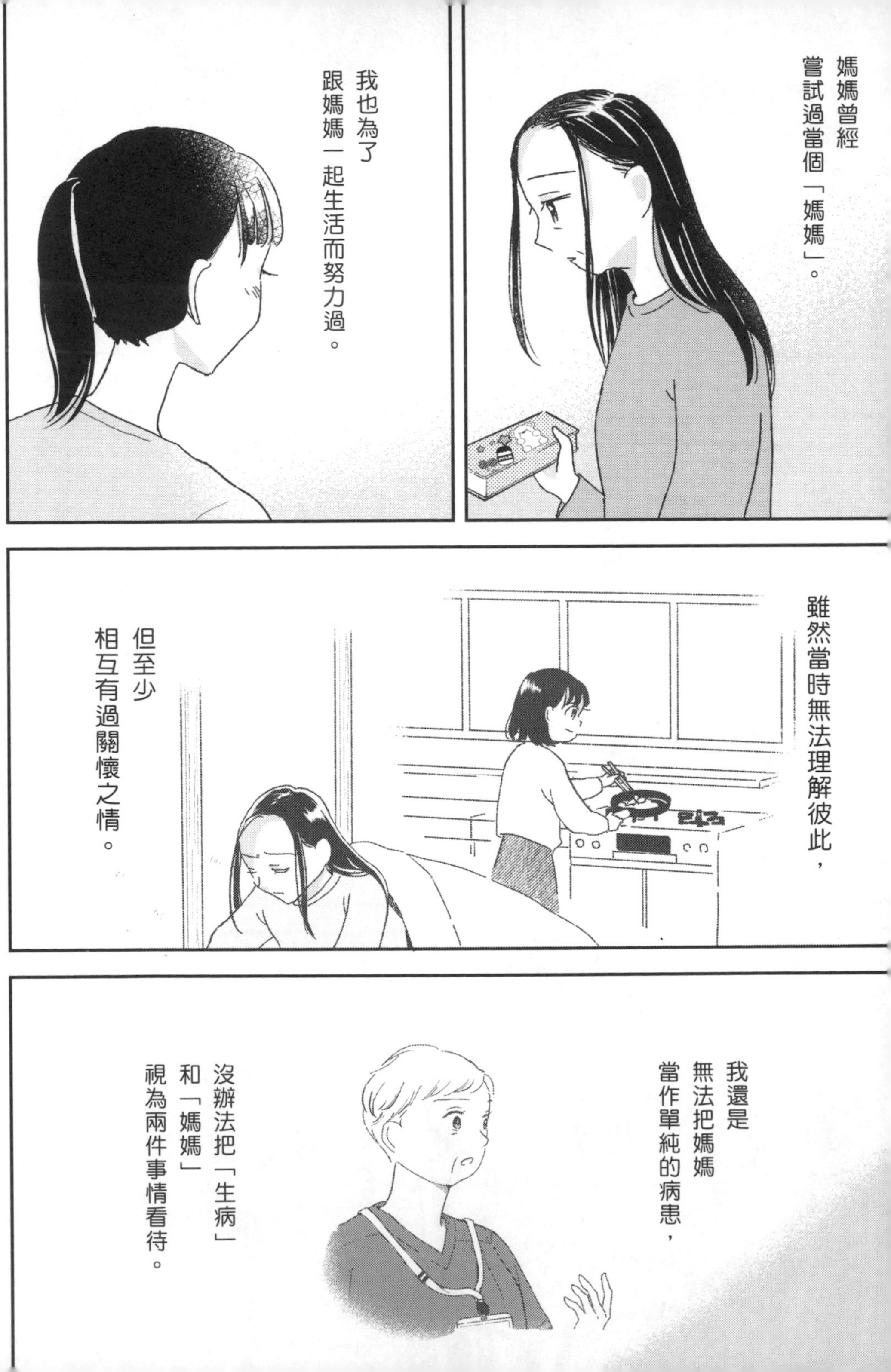
媽媽曾經嘗試過當個「媽媽」。
我也為了跟媽媽一起生活而努力過。
雖然當時無法理解彼此，
但至少相互有過關懷之情。
我還是無法把媽媽當作單純的病患，
沒辦法把「生病」和「媽媽」視為兩件事情看待。

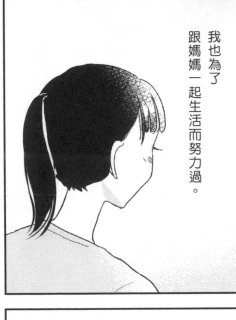

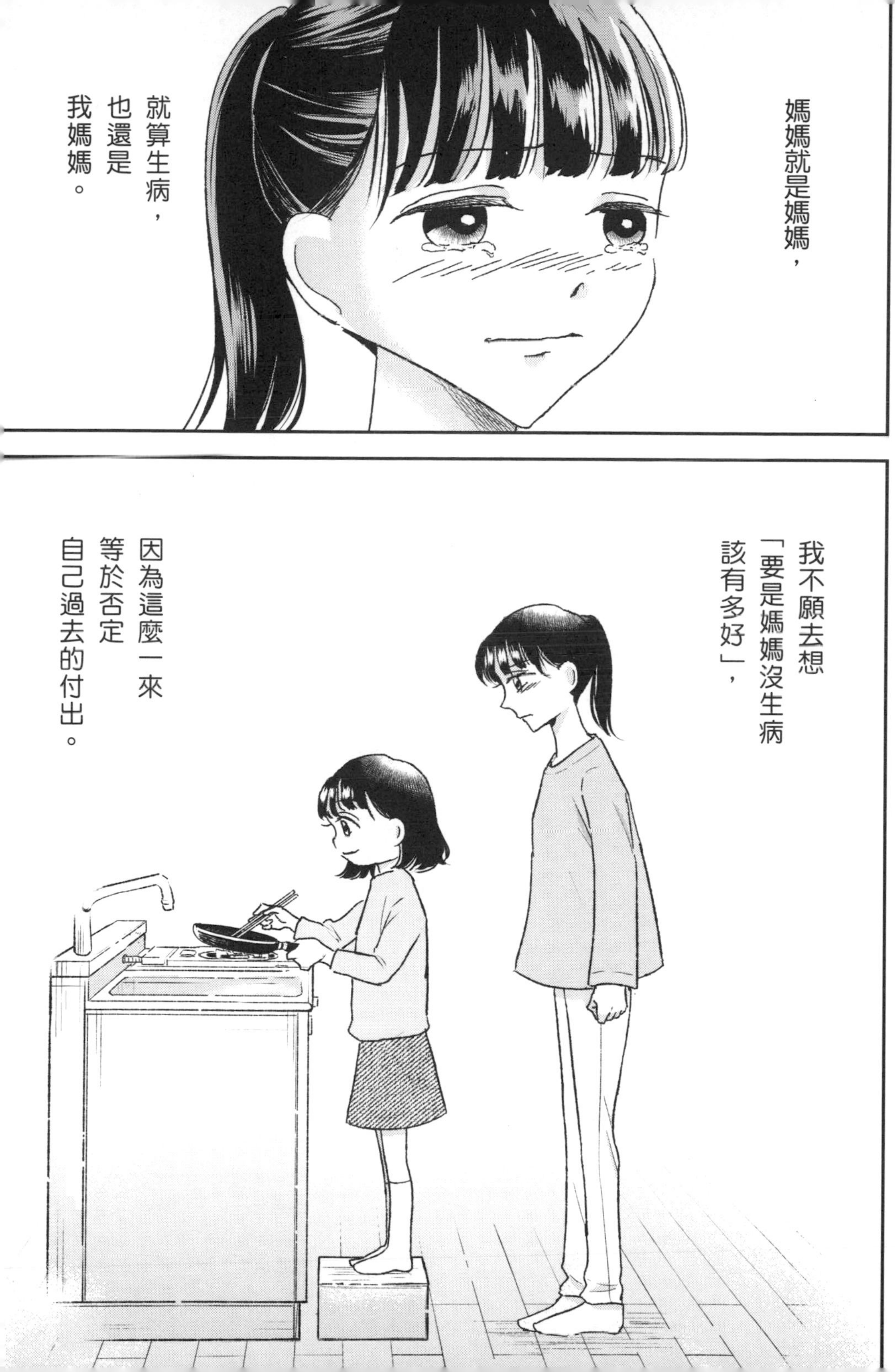
媽媽就是媽媽，
就算生病，
也還是
我媽媽。
我不願去想
「要是媽媽沒生病
該有多好」，
因為這麼一來
等於否定
自己過去的付出。

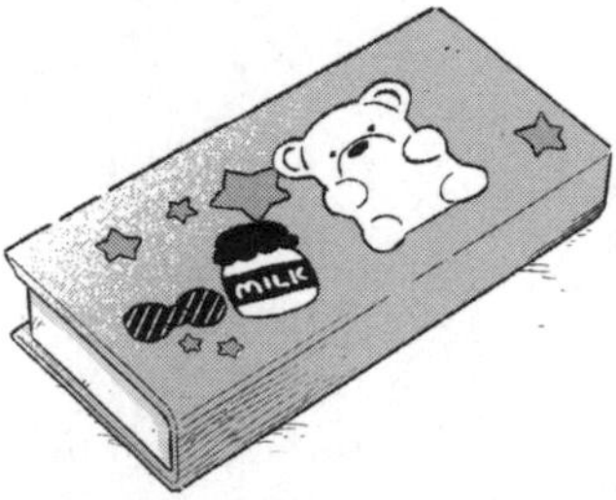
MILK

秋高氣爽，真是神清氣爽。
莫名覺得好舒暢，
胸口鬱悶的情緒似乎都煙消雲散……
貓咪好可愛。
我好像很久沒有這種感覺了……
四周的景色也變得鮮明清晰。
第 12 話 憧憬「普通的家庭」

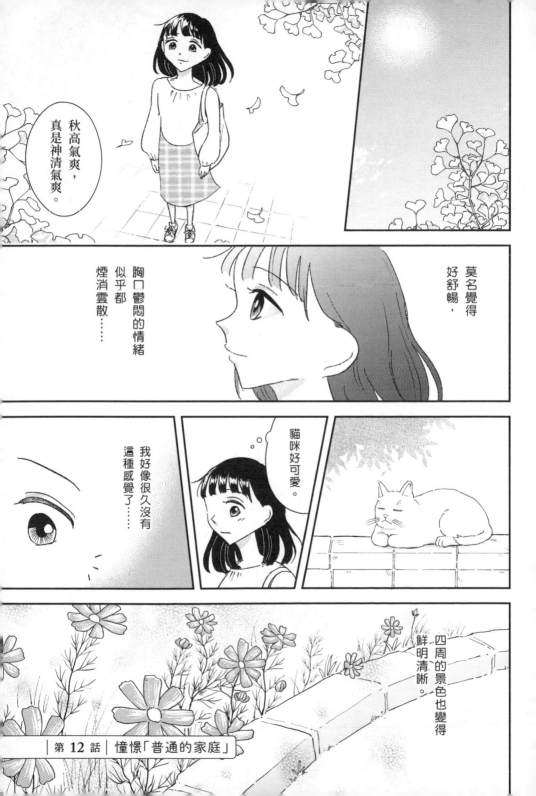

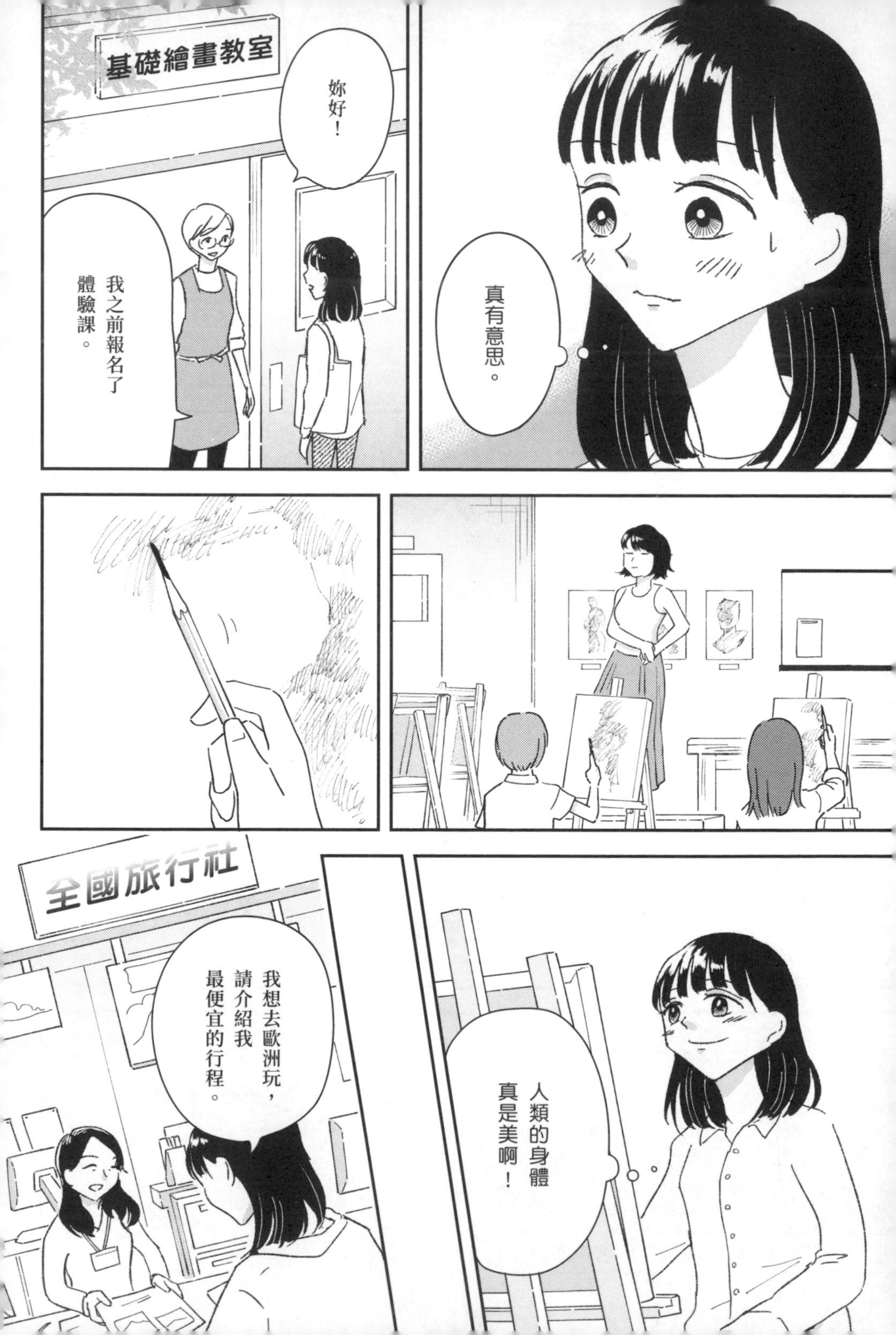
真有意思。
基礎繪畫教室
妳好！
我之前報名了體驗課。
人類的身體真是美啊！
全國旅行社
我想去歐洲玩，請介紹我最便宜的行程。

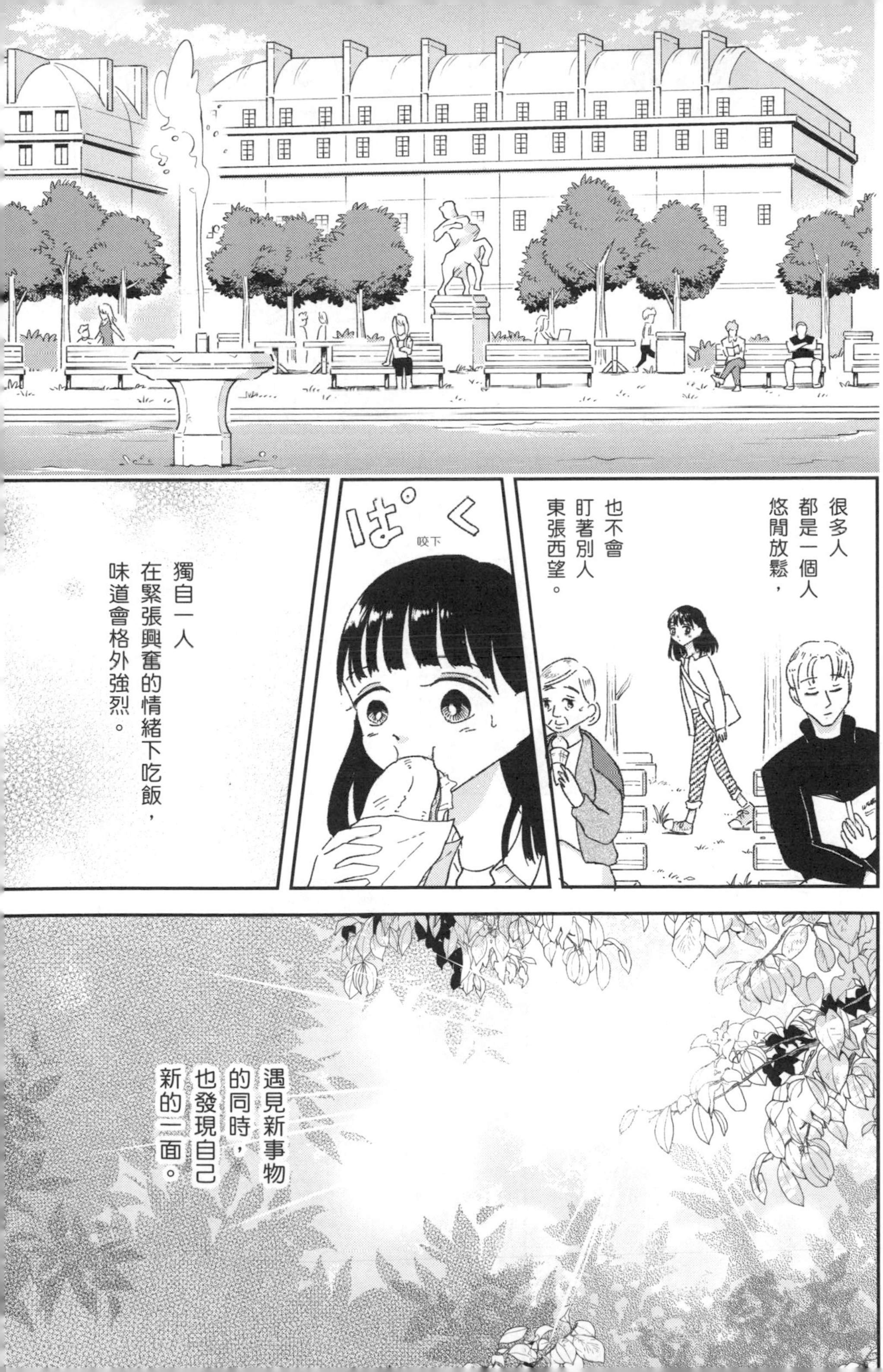
很多人
都是一個人
悠閒放鬆，
也不會
盯著別人
東張西望。
ぱく
咬下
獨自一人
在緊張興奮的情緒下吃飯，
味道會格外強烈。
遇見新事物
的同時，
也發現自己
新的一面。

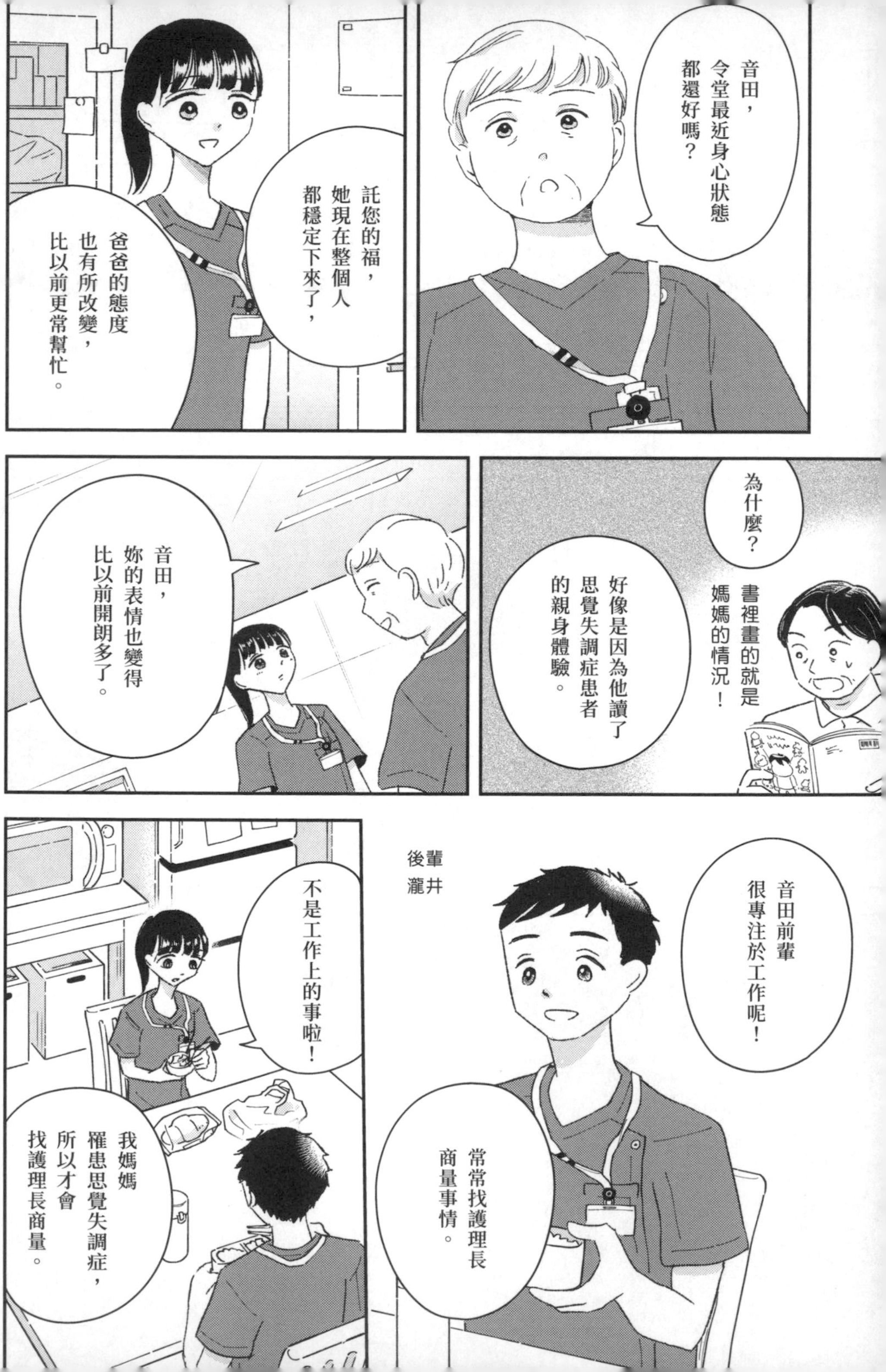

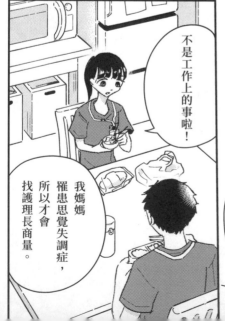

音田，令堂最近身心狀態都還好嗎？
託您的福，她現在整個人都穩定下來了，
爸爸的態度也有所改變，比以前更常幫忙。
為什麼？
書裡畫的就是媽媽的情況！
好像是因為他讀了思覺失調症患者的親身體驗。
音田，妳的表情也變得比以前開朗多了。
音田前輩很專注於工作呢！
後輩 瀧井
常常找護理長商量事情。
不是工作上的事啦！
我媽媽罹患思覺失調症，所以才會找護理長商量。

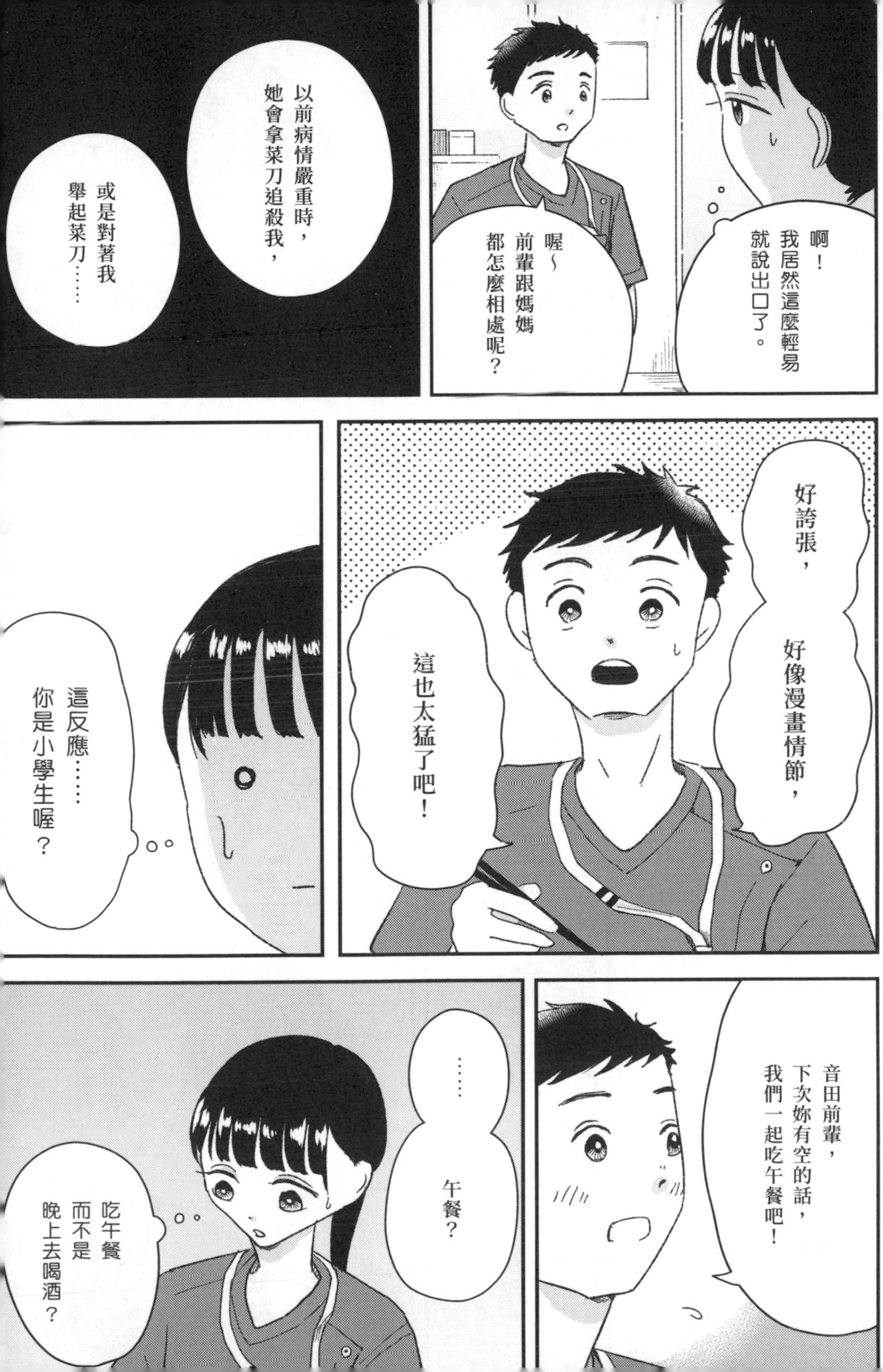
啊！我居然這麼輕易就說出口了。
喔～前輩跟媽媽都怎麼相處呢？
以前病情嚴重時，她會拿菜刀追殺我，
或是對著我舉起菜刀……
好誇張，好像漫畫情節，
這也太猛了吧！
這反應……你是小學生喔？
音田前輩，下次妳有空的話，我們一起吃午餐吧！
……午餐？
吃午餐而不是晚上去喝酒？

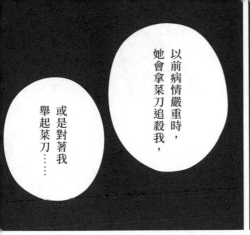

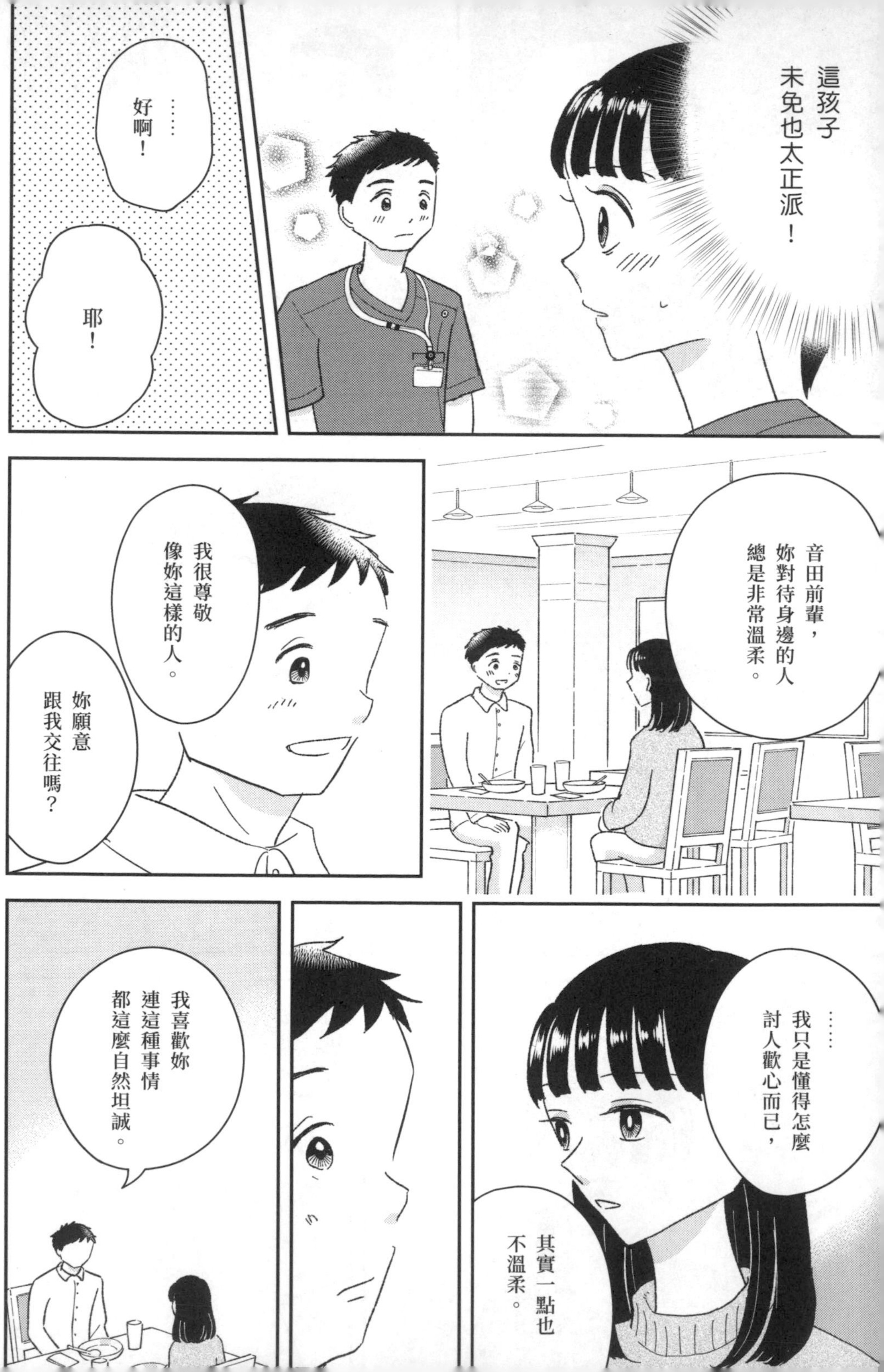
這孩子未免也太正派！
……好啊！
耶！
音田前輩，妳對待身邊的人總是非常溫柔。
我很尊敬像妳這樣的人。
妳願意跟我交往嗎？
……我只是懂得怎麼討人歡心而已，
其實一點也不溫柔。
我喜歡妳連這種事情都這麼自然坦誠。

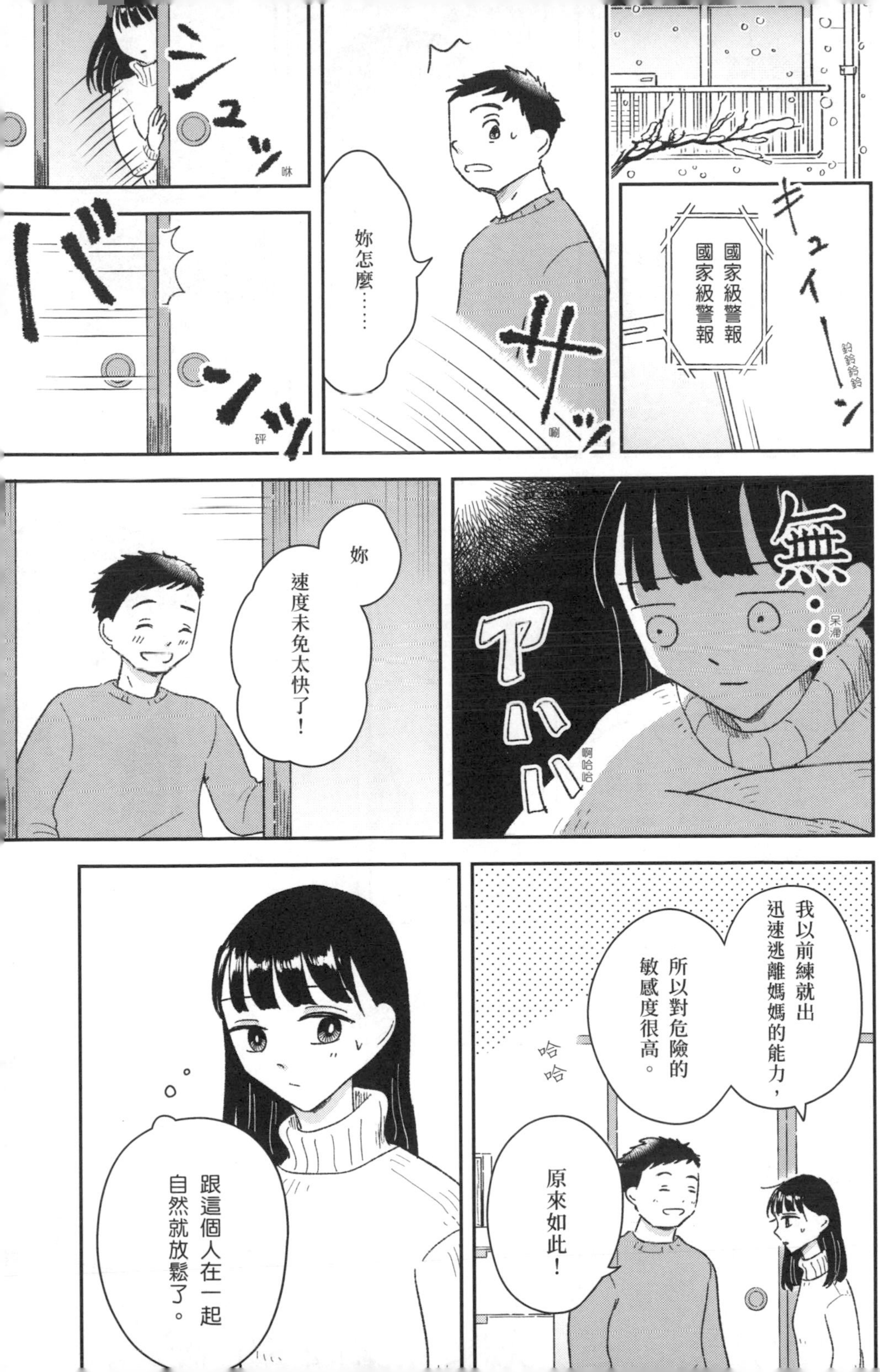
キュイーーン
鈴鈴鈴
國家級警報
國家級警報
妳怎麼……
サッ
唰
シュッ
咻
バーンッ
砰
無…
呆滯
妳
速度未免太快了！
アハハ
啊哈哈
我以前練就出迅速逃離媽媽的能力，
所以對危險的敏感度很高。
哈哈
原來如此！
跟這個人在一起
自然就放鬆了。

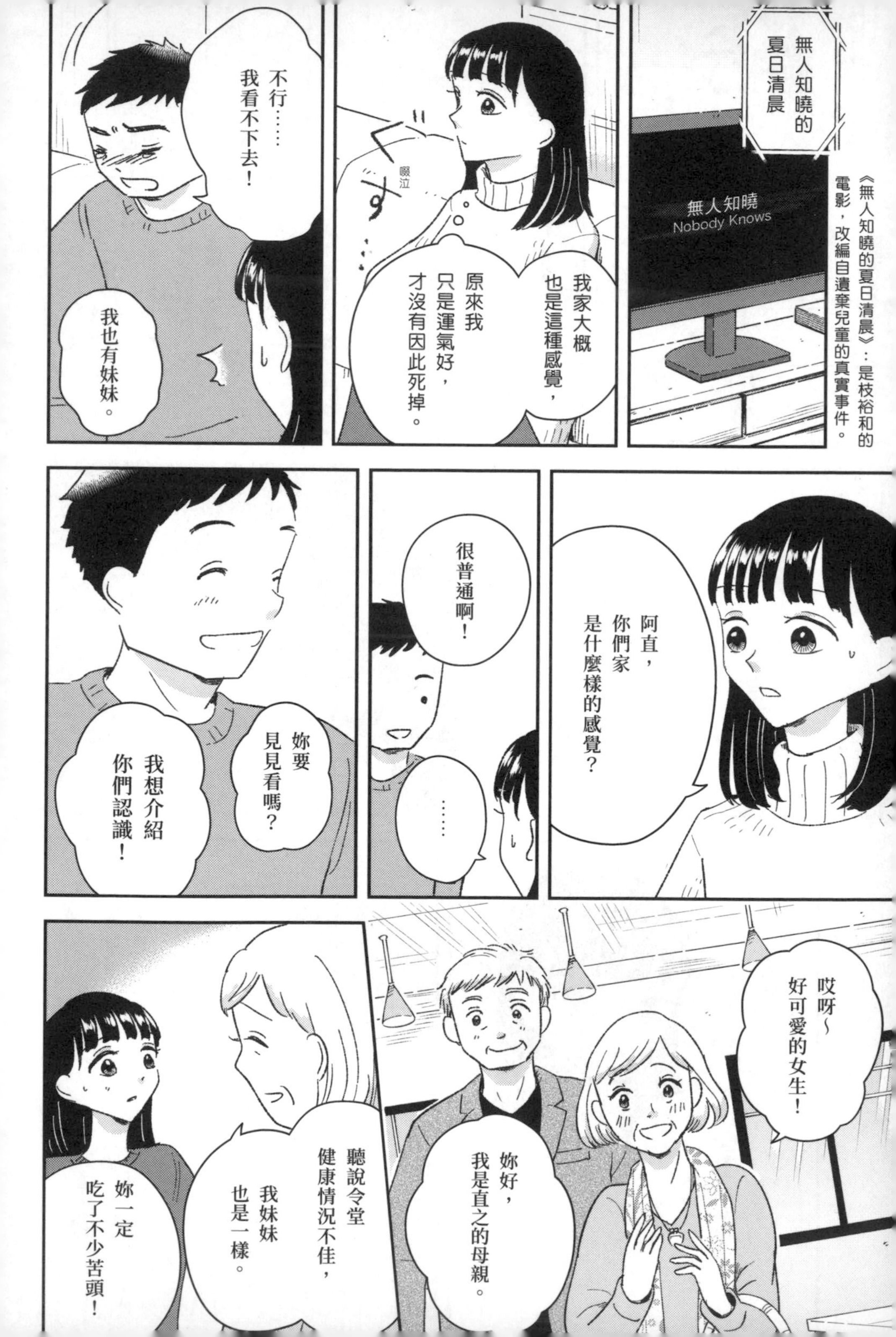
無人知曉的夏日清晨
《無人知曉的夏日清晨》：是枝裕和的電影，改編自遺棄兒童的真實事件。
無人知曉
Nobody Knows
我家大概也是這種感覺，
原來我只是運氣好，才沒有因此死掉。
啜泣
不行……我看不下去！
我也有妹妹。
阿直，你們家是什麼樣的感覺？
很普通啊！
……
妳要見見看嗎？
我想介紹你們認識！
哎呀～好可愛的女生！
妳好，我是直之的母親。
聽說令堂健康情況不佳，
我妹妹也是一樣。
妳一定吃了不少苦頭！

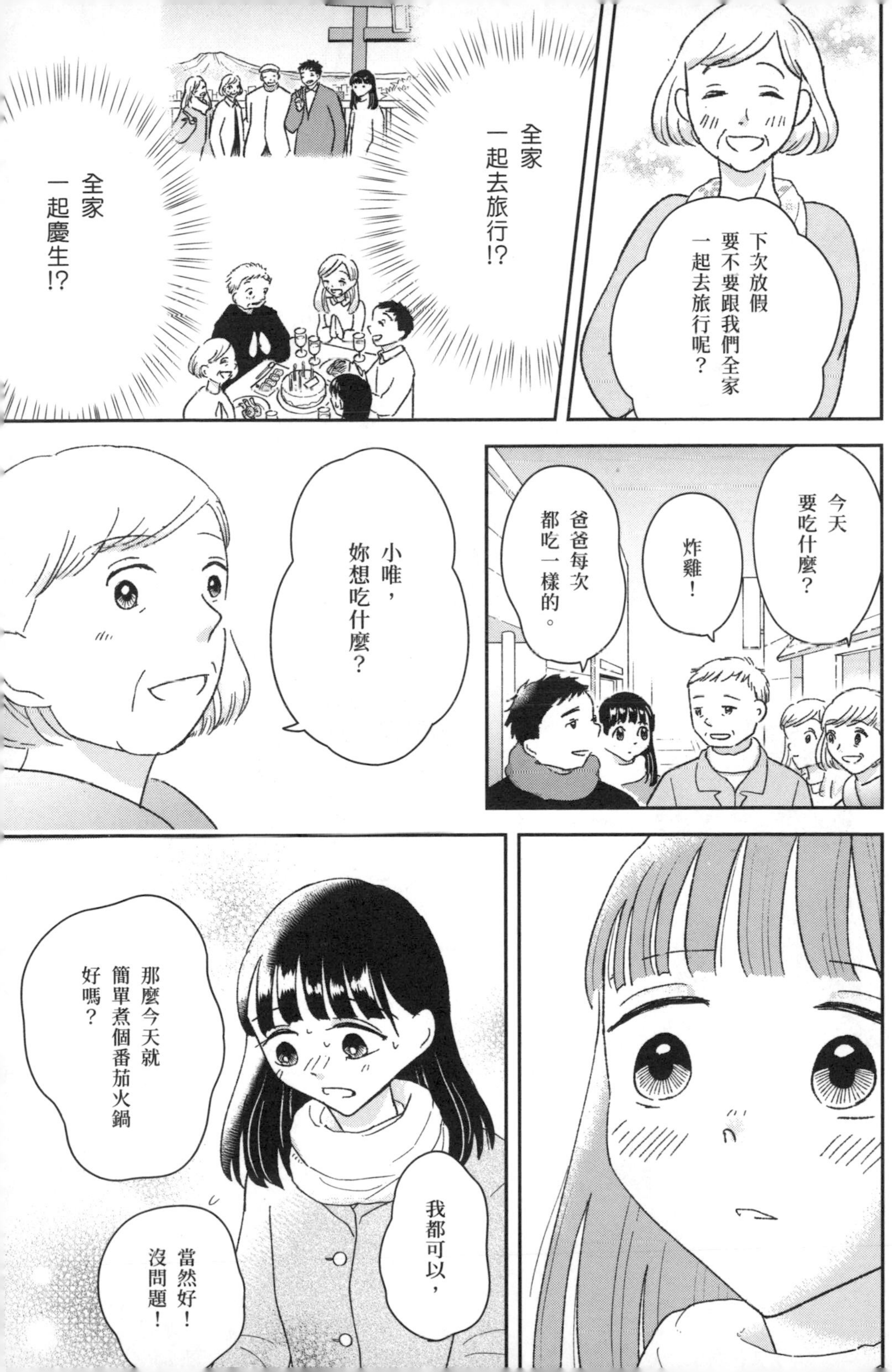

下次放假要不要跟我們全家一起去旅行呢？
全家一起去旅行!?
全家一起慶生!?
今天要吃什麼？
炸雞！
爸爸每次都吃一樣的。
小唯，妳想吃什麼？
那麼今天就簡單煮個番茄火鍋好嗎？
我都可以，
當然好！沒問題！

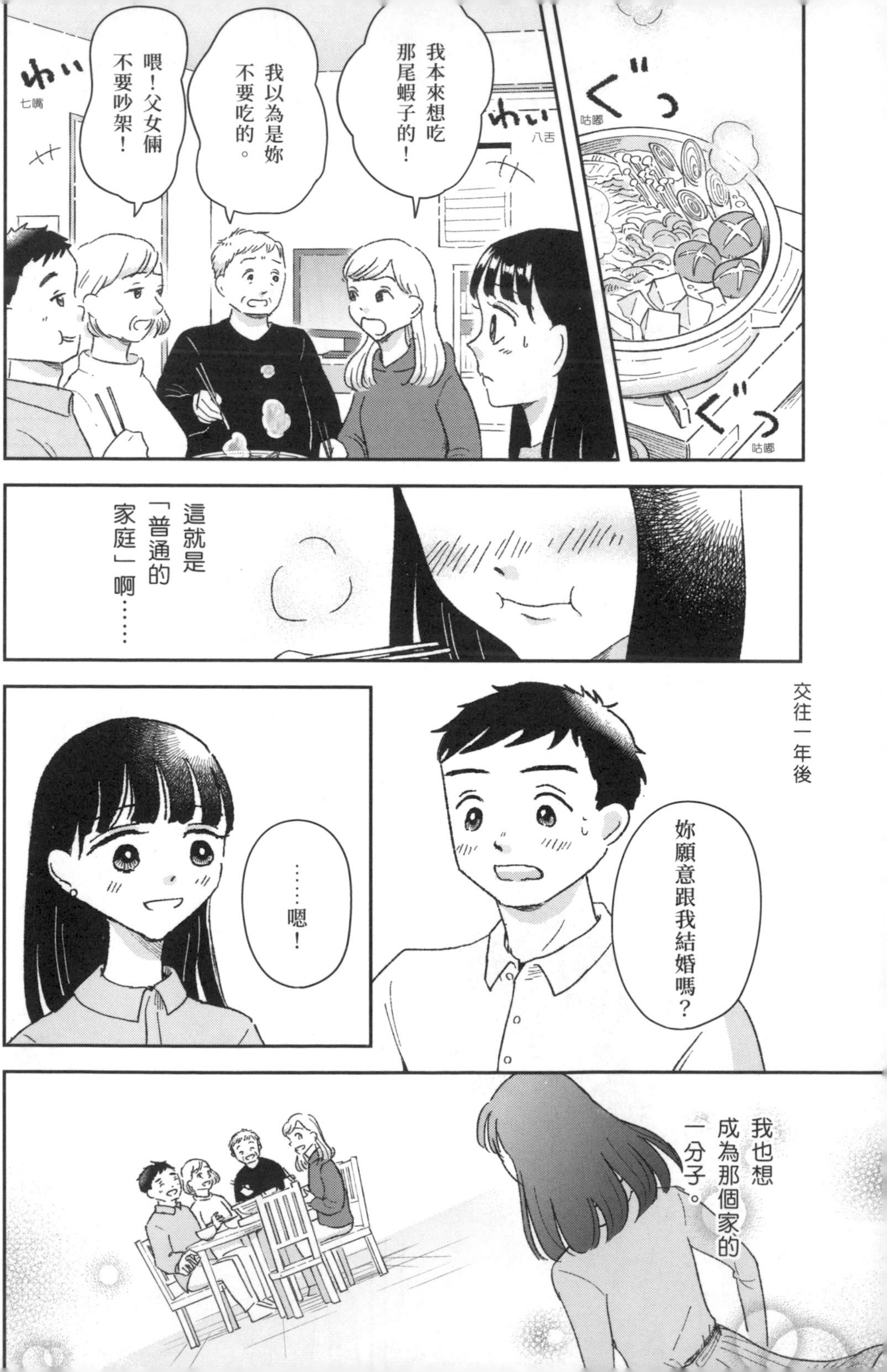
咕嘟
咕嘟
我本來想吃那尾蝦子的！
八舌
我以為是妳不要吃的。
喂！父女倆不要吵架！
七嘴
這就是「普通的家庭」啊……
交往一年後
妳願意跟我結婚嗎？
……嗯！
我也想成為那個家的一分子。

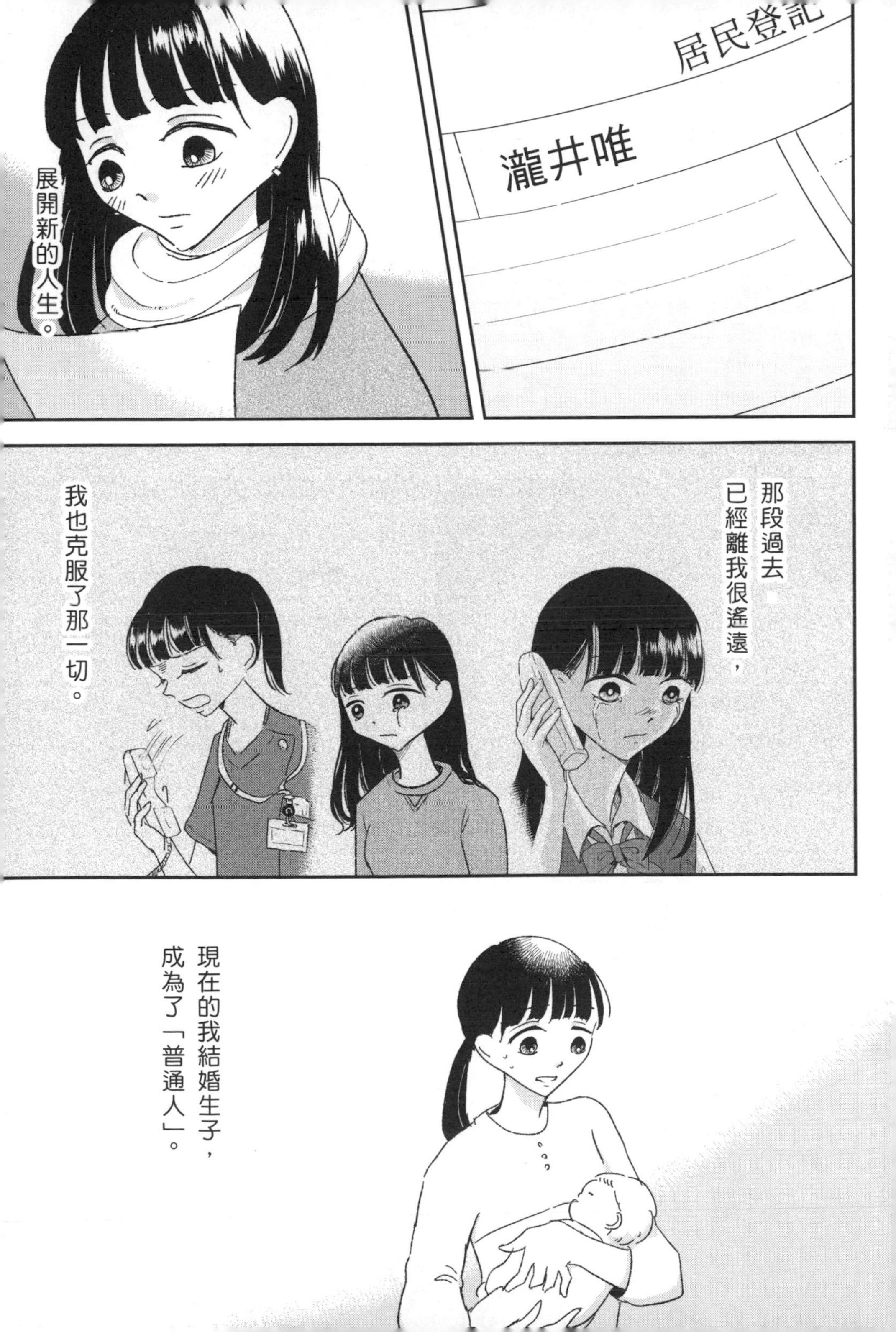

居民登記
瀧井唯
展開新的人生。
那段過去
已經離我很遙遠，
我也克服了那一切。
現在的我結婚生子，
成為了「普通人」。

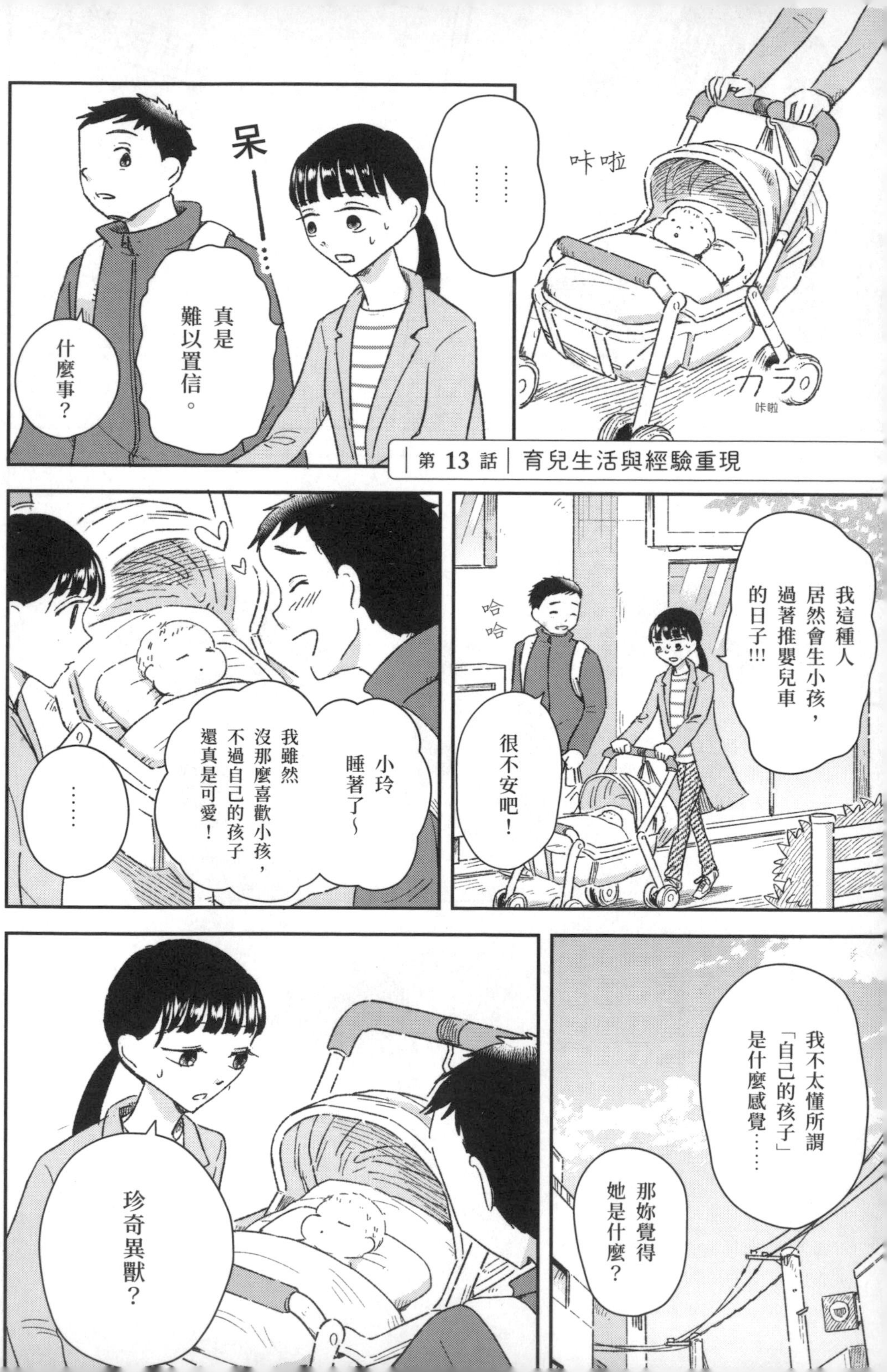
咔啦
カラ
咔啦
……
呆
真是難以置信。
什麼事？
第13話 育兒生活與經驗重現
我這種人居然會生小孩，過著推嬰兒車的日子!!!
哈哈
很不安吧！
小玲睡著了～
我雖然沒那麼喜歡小孩，不過自己的孩子還真是可愛！
……
我不太懂所謂「自己的孩子」是什麼感覺……
那妳覺得她是什麼？
珍奇異獸？

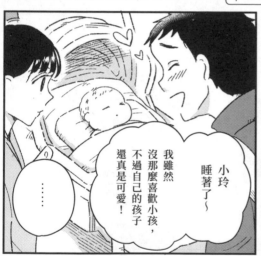

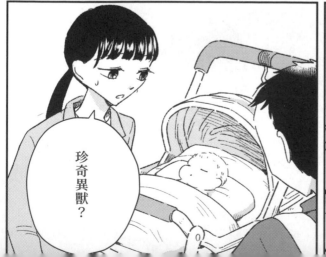

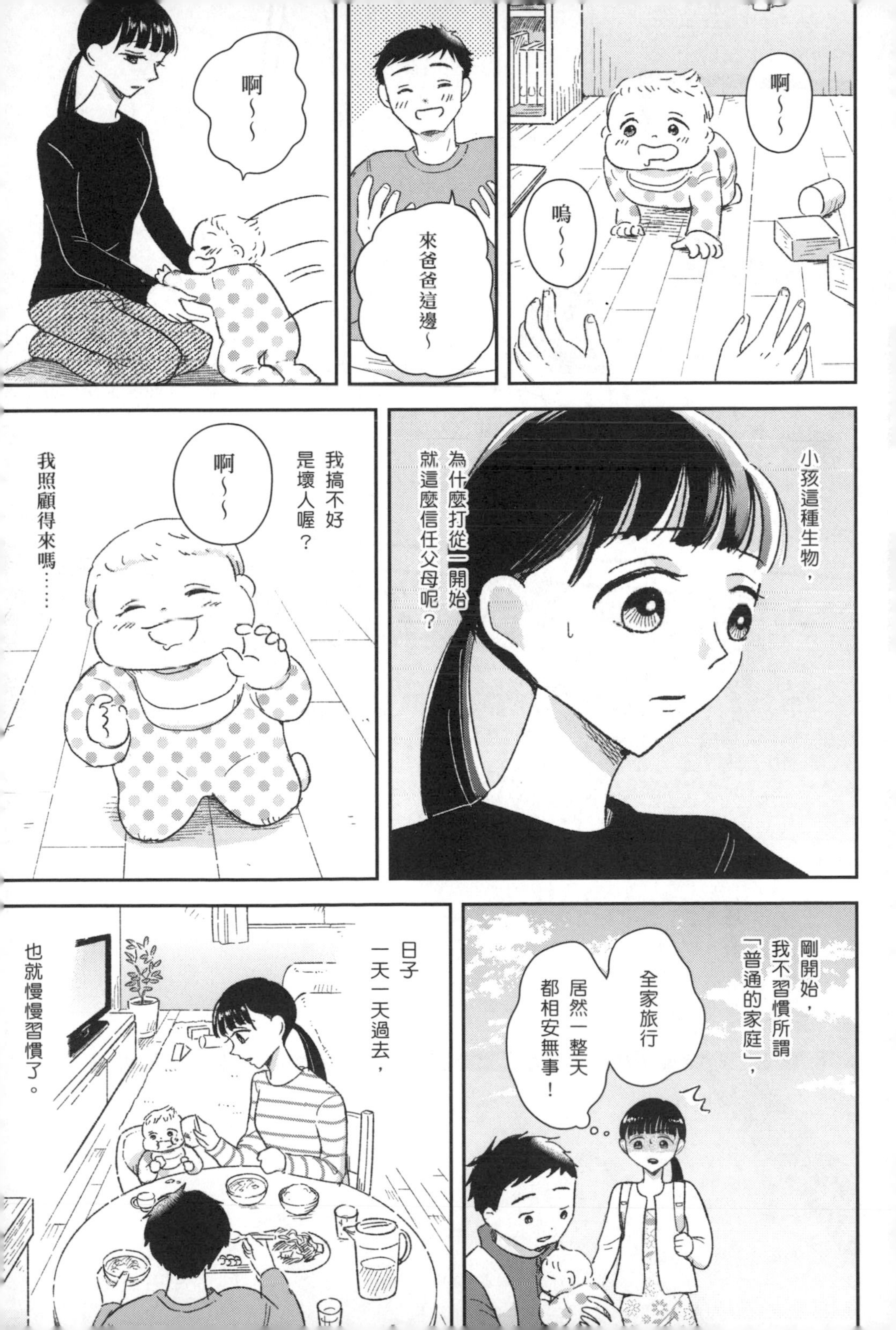

啊~~
嗚~~
來爸爸這邊~
啊~~
小孩這種生物，
為什麼打從一開始就這麼信任父母呢？
我搞不好是壞人喔？
啊~~
我照顧得來嗎……
剛開始，我不習慣所謂「普通的家庭」，
全家旅行居然一整天都相安無事！
日子一天一天過去，
也就慢慢習慣了。

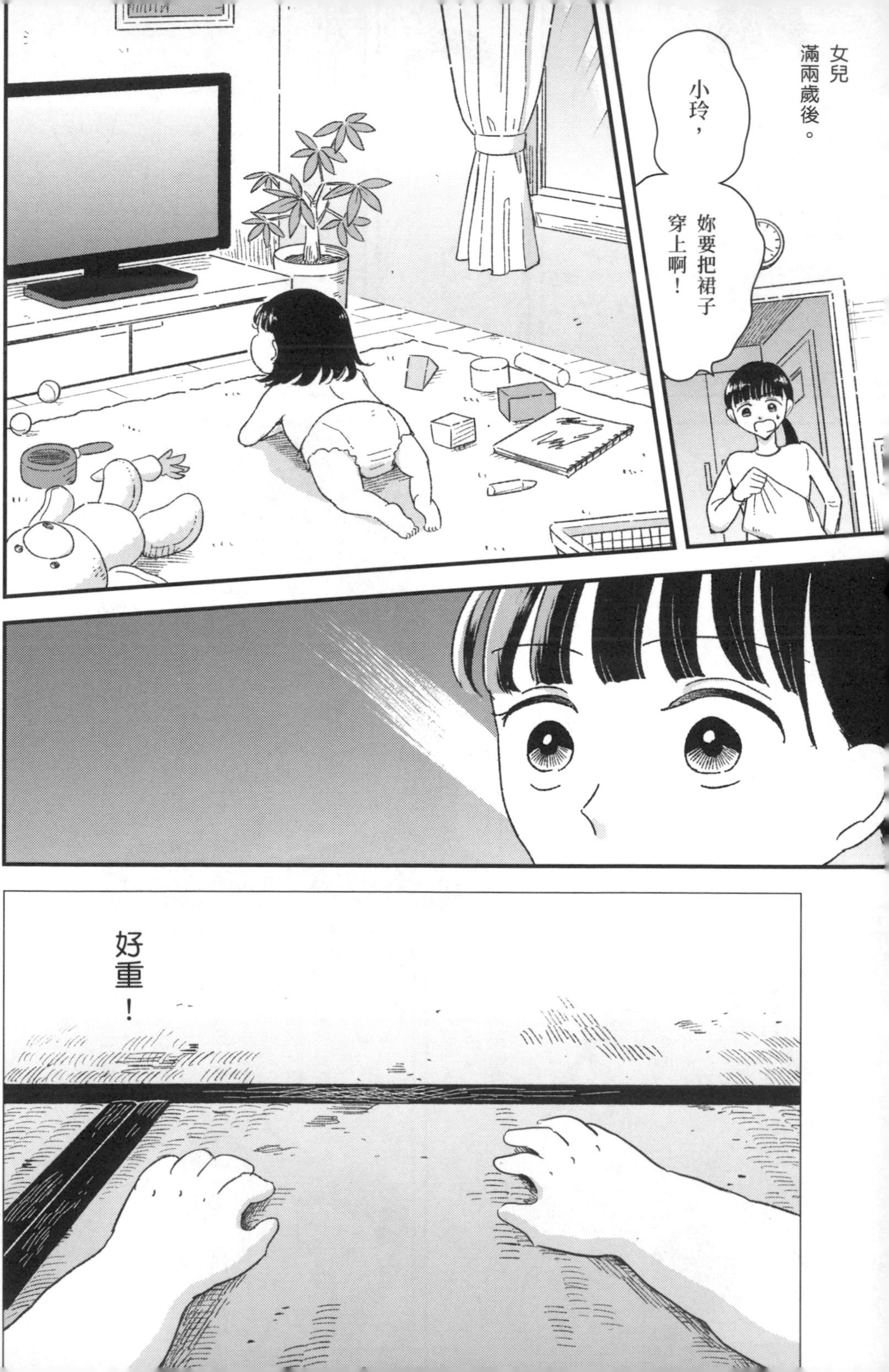

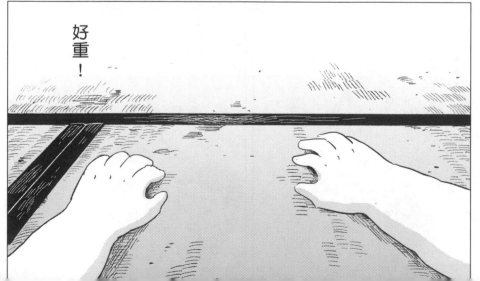

女兒滿兩歲後。
小玲，
妳要把裙子穿上啊！
好重！

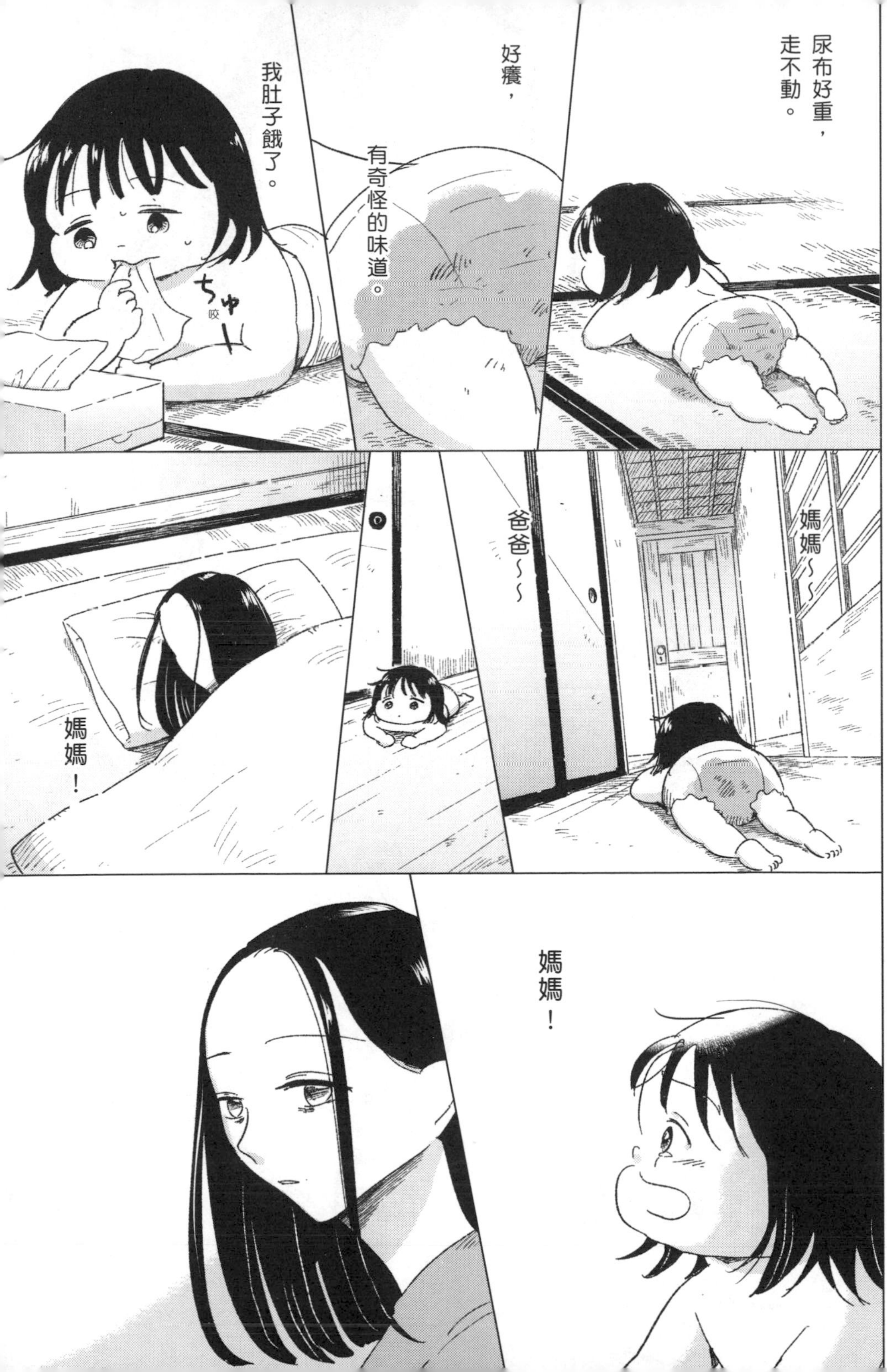
尿布好重，
走不動。
好癢，
有奇怪的味道。
我肚子餓了。
ちゅー
咬
媽媽～～
爸爸～～
媽媽！
媽媽！

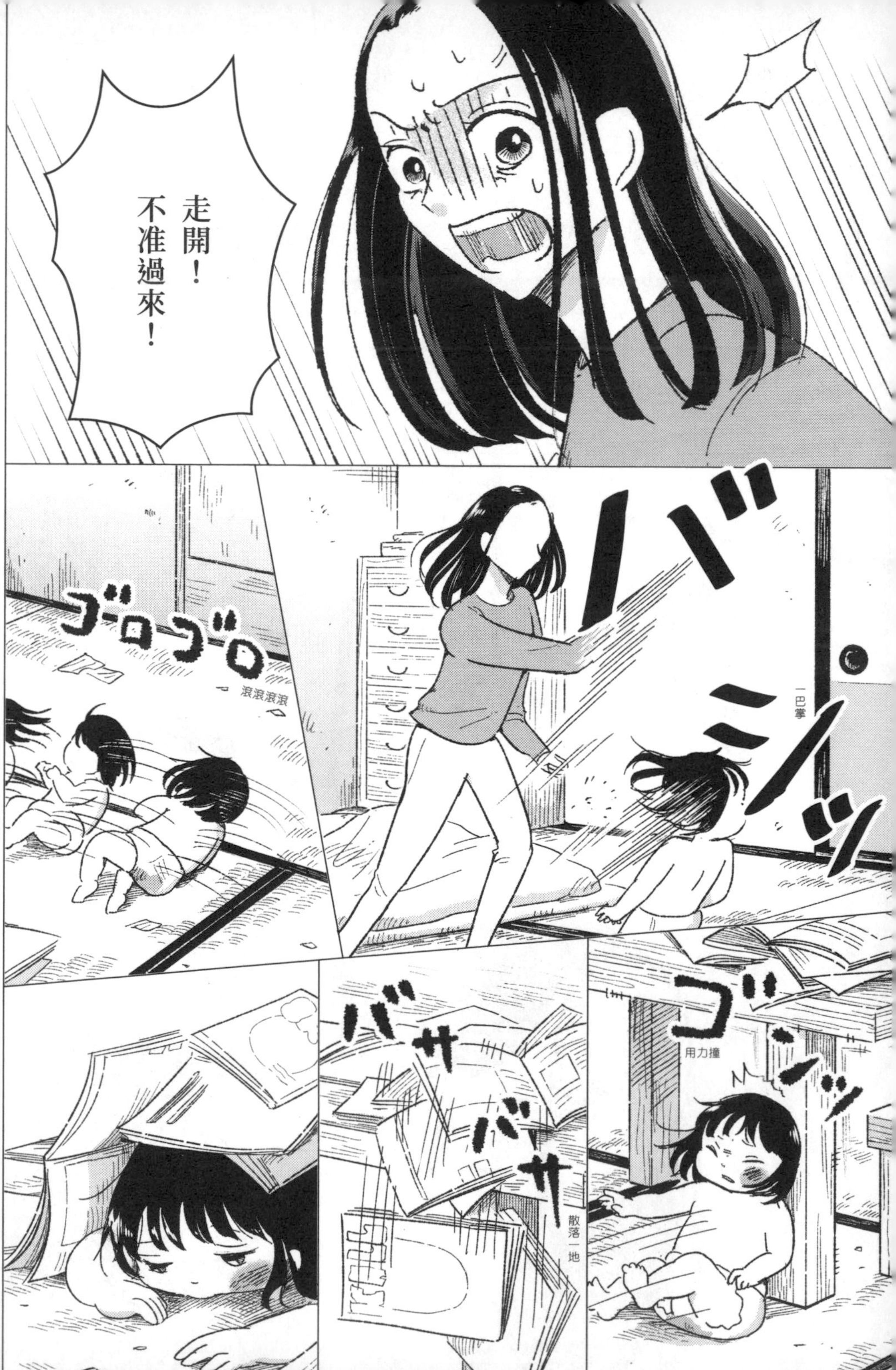
走開！不准過來！
バシッ
一巴掌
ゴロゴロ
滾滾滾滾
ゴン
用力撞
バサバサ
散落一地

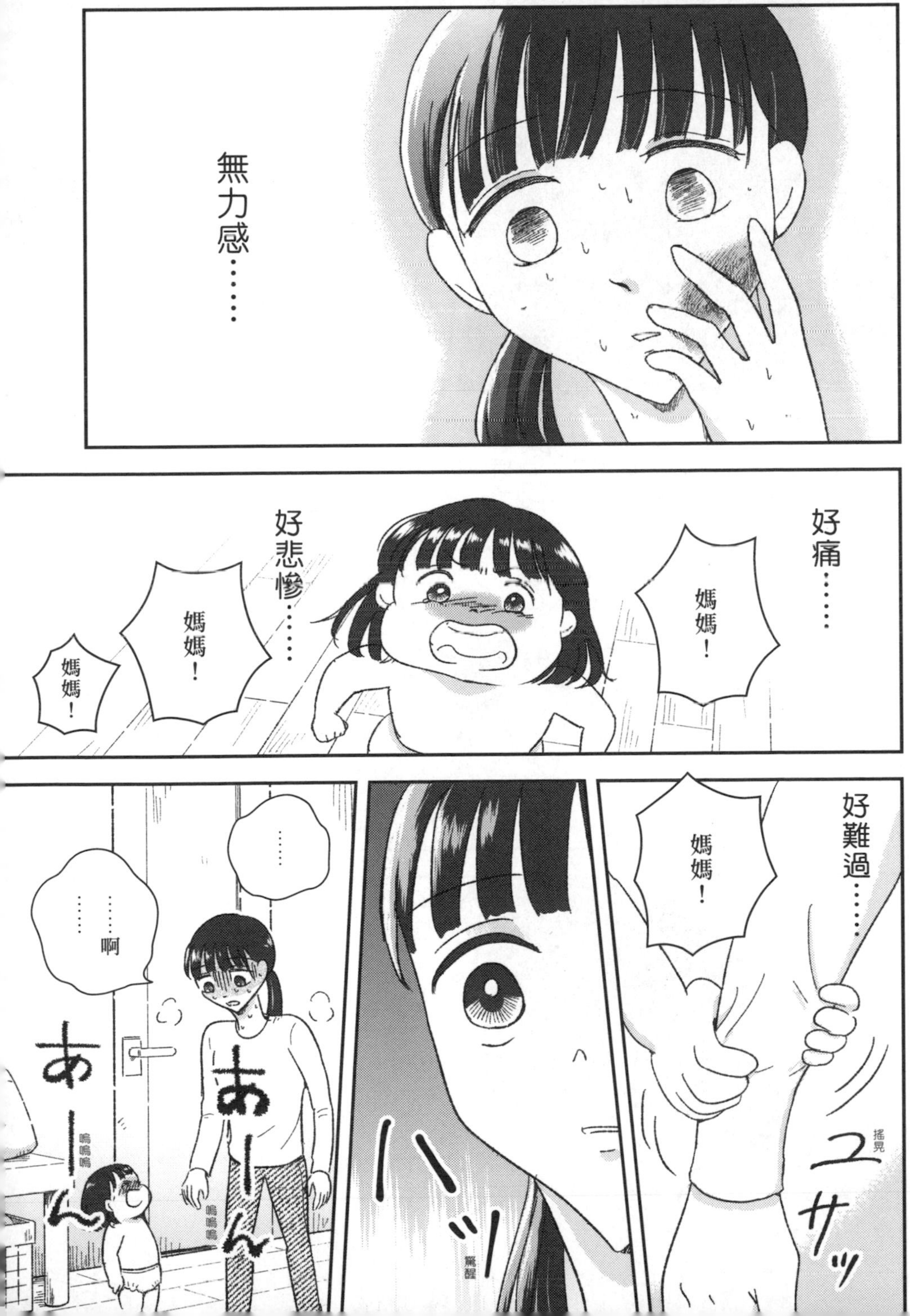

無力感……
好痛……
媽媽！
好悲慘……
媽媽！
媽媽！
好難過……
媽媽！
ユサッ
搖晃
ハッ
驚醒
……
……啊……
あーん
嗚嗚嗚
あーん
嗚嗚嗚

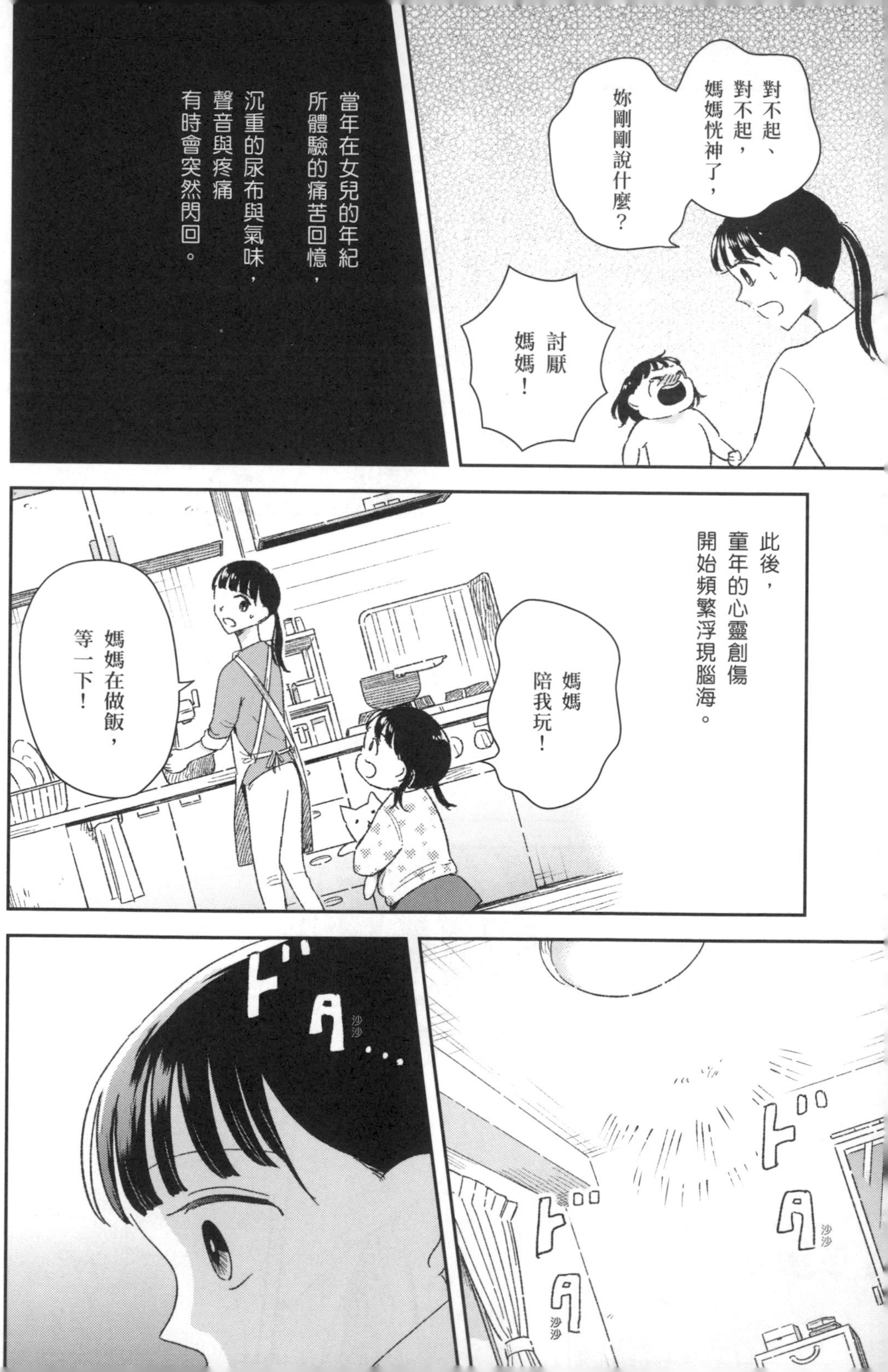
對不起、對不起，媽媽恍神了，
妳剛剛說什麼？
當年在女兒的年紀所體驗的痛苦回憶，
沉重的尿布與氣味，聲音與疼痛有時會突然閃回。
討厭媽媽！
此後，童年的心靈創傷開始頻繁浮現腦海。
媽媽陪我玩！
媽媽在做飯，等一下！
ドタ…
沙沙
ドドタ
沙沙
ドタ
沙沙

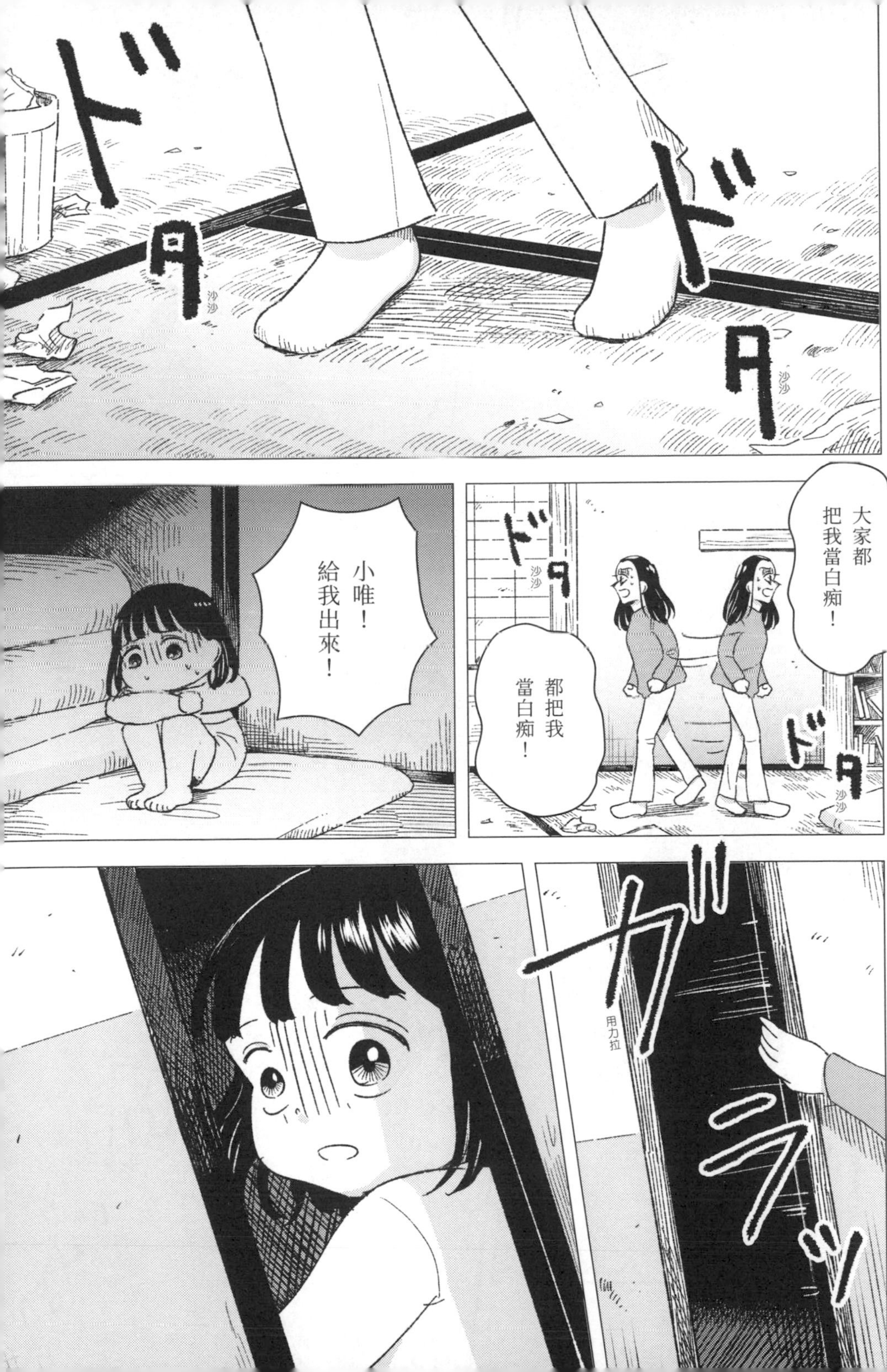
沙沙
沙沙
大家都把我當白痴！
都把我當白痴！
沙沙
沙沙
小唯！給我出來！
用力拉

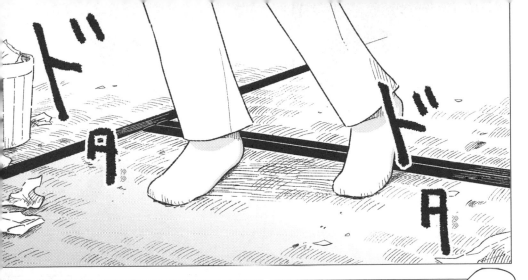

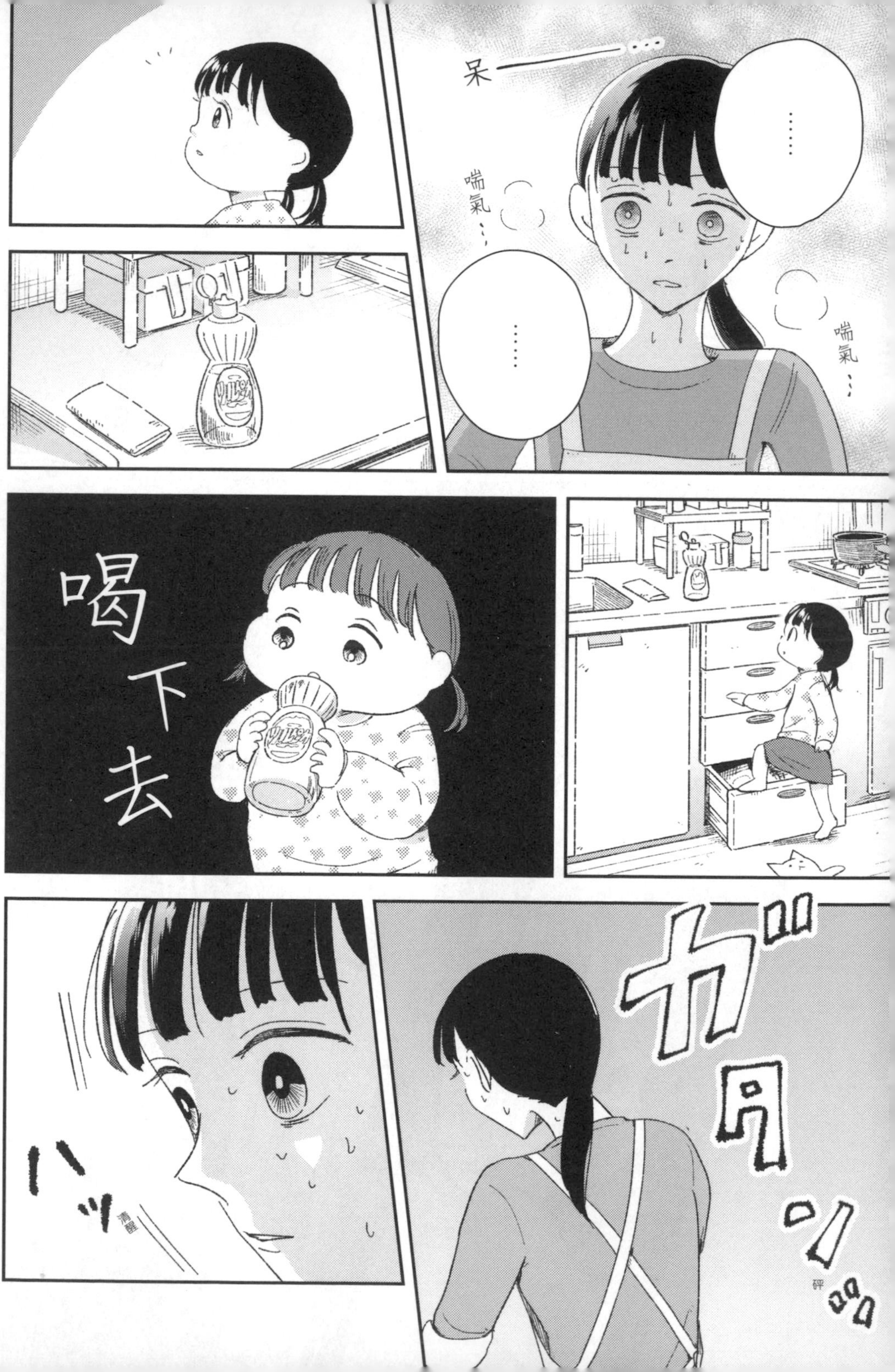

呆——…
……
喘氣…
……
喘氣…
喝下去
砰
ハッ
清醒

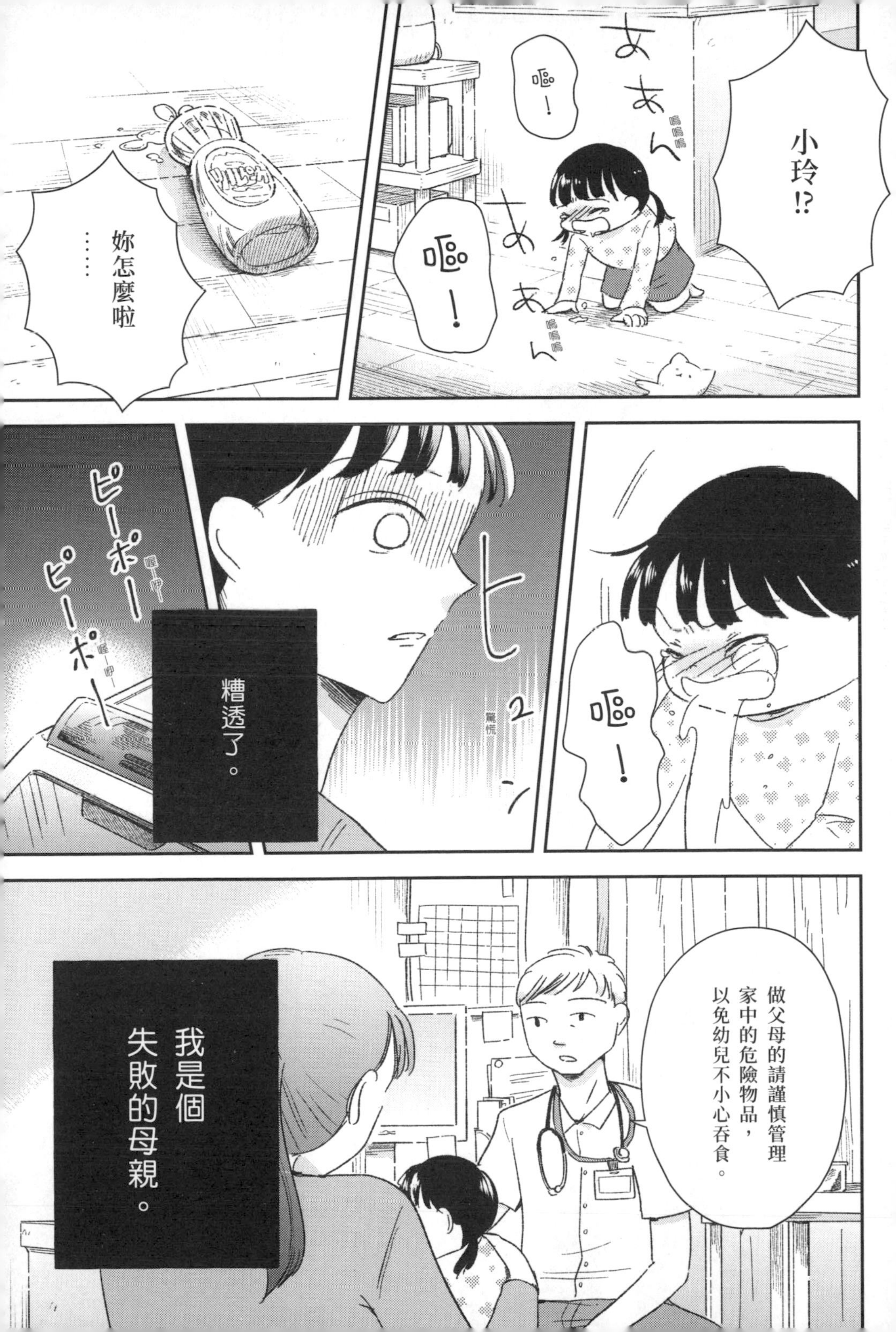
小玲!?
嘔!
嗚嗚嗚
嘔!
嗚嗚嗚
妳怎麼啦……
嘔!
驚慌
糟透了。
喔—咿—
喔—咿—
做父母的請謹慎管理家中的危險物品，以免幼兒不小心吞食。
我是個失敗的母親。

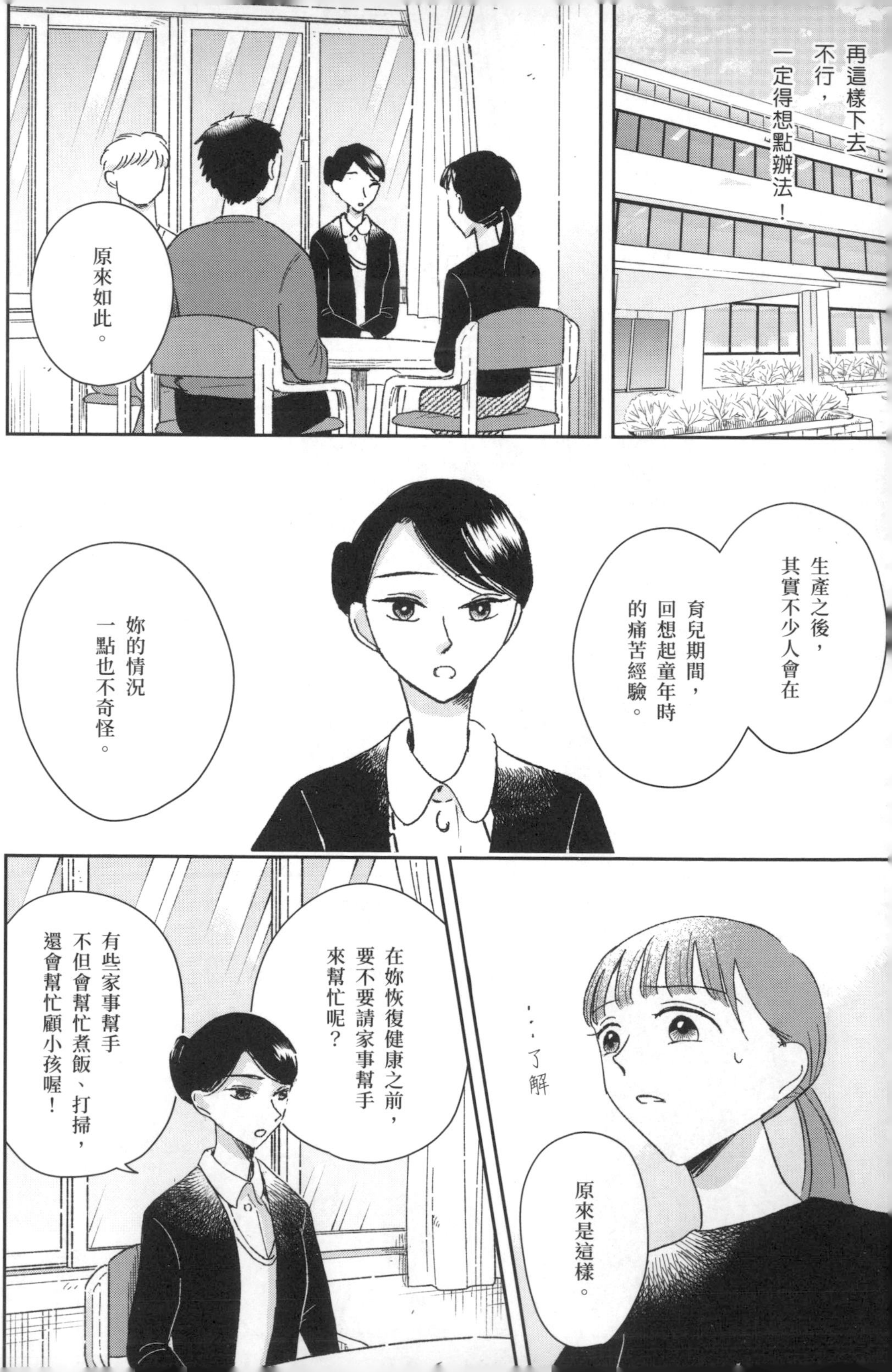
再這樣下去不行，一定得想點辦法！
原來如此。
生產之後，其實不少人會在育兒期間，回想起童年時的痛苦經驗。
妳的情況一點也不奇怪。
……了解
原來是這樣。
在妳恢復健康之前，要不要請家事幫手來幫忙呢？
有些家事幫手不但會幫忙煮飯、打掃，還會幫忙顧小孩喔！

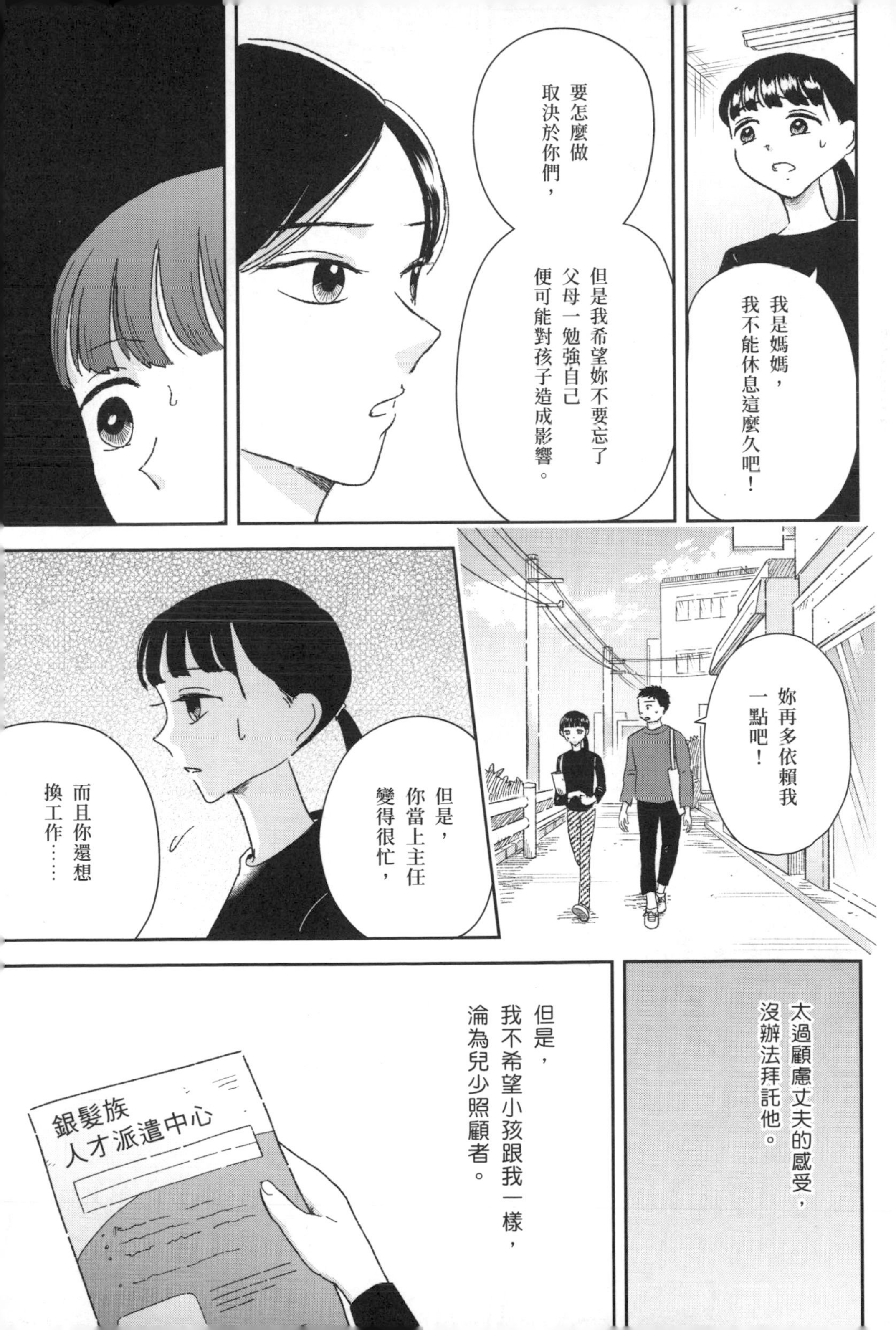
我是媽媽，
我不能休息這麼久吧！
要怎麼做
取決於你們，
但是我希望妳不要忘了
父母一勉強自己
便可能對孩子造成影響。
妳再多依賴我
一點吧！
但是，
你當上主任
變得很忙，
而且你還想
換工作……
太過顧慮丈夫的感受，
沒辦法拜託他。
但是，
我不希望小孩跟我一樣，
淪為兒少照顧者。
銀髮族
人才派遣中心

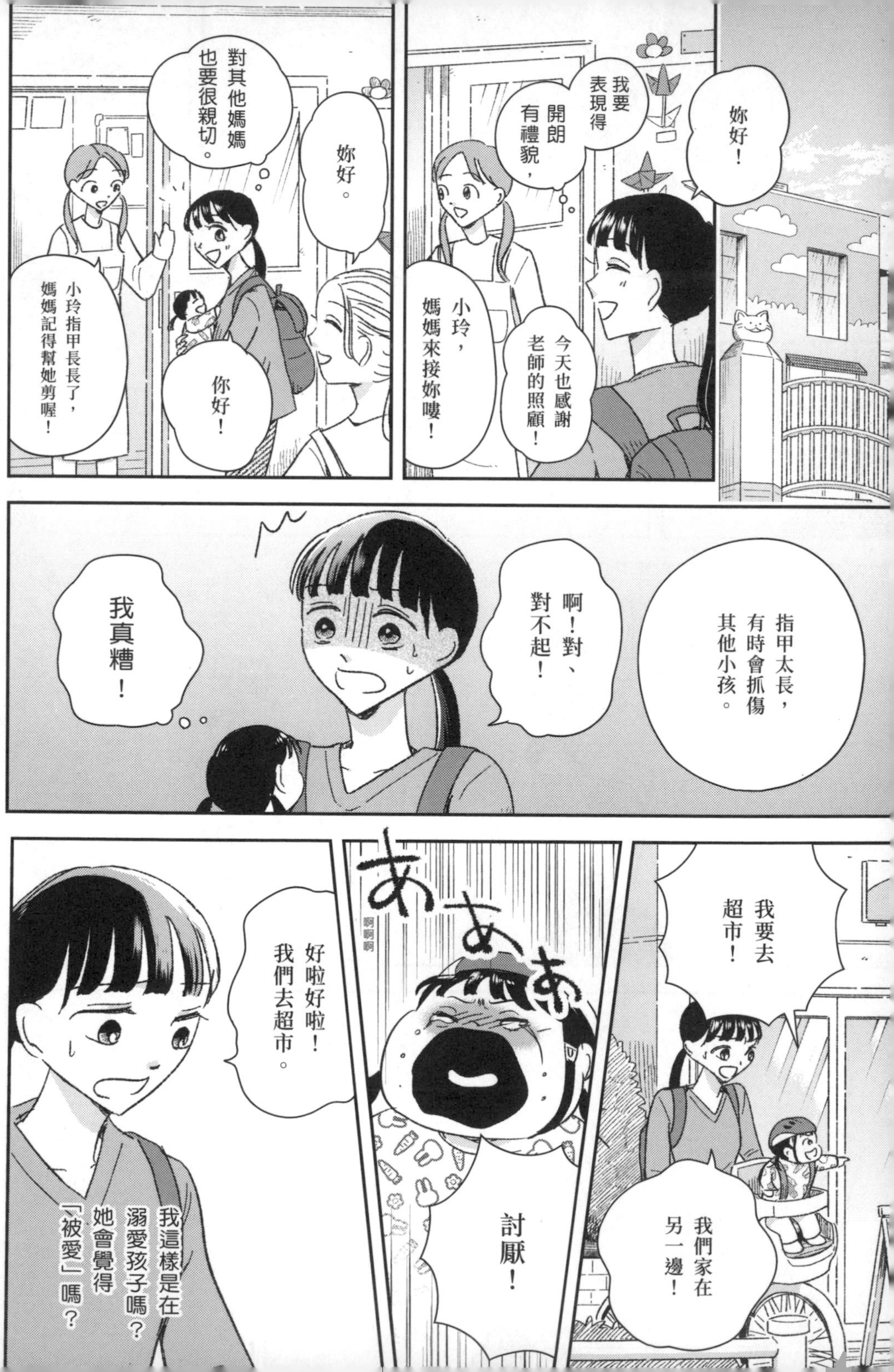
妳好！
我要表現得開朗有禮貌，
今天也感謝老師的照顧！
小玲，媽媽來接妳嘍！
妳好。
對其他媽媽也要很親切。
你好！
小玲指甲長長了，媽媽記得幫她剪喔！
指甲太長，有時會抓傷其他小孩。
啊！對、對不起！
我真糟！
我要去超市！
我們家在另一邊！
あああ
啊啊啊
討厭！
好啦好啦！我們去超市。
我這樣是在溺愛孩子嗎？她會覺得「被愛」嗎？

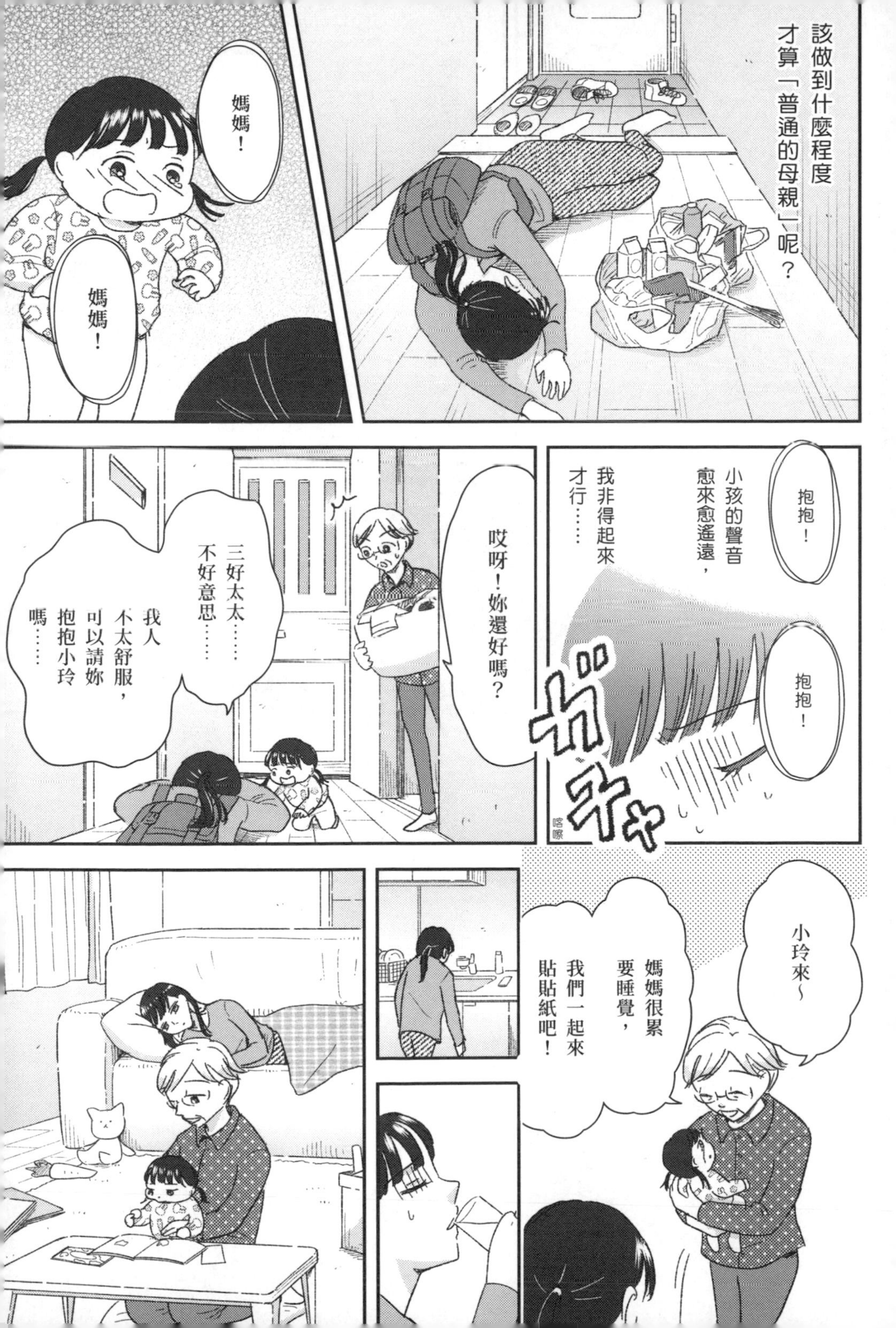
該做到什麼程度才算「普通的母親」呢？
媽媽！
媽媽！
抱抱！
小孩的聲音愈來愈遙遠，我非得起來才行……
抱抱！
ガチャ
喀嚓
哎呀！妳還好嗎？
三好太太……不好意思……
我人不太舒服，可以請妳抱抱小玲嗎……
小玲來～
媽媽很累要睡覺，我們一起來貼貼紙吧！

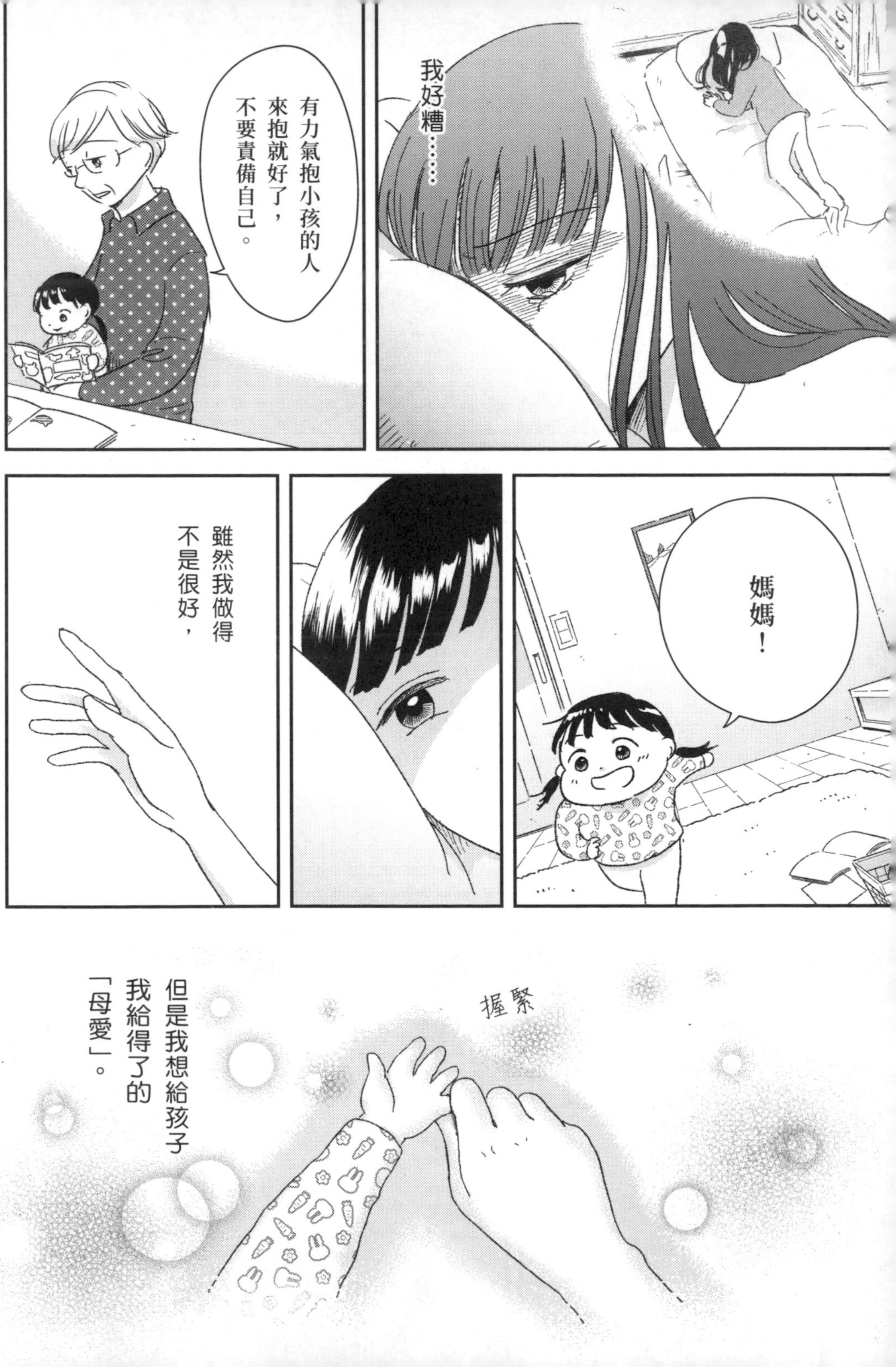
我好糟……
有力氣抱小孩的人來抱就好了，不要責備自己。
媽媽！
雖然我做得不是很好，
握緊
但是我想給孩子我給得了的「母愛」。

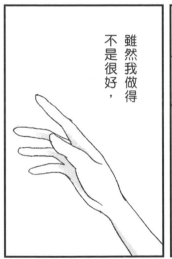

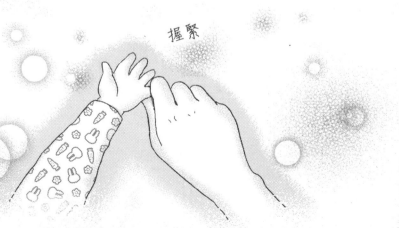

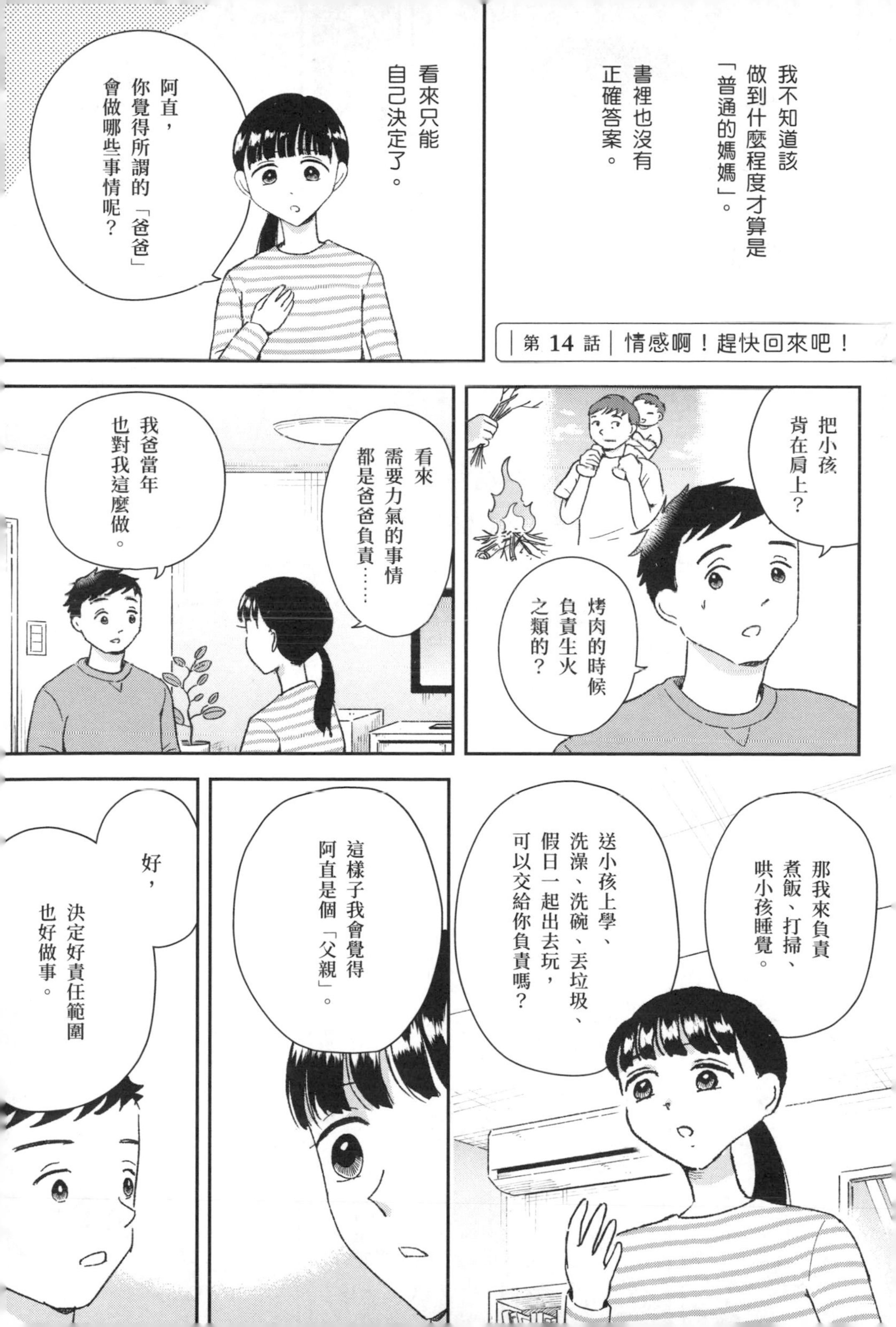
我不知道該做到什麼程度才算是「普通的媽媽」。
書裡也沒有正確答案。
第14話｜情感啊！趕快回來吧！
看來只能自己決定了。
阿直，你覺得所謂的「爸爸」會做哪些事情呢？
把小孩背在肩上？
烤肉的時候負責生火之類的？
看來需要力氣的事情都是爸爸負責……
我爸當年也對我這麼做。
那我來負責煮飯、打掃、哄小孩睡覺。
送小孩上學、洗澡、洗碗、丟垃圾、假日一起出去玩，可以交給你負責嗎？
這樣子我會覺得阿直是個「父親」。
好，決定好責任範圍也好做事。

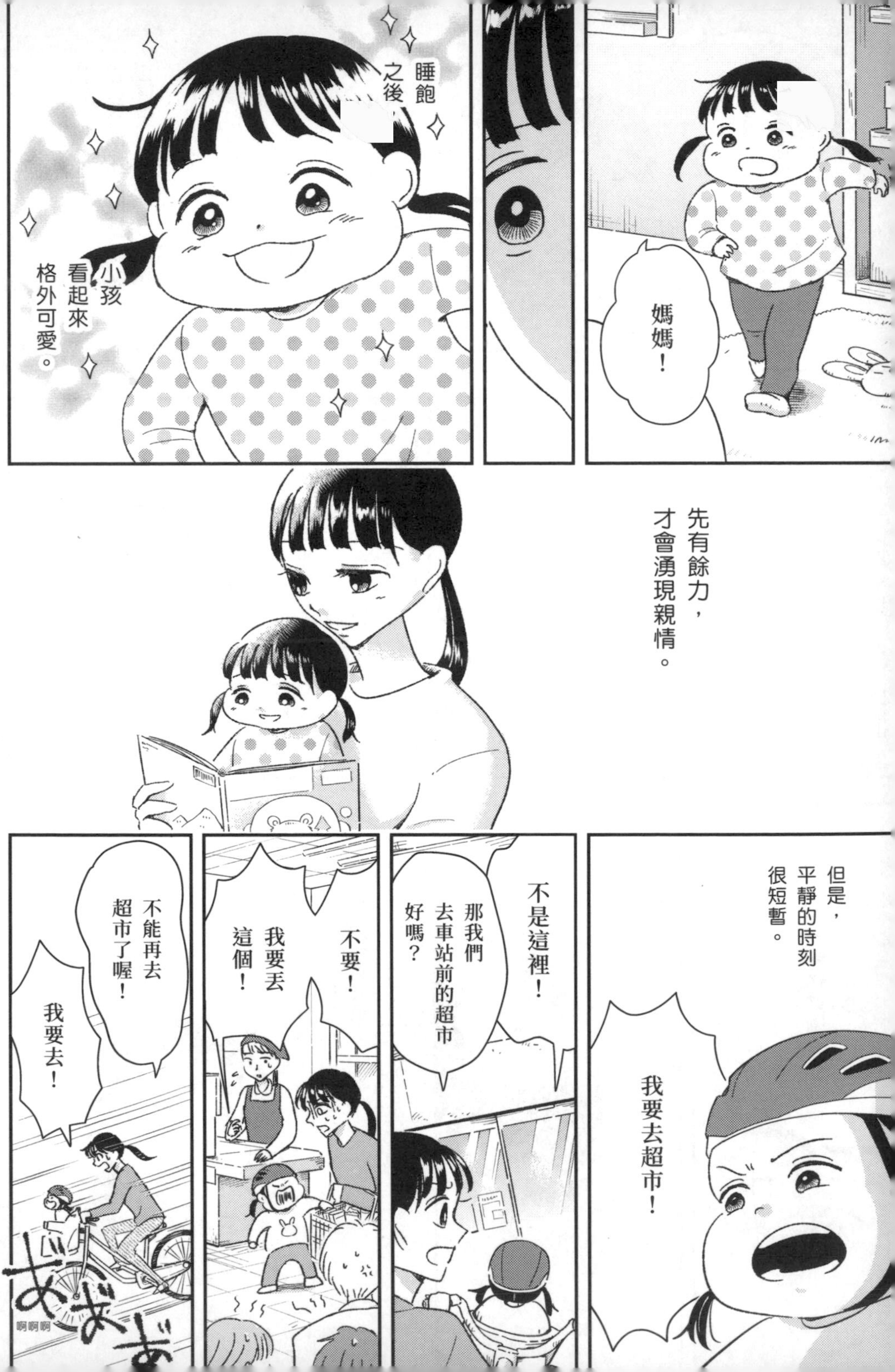
媽媽！
睡飽之後
小孩看起來格外可愛。
先有餘力，才會湧現親情。
但是，平靜的時刻很短暫。
我要去超市！
不是這裡！
那我們去車站前的超市好嗎？
不要！
我要丟這個！
不能再去超市了喔！
我要去！
啊啊啊

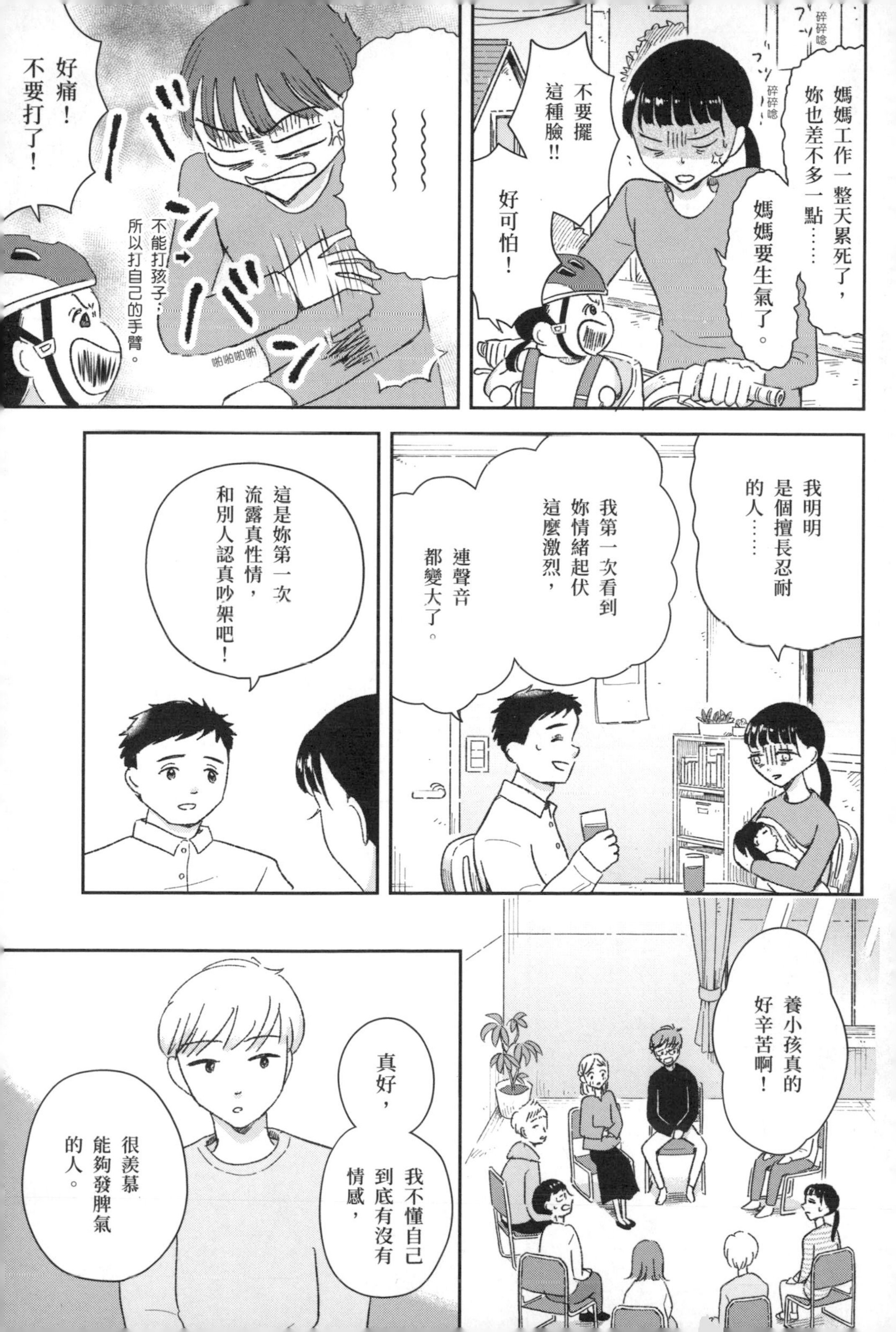
碎碎唸
媽媽工作一整天累死了，妳也差不多一點……
碎碎唸
媽媽要生氣了。
不要擺這種臉!!
好可怕！
好痛！不要打了！
不能打孩子→所以打自己的手臂。
啪啪啪啪
我明明是個擅長忍耐的人……
我第一次看到妳情緒起伏這麼激烈，
連聲音都變大了。
這是妳第一次流露真性情，和別人認真吵架吧！
養小孩真的好辛苦啊！
真好，
我不懂自己到底有沒有情感，
很羨慕能夠發脾氣的人。

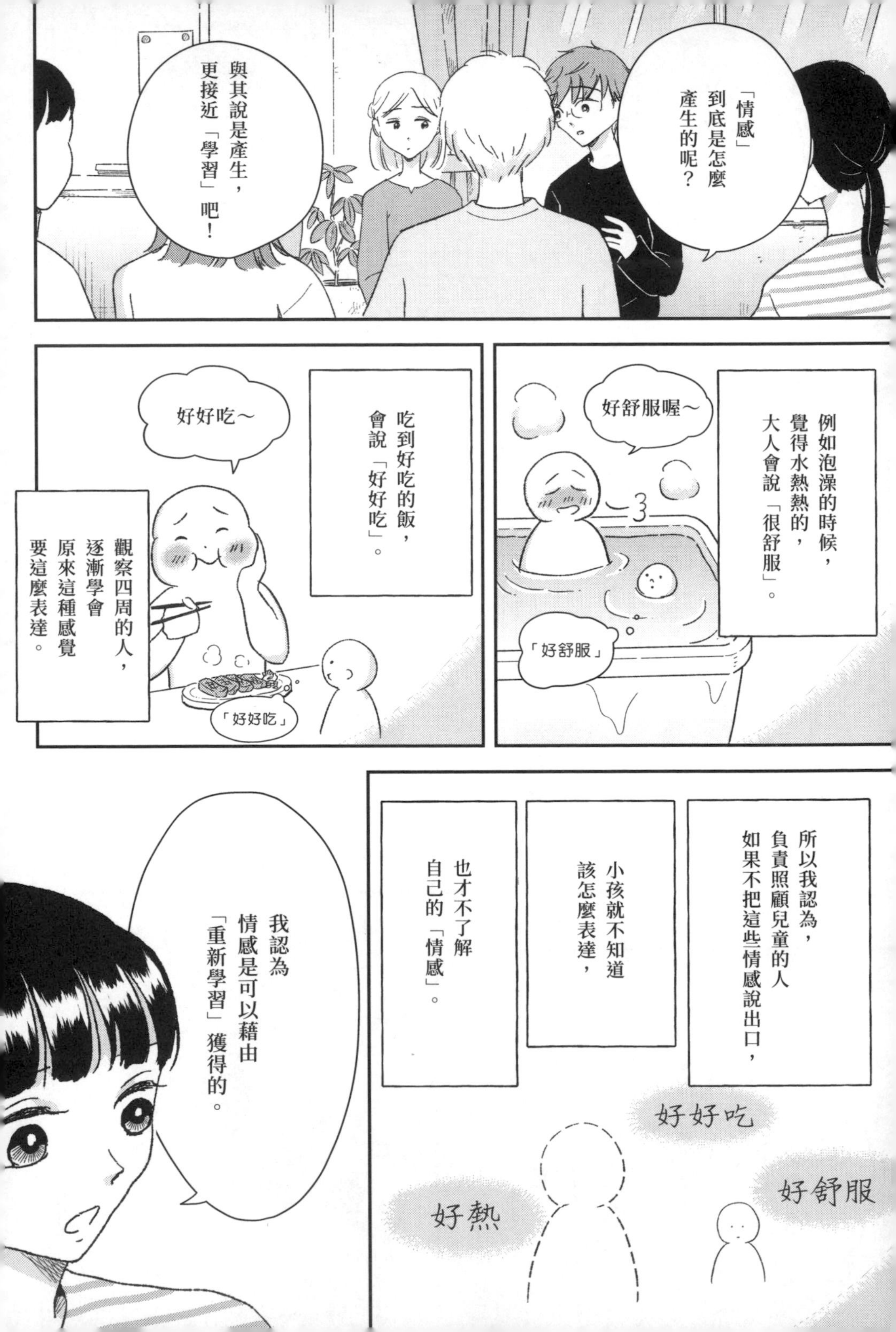
「情感」到底是怎麼產生的呢？
與其說是產生，更接近「學習」吧！
例如泡澡的時候，覺得水熱熱的，大人會說「很舒服」。
好舒服喔～
「好舒服」
吃到好吃的飯，會說「好好吃」。
好好吃～
觀察四周的人，逐漸學會原來這種感覺要這麼表達。
「好好吃」
所以我認為，負責照顧兒童的人如果不把這些情感說出口，
小孩就不知道該怎麼表達，
也才不了解自己的「情感」。
好好吃
好舒服
好熱
我認為情感是可以藉由「重新學習」獲得的。

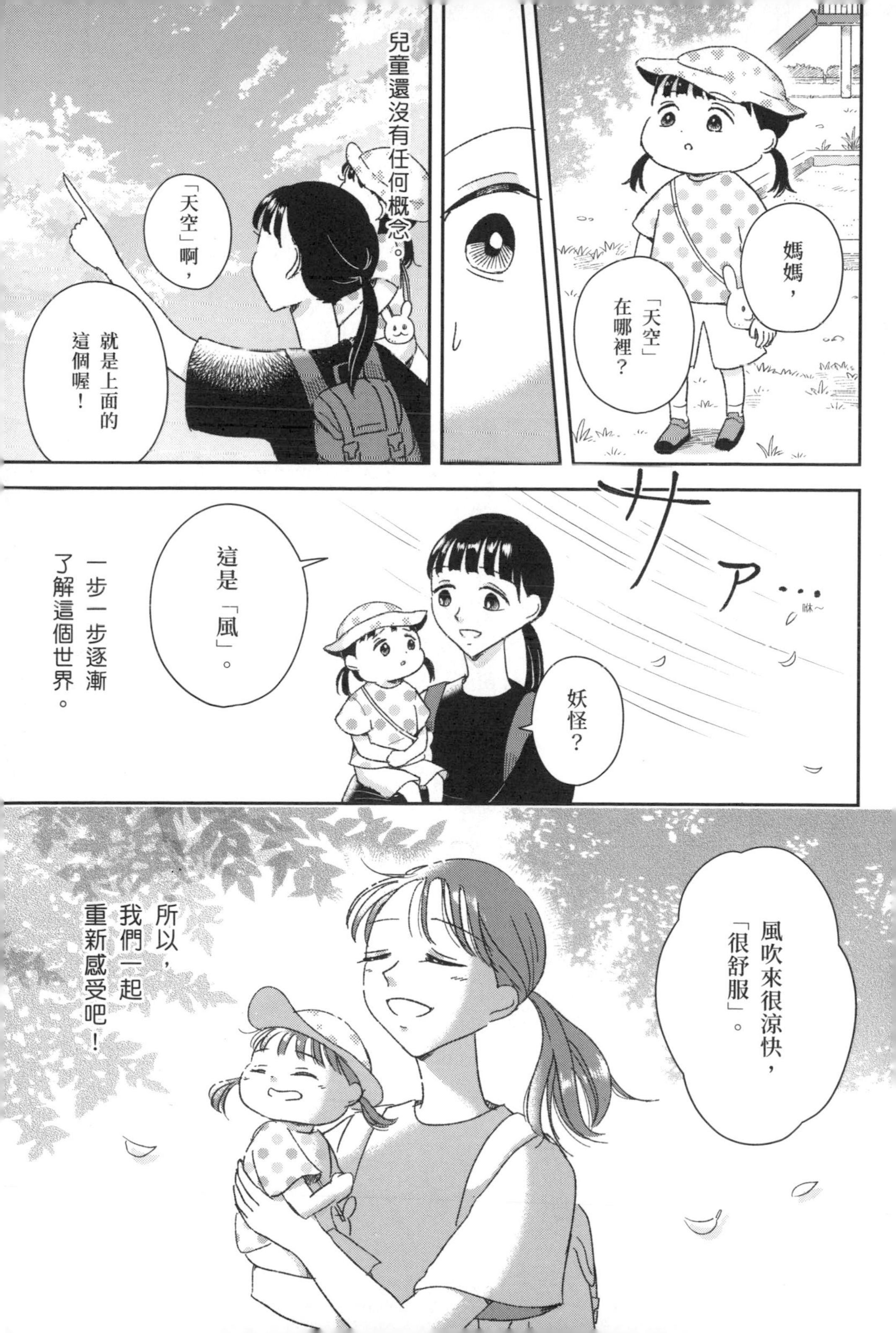
媽媽，
「天空」在哪裡？
兒童還沒有任何概念。
「天空」啊，
就是上面的這個喔！
サァ…
咻～
妖怪？
這是「風」。
一步一步逐漸了解這個世界。
風吹來很涼快，「很舒服」。
所以，我們一起重新感受吧！

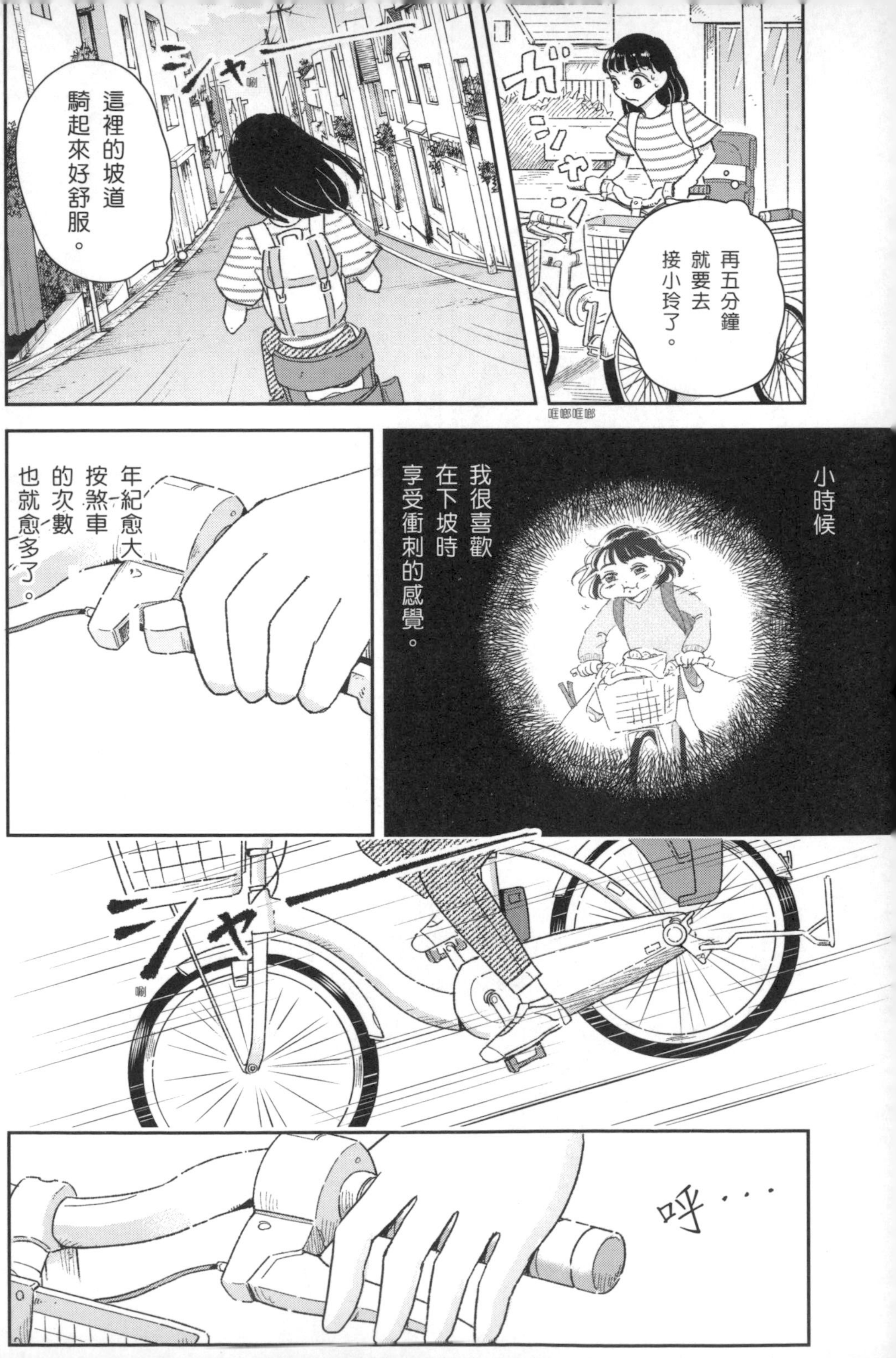
ガシャン
哐啷哐啷
再五分鐘就要去接小玲了。
シャ
唰
這裡的坡道騎起來好舒服。
小時候
我很喜歡在下坡時享受衝刺的感覺。
年紀愈大按煞車的次數也就愈多了。
シャ
唰
呼…

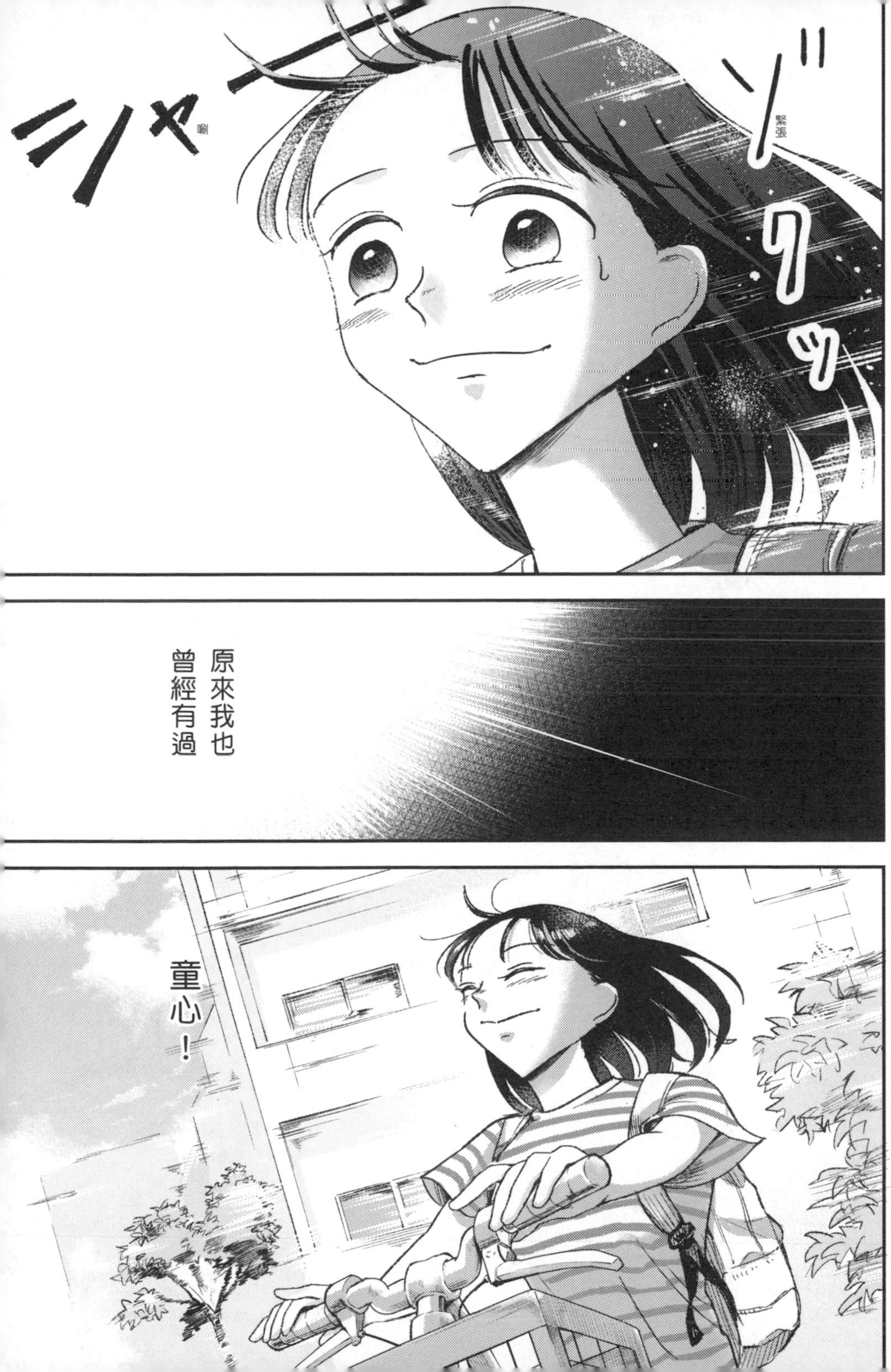
ゾクッ
緊張
シャー
唰
原來我也
曾經有過
童心！

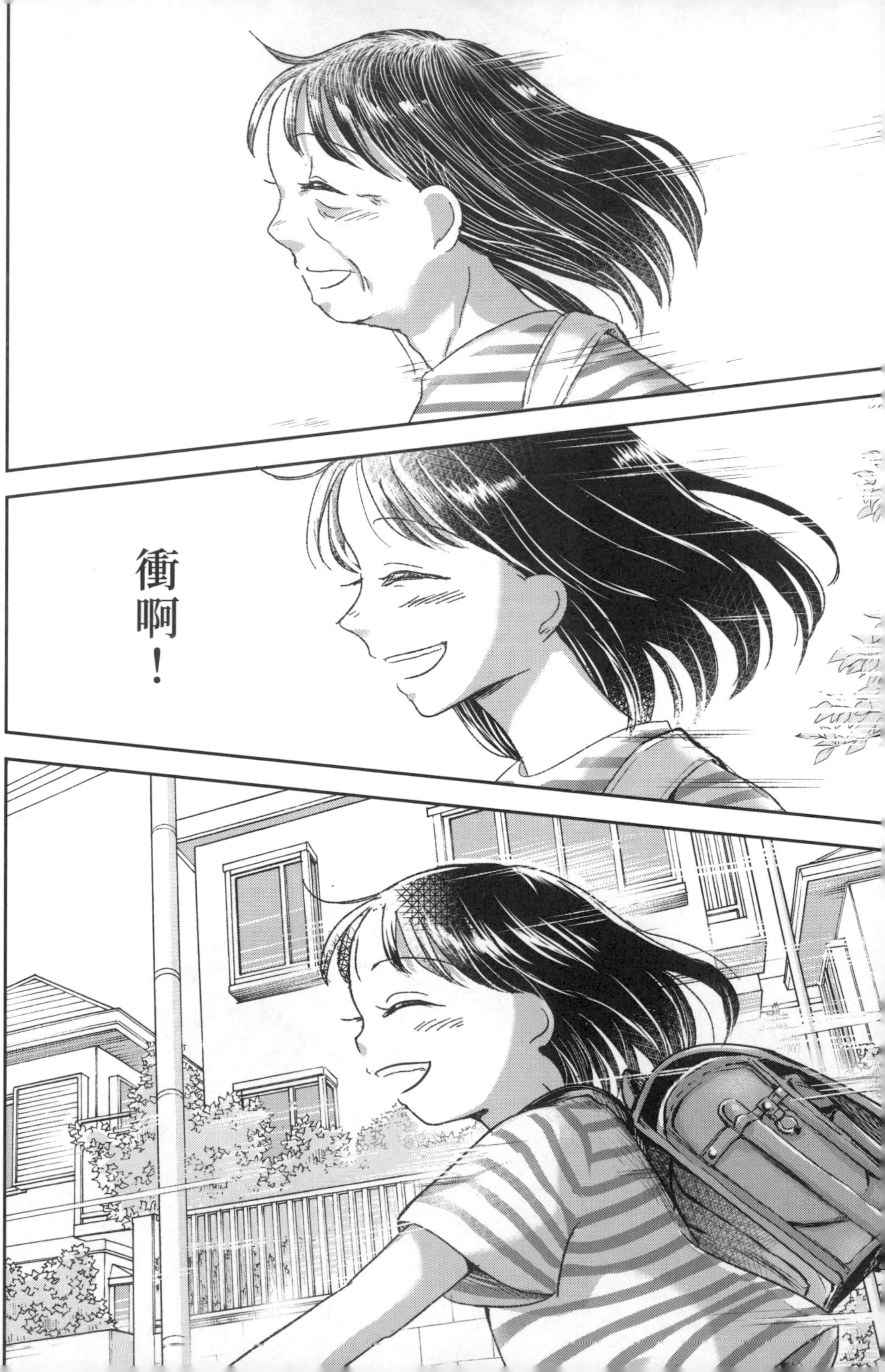
衝啊！

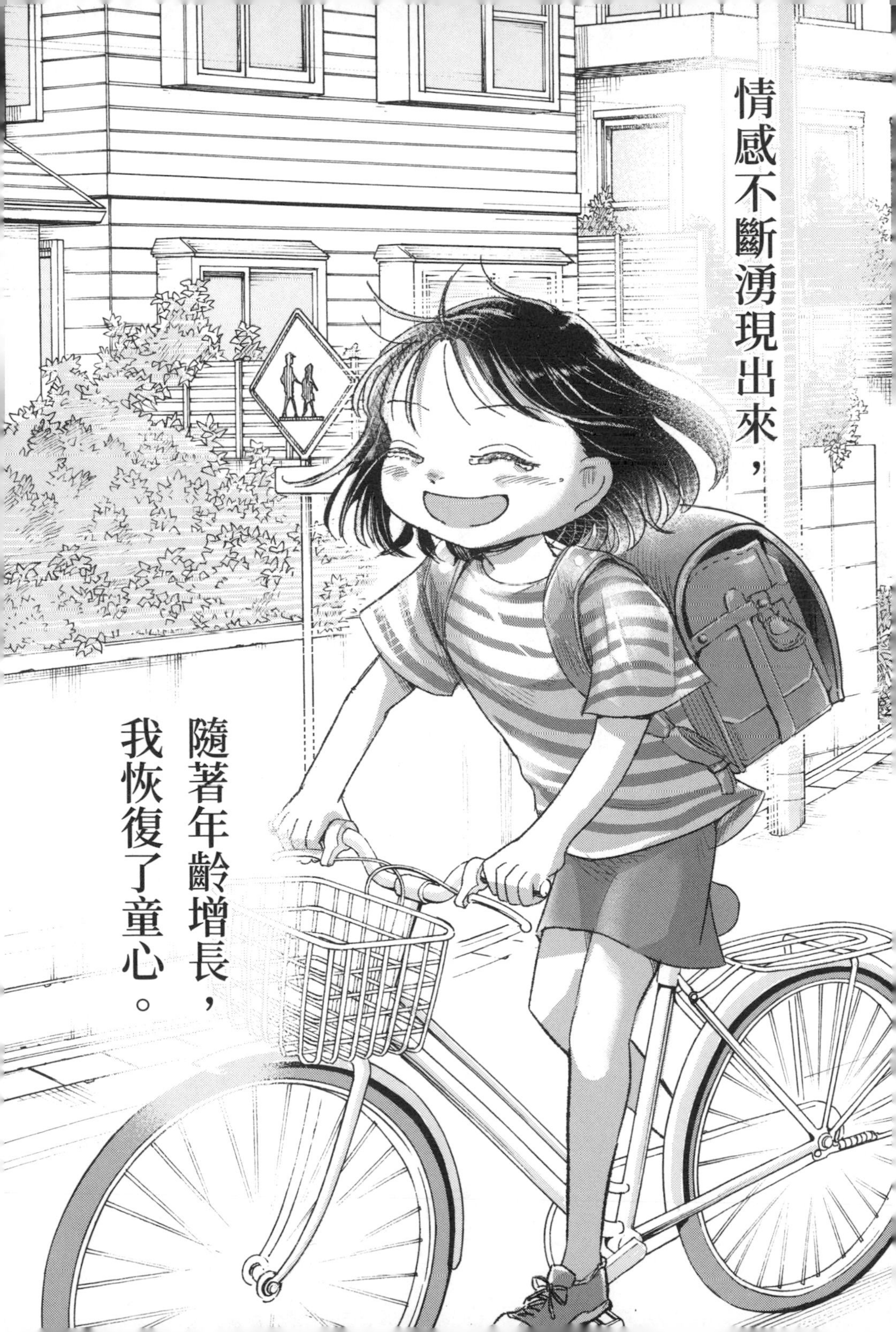
情感不斷湧現出來，
隨著年齡增長，
我恢復了童心。

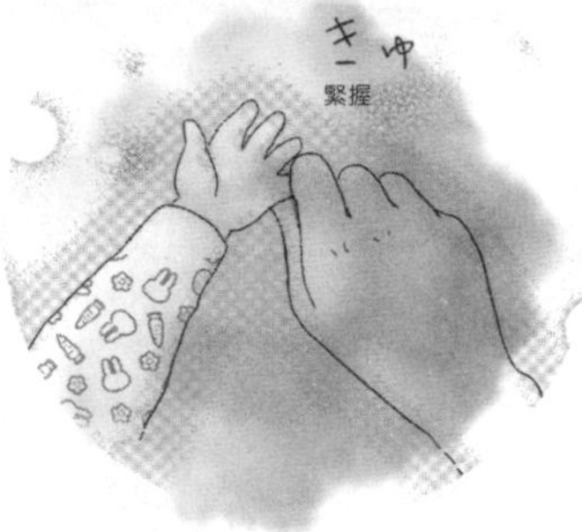

Column.3

兒少照顧者的重生過程

兒少照顧者在成長過程中養成忽略自己情感的習慣。特別是當家長罹患精神疾病，通常無法向子女仔細說明自己的病情，導致兒童誤以為父母生病是自己不好，或是因為父母的行為舉止脫離常軌而心懷怨恨。錯誤的對待使這些兒童以為不能向外人透露父母的病情，於是無法向外求援，和家長一同在孤立無援的情況下成長。為了防患未然，必須配合兒童年齡，適當說明病情。

兒少照顧者成年後所面臨的重大問題是戀愛與結婚。由於成長過程中未曾留下關於家庭的良好印象，對戀愛或結婚容易態度消極，也不知該如何向伴侶說明自家的狀況。部分兒少照顧者為了早日擺脫原生家庭，在不了解對方的情況下貿然結婚，最後黯然收場。部分人則是和家庭健全的對象結婚之後，才感受到家庭的溫暖。

父母的病情起起伏伏，在兒少照顧者的心中留下恐怖的回憶。這些痛苦經驗形成心理創傷，有時造成傷口無法痊癒。當年的心理創傷在毫無防備的情況下，以經驗重現（Flashback）或噩夢的形式闖入眼前的生活。特別是育兒期間，童年時的痛苦經驗會突然復甦，導致當下彷彿正在經歷過往的可怕情緒和身體反應。

擺脫心理創傷有時需要接受精神科醫師與專家的治療或諮詢。打開塵封已久的記憶和情感是非常痛苦的，因此需要耐心，一步一步慢慢來，同時需要得以安心的環境與足以信賴的第三人。

參加「兒童pia」等自助團體，認識有相同經歷的同伴，彼此傾訴心聲，也是有效療法之一。同伴的陪伴有助於漸漸釐清思緒，發現自己真實的情感。希望所有兒少照顧者都能找到足以放鬆安心的環境，找回屬於自己的人生。

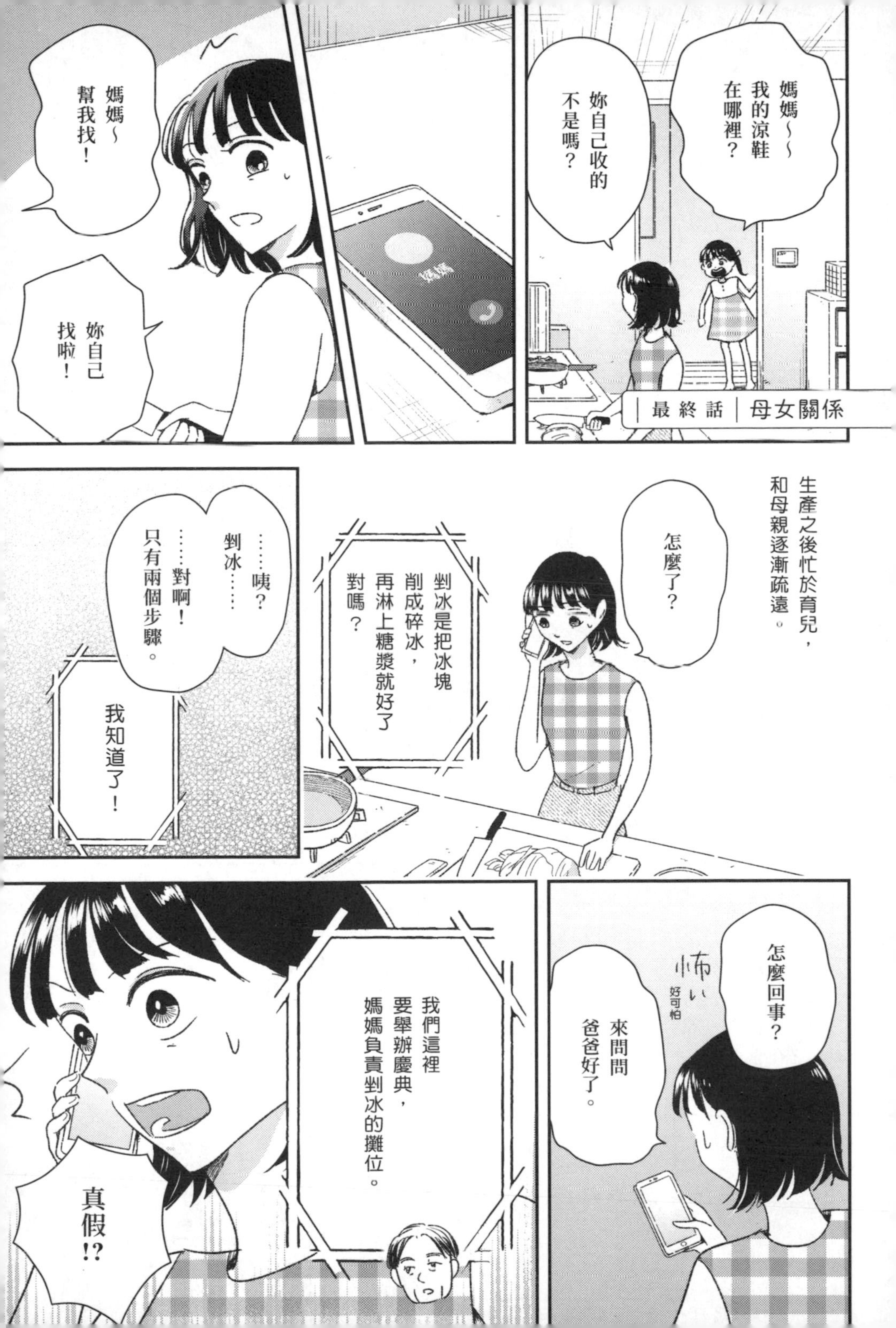
媽媽～～我的涼鞋在哪裡？
妳自己收的不是嗎？
最終話｜母女關係
媽媽～幫我找！
妳自己找啦！
生產之後忙於育兒，和母親逐漸疏遠。
怎麼了？
剉冰是把冰塊削成碎冰，再淋上糖漿就好了對嗎？
……咦？剉冰……
……對啊！只有兩個步驟。
我知道了！
怎麼回事？
怖い
好可怕
來問問爸爸好了。
我們這裡要舉辦慶典，媽媽負責剉冰的攤位。
真假!?

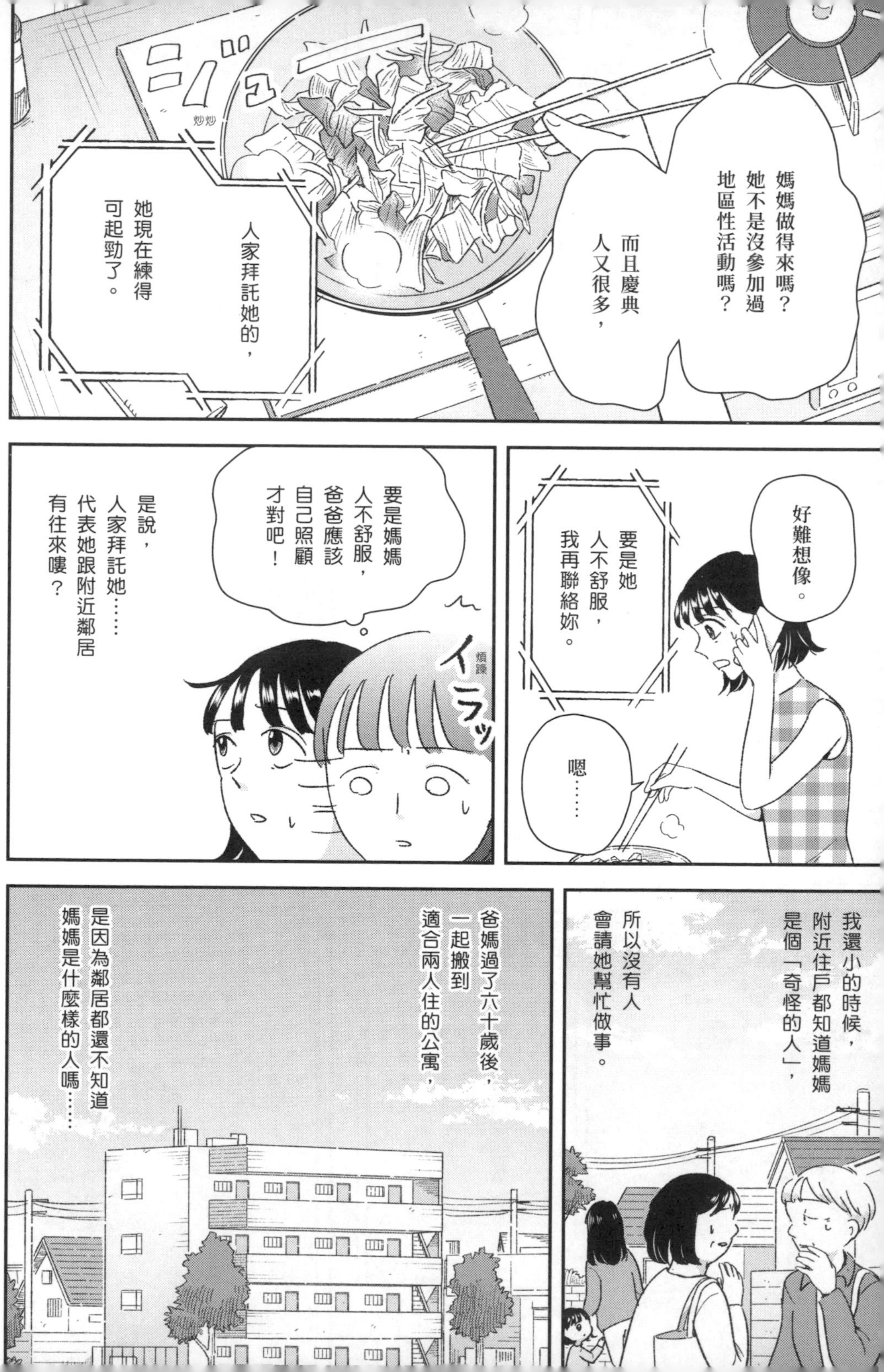

炒炒
媽媽做得來嗎？她不是沒參加過地區性活動嗎？
而且慶典人又很多，
人家拜託她的，她現在練得可起勁了。
好難想像。
要是她人不舒服，我再聯絡妳。
嗯……
要是媽媽人不舒服，爸爸應該自己照顧才對吧！
イラッ
煩躁
是說，人家拜託她……代表她跟附近鄰居有往來嘍？
我還小的時候，附近住戶都知道媽媽是個「奇怪的人」，
所以沒有人會請她幫忙做事。
爸媽過了六十歲後，一起搬到適合兩人住的公寓，
是因為鄰居都還不知道媽媽是什麼樣的人嗎……

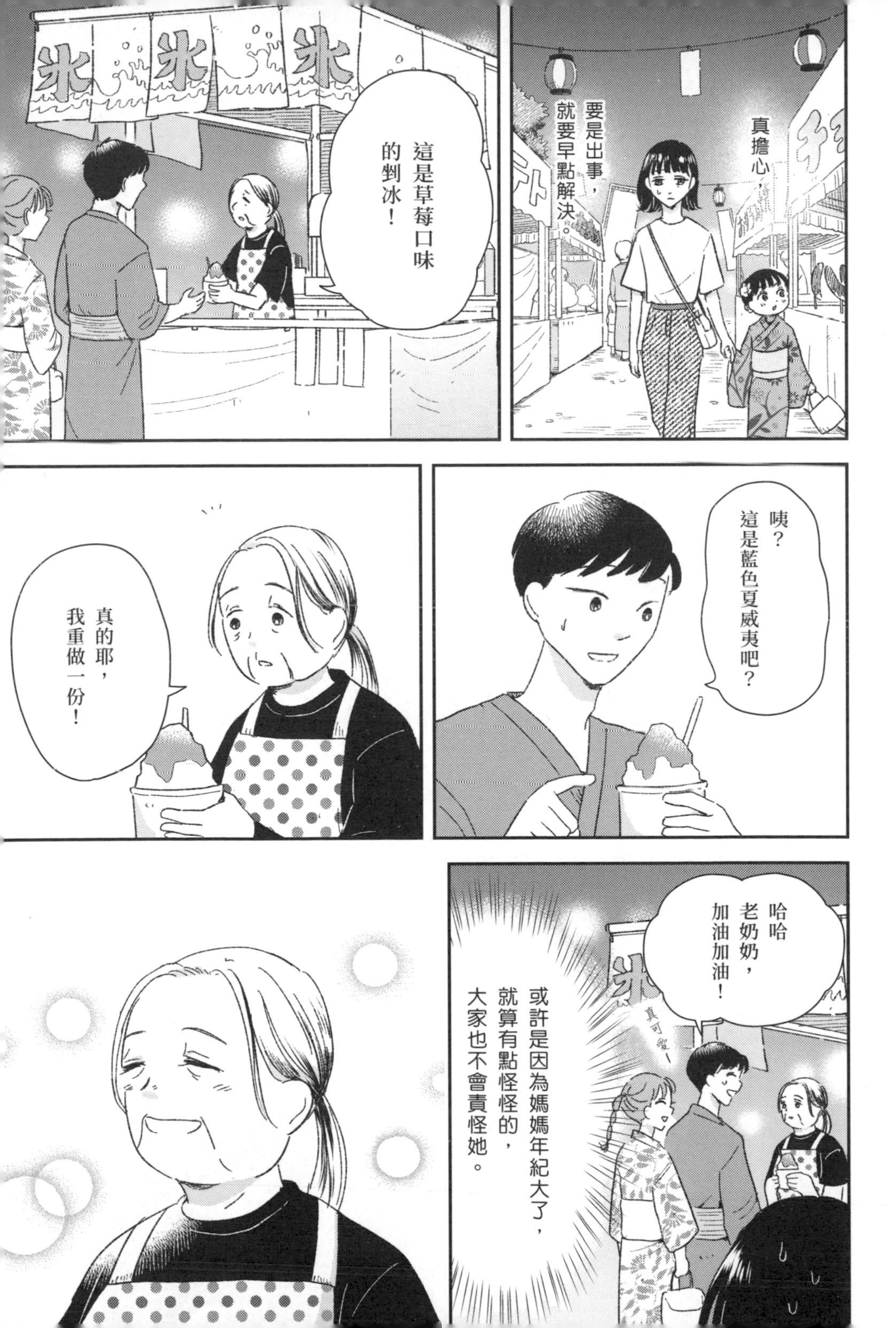
真擔心，
要是出事，就要早點解決。
氷 氷 氷
這是草莓口味的剉冰！
咦？這是藍色夏威夷吧？
真的耶，我重做一份！
哈哈老奶奶，加油加油！
真可愛～
或許是因為媽媽年紀大了，就算有點怪怪的，大家也不會責怪她。

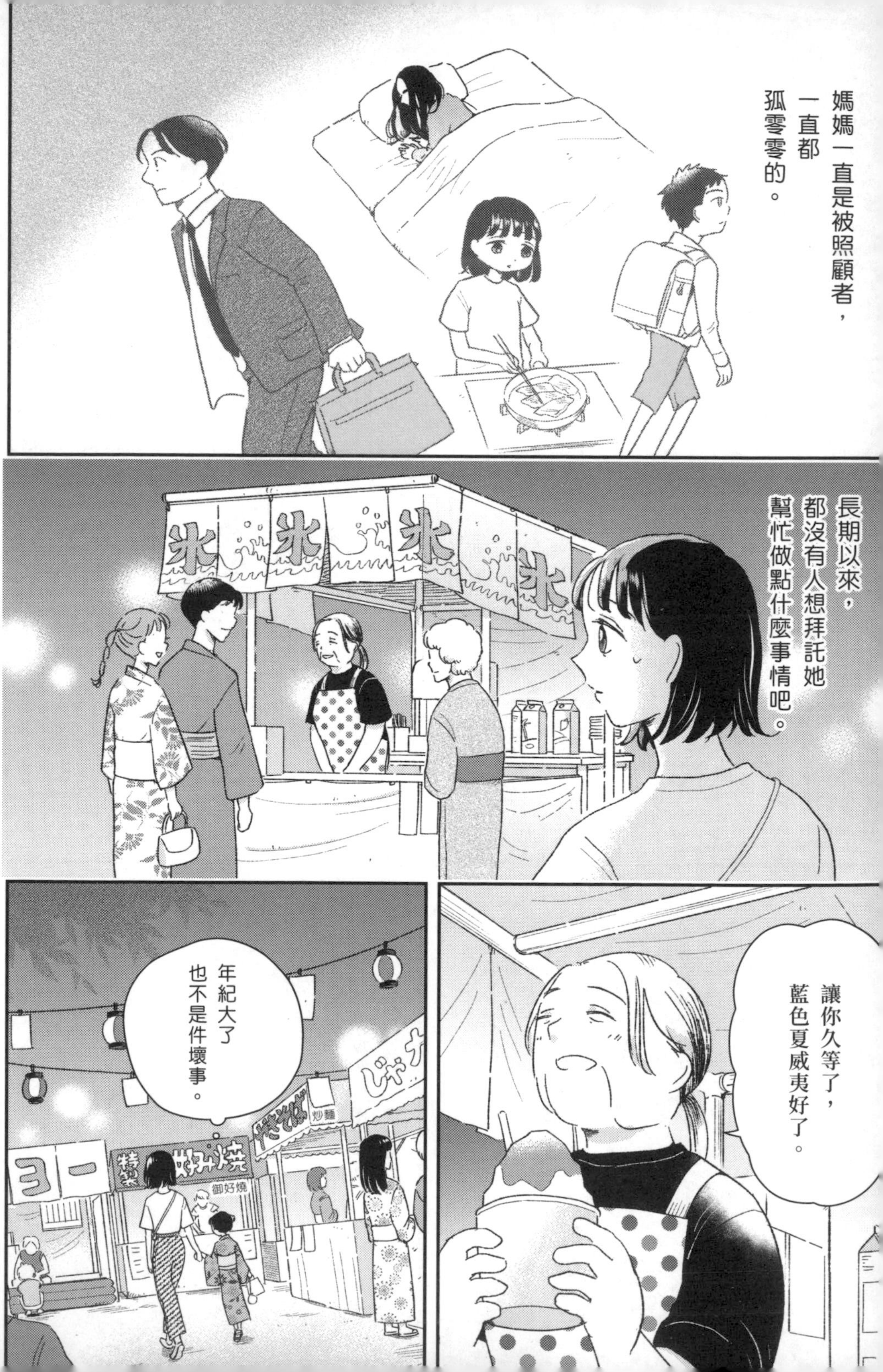

媽媽一直是被照顧者，
一直都
孤零零的。
氷
長期以來，
都沒有人想拜託她
幫忙做點什麼事情吧。
讓你久等了，
藍色夏威夷好了。
年紀大了
也不是件壞事。
炒麵
御好燒

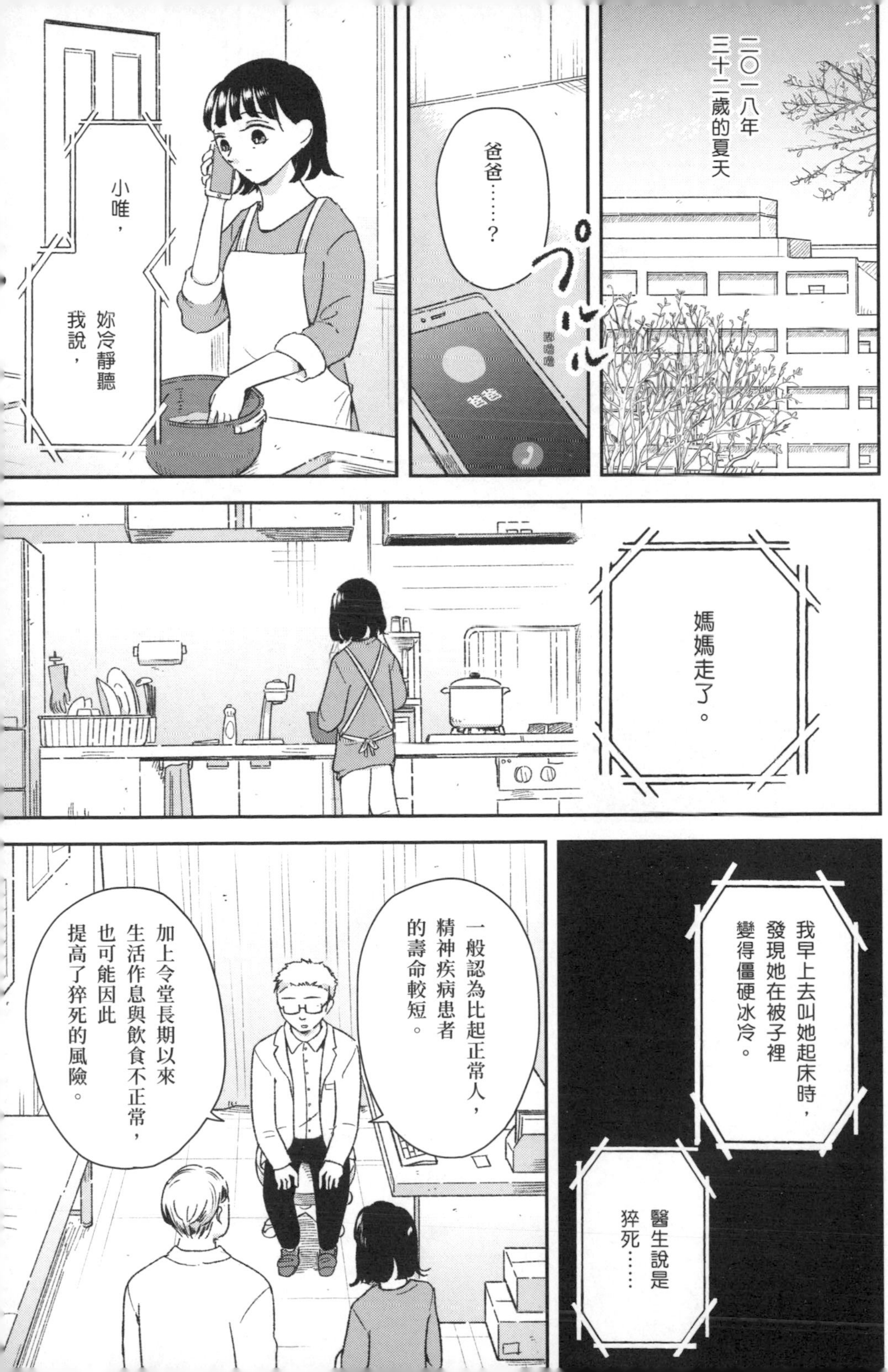
二〇一八年
三十二歲的夏天
プルル
爸爸
爸爸……？
小唯，妳冷靜聽我說，
媽媽走了。
我早上去叫她起床時，發現她在被子裡變得僵硬冰冷。
醫生說是猝死……
一般認為比起正常人，精神疾病患者的壽命較短。
加上令堂長期以來生活作息與飲食不正常，也可能因此提高了猝死的風險。

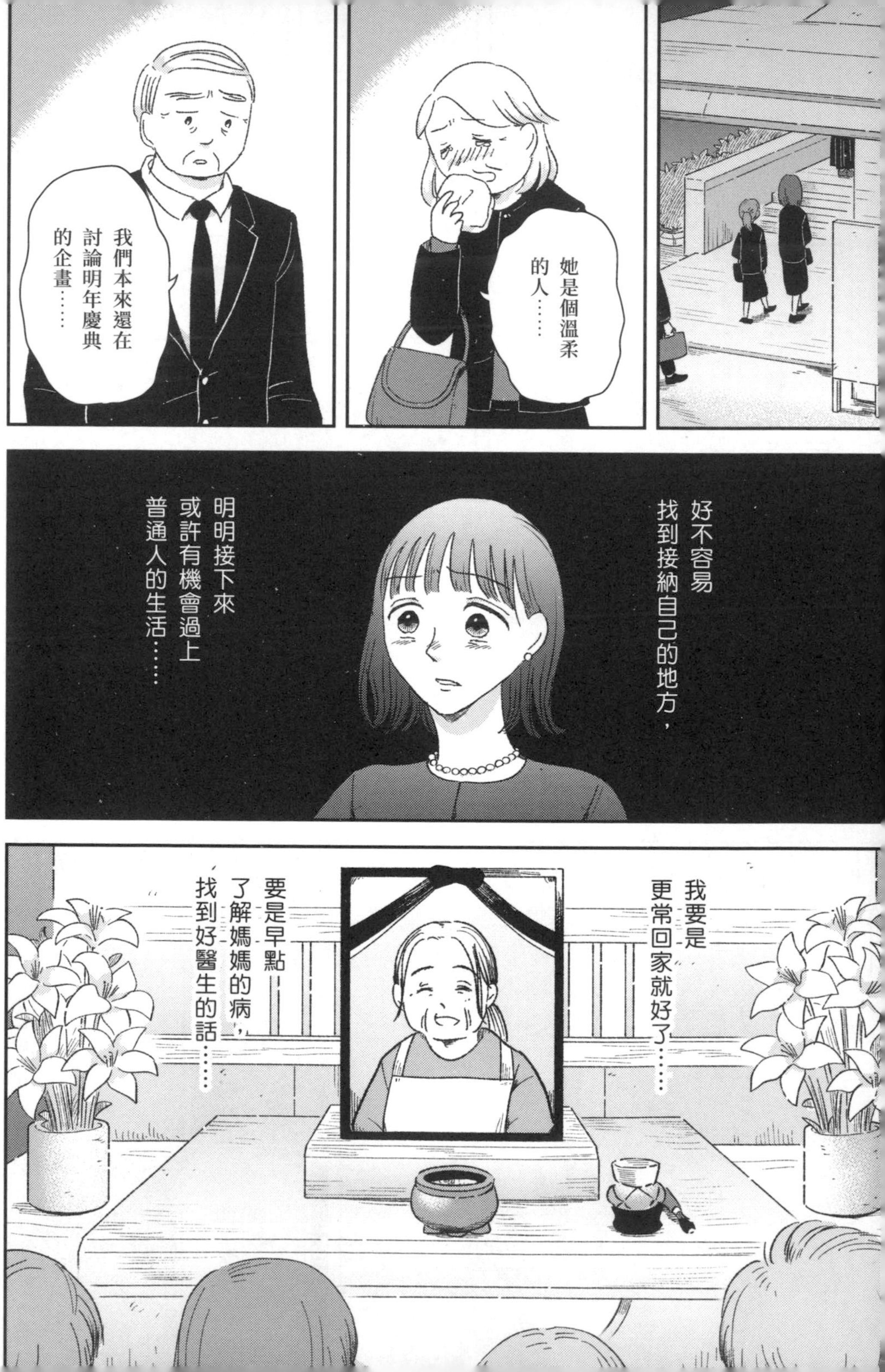
她是個溫柔的人……
我們本來還在討論明年慶典的企畫……
好不容易找到接納自己的地方，
明明接下來或許有機會過上普通人的生活……
我要是更常回家就好了……
要是早點了解媽媽的病，找到好醫生的話……

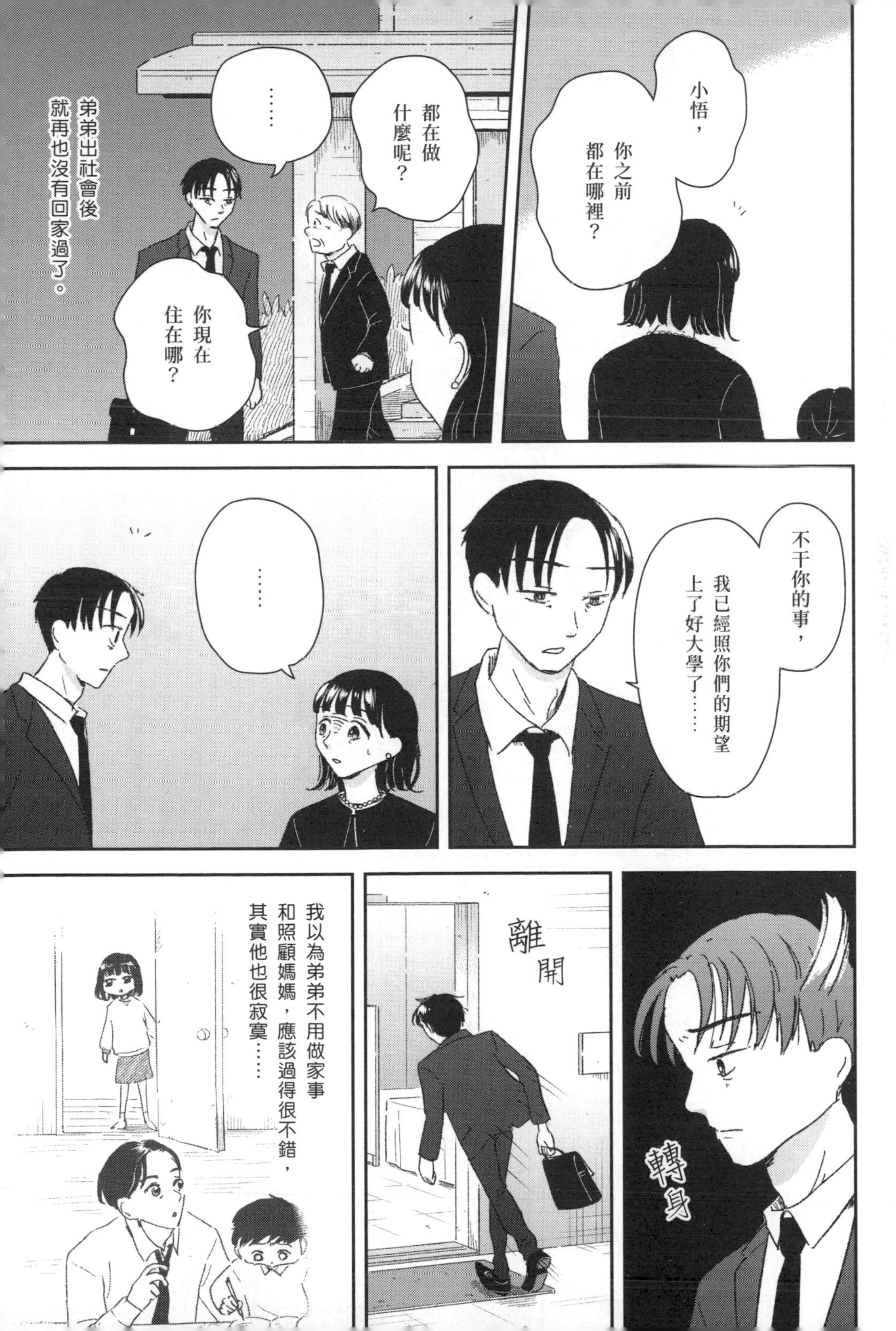
小悟，你之前都在哪裡？
都在做什麼呢？
……
你現在住在哪？
弟弟出社會後就再也沒有回家過了。
不干你的事，我已經照你們的期望上了好大學了……
……
轉身
離開
我以為弟弟不用做家事和照顧媽媽，應該過得很不錯，其實他也很寂寞……

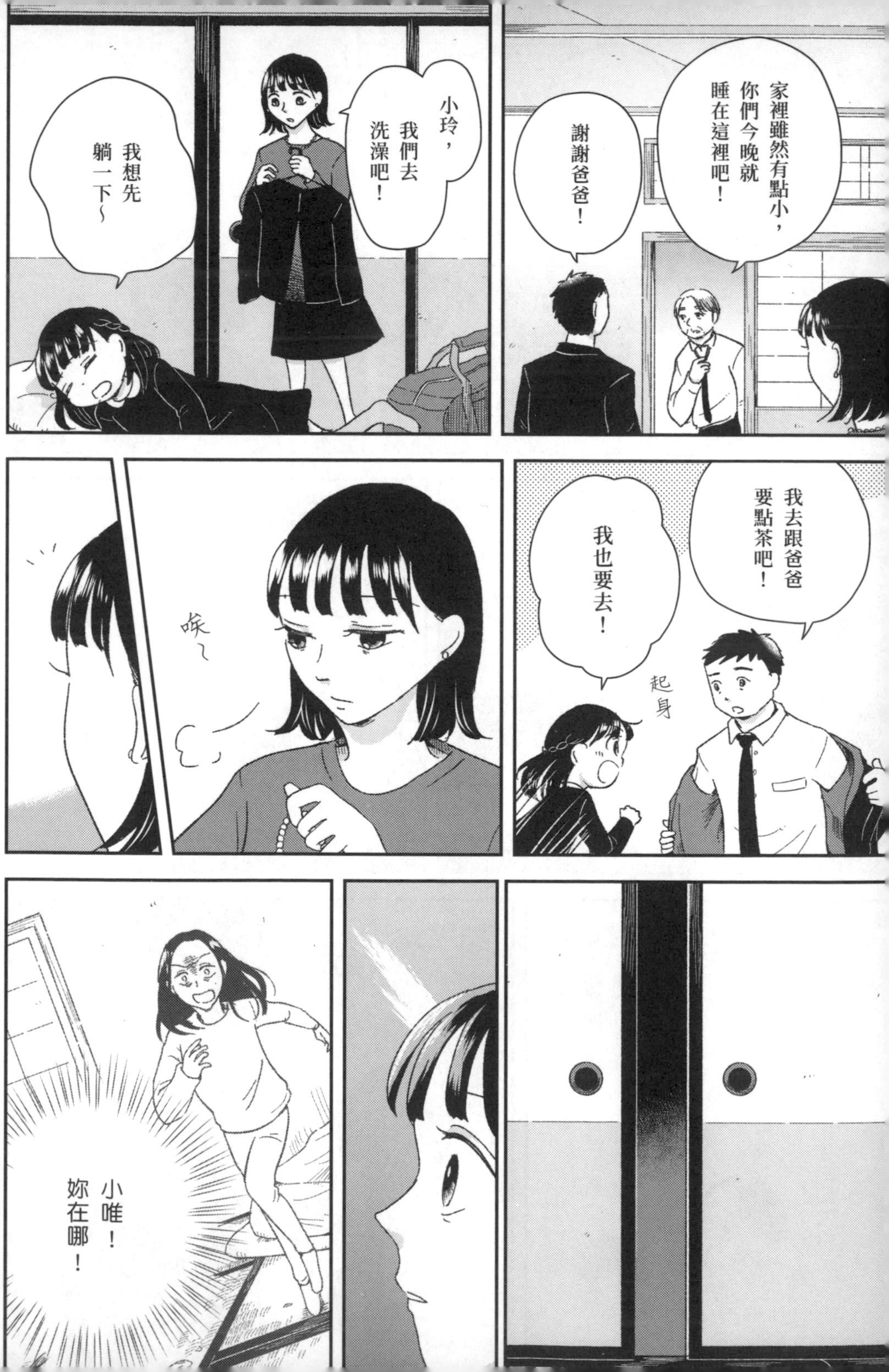
家裡雖然有點小，你們今晚就睡在這裡吧！
謝謝爸爸！
小玲，我們去洗澡吧！
我想先躺一下～
我去跟爸爸要點茶吧！
我也要去！
起身
唉～
小唯！妳在哪！

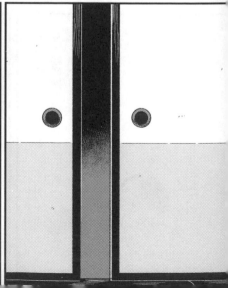

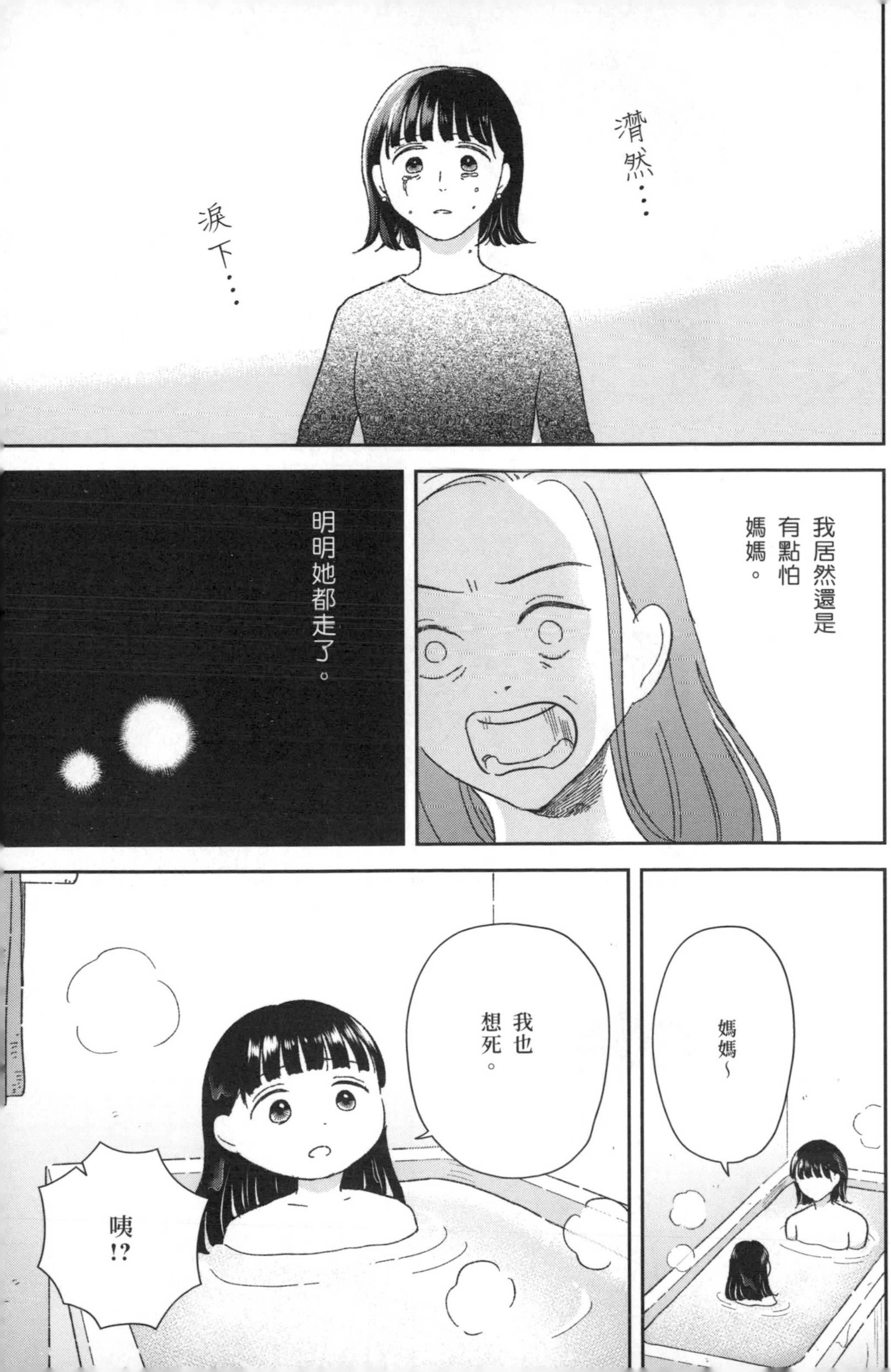
潸然……
淚下……
我居然還是有點怕媽媽。
明明她都走了。
媽媽~
我也想死。
咦!?

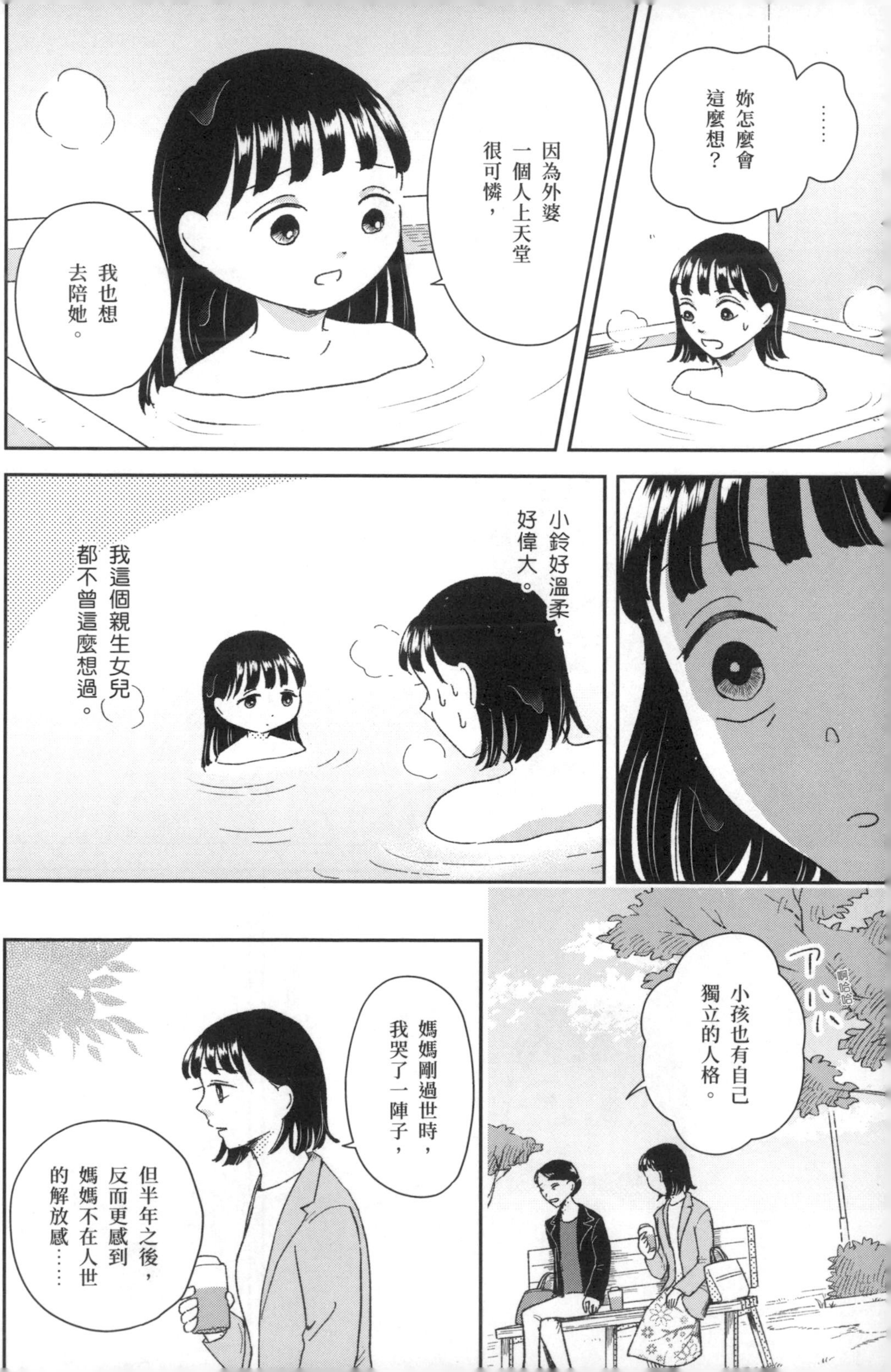
……
妳怎麼會這麼想？
因為外婆一個人上天堂很可憐，
我也想去陪她。
小鈴好溫柔，好偉大。
我這個親生女兒都不曾這麼想過。
啊哈哈
アハハ
小孩也有自己獨立的人格。
媽媽剛過世時，我哭了一陣子，
但半年之後，反而更感到媽媽不在人世的解放感……

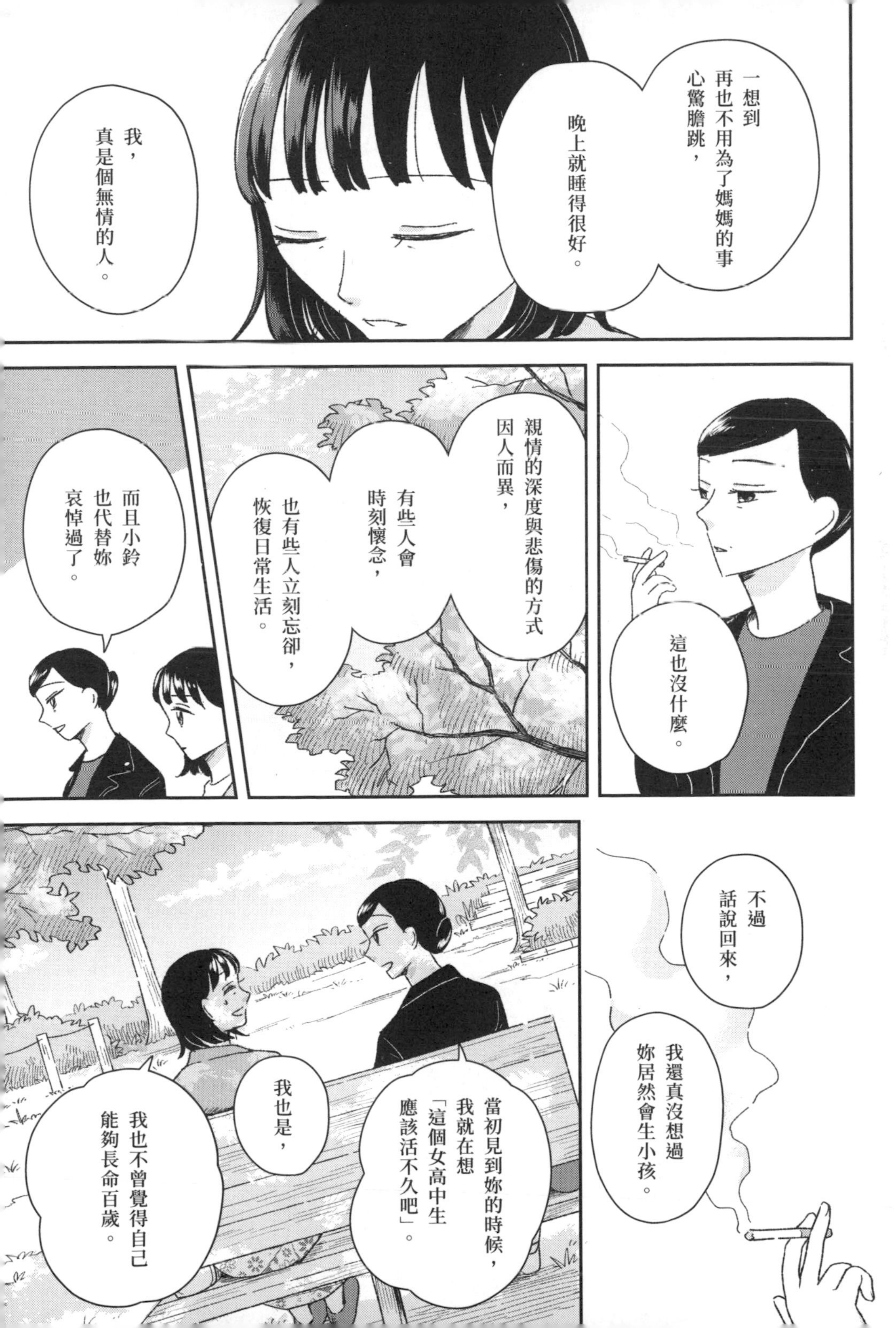
一想到再也不用為了媽媽的事心驚膽跳，
晚上就睡得很好。
我，真是個無情的人。
這也沒什麼。
親情的深度與悲傷的方式因人而異，
有些人會時刻懷念，
也有些人立刻忘卻，恢復日常生活。
而且小鈴也代替妳哀悼過了。
不過話說回來，
我還真沒想過妳居然會生小孩。
當初見到妳的時候，我就在想「這個女高中生應該活不久吧」。
我也是，
我也不曾覺得自己能夠長命百歲。

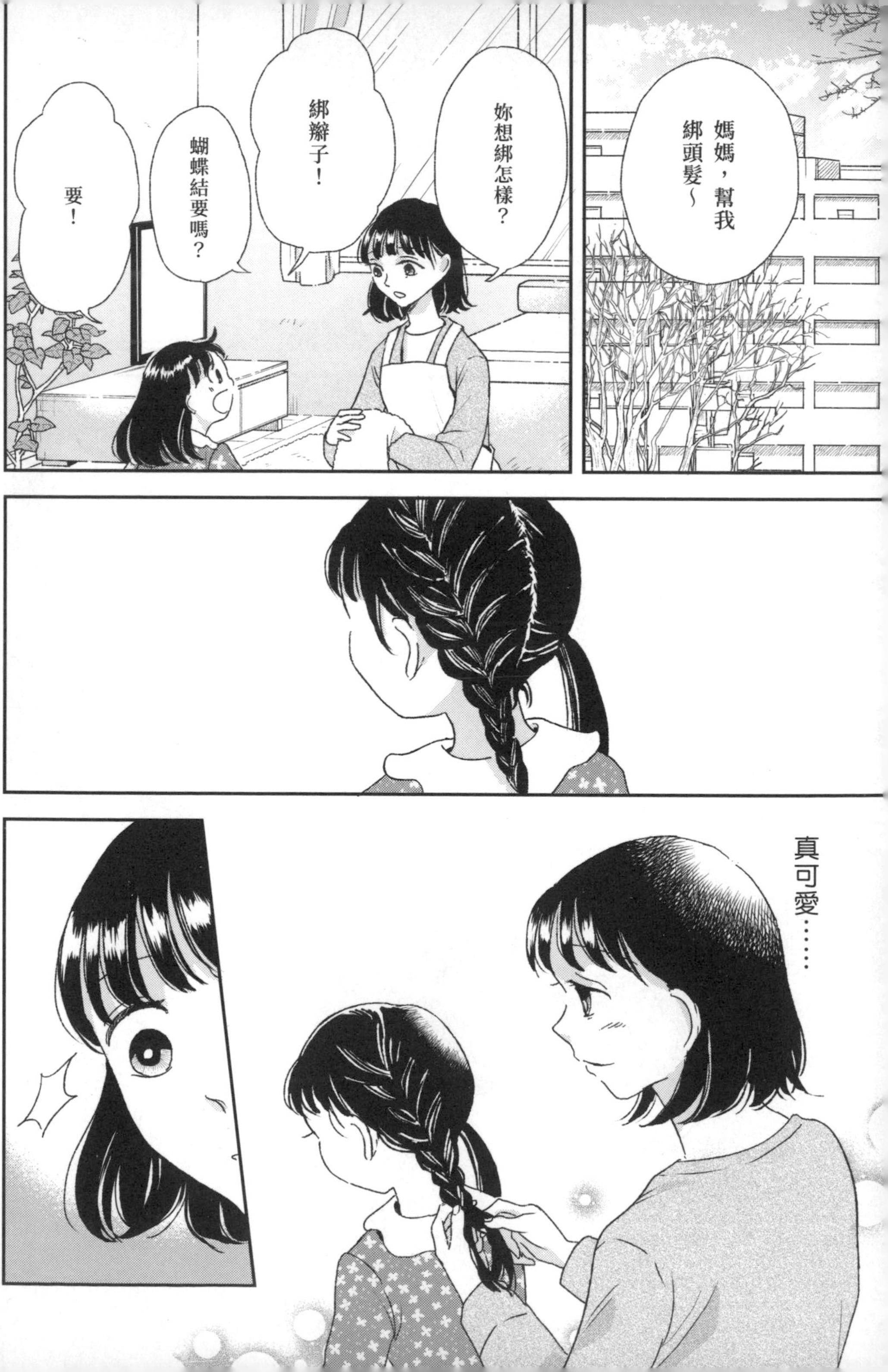
媽媽，幫我綁頭髮～
妳想綁怎樣？
綁辮子！
蝴蝶結要嗎？
要！
真可愛……

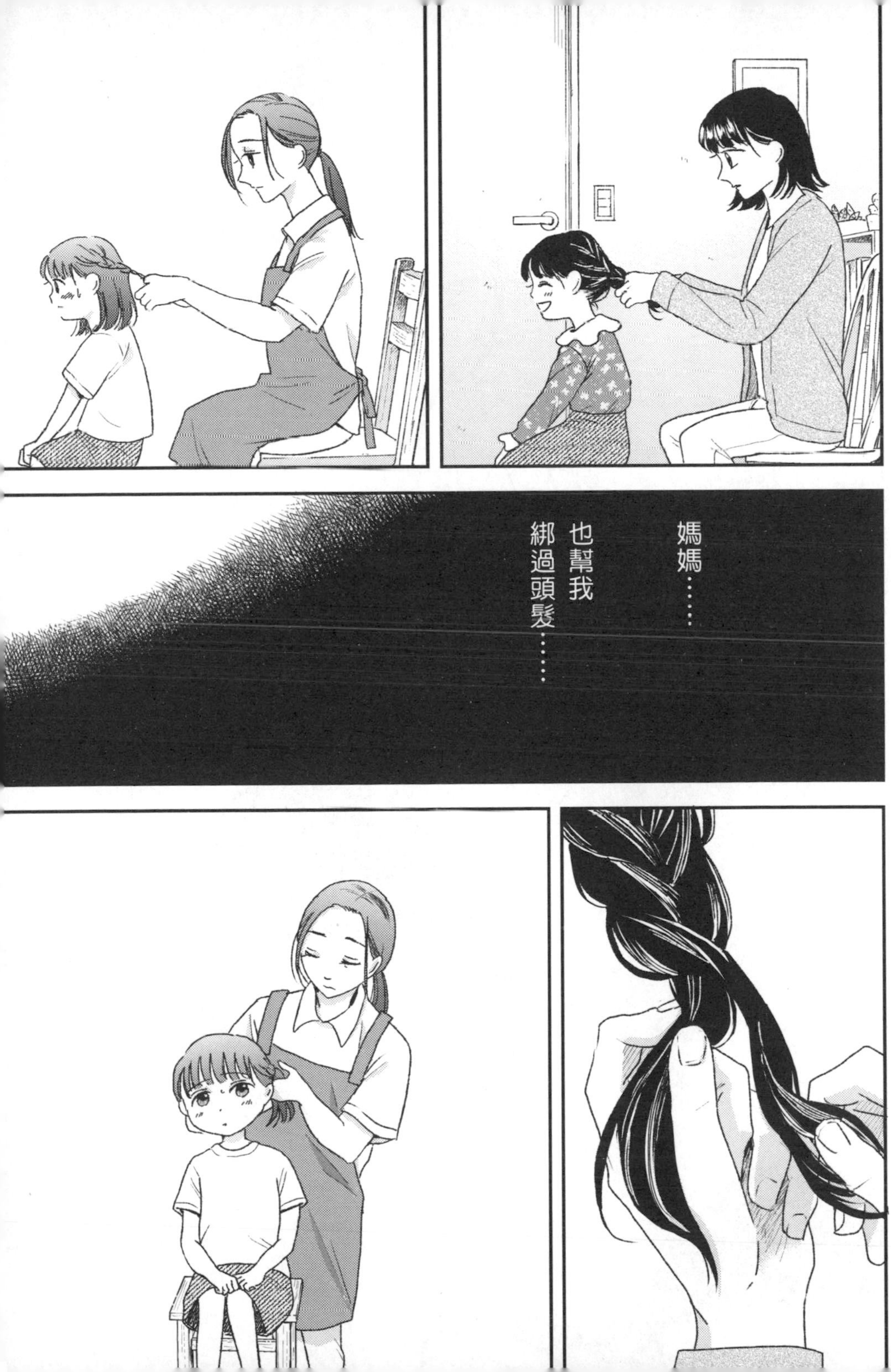
媽媽……
也幫我
綁過頭髮……

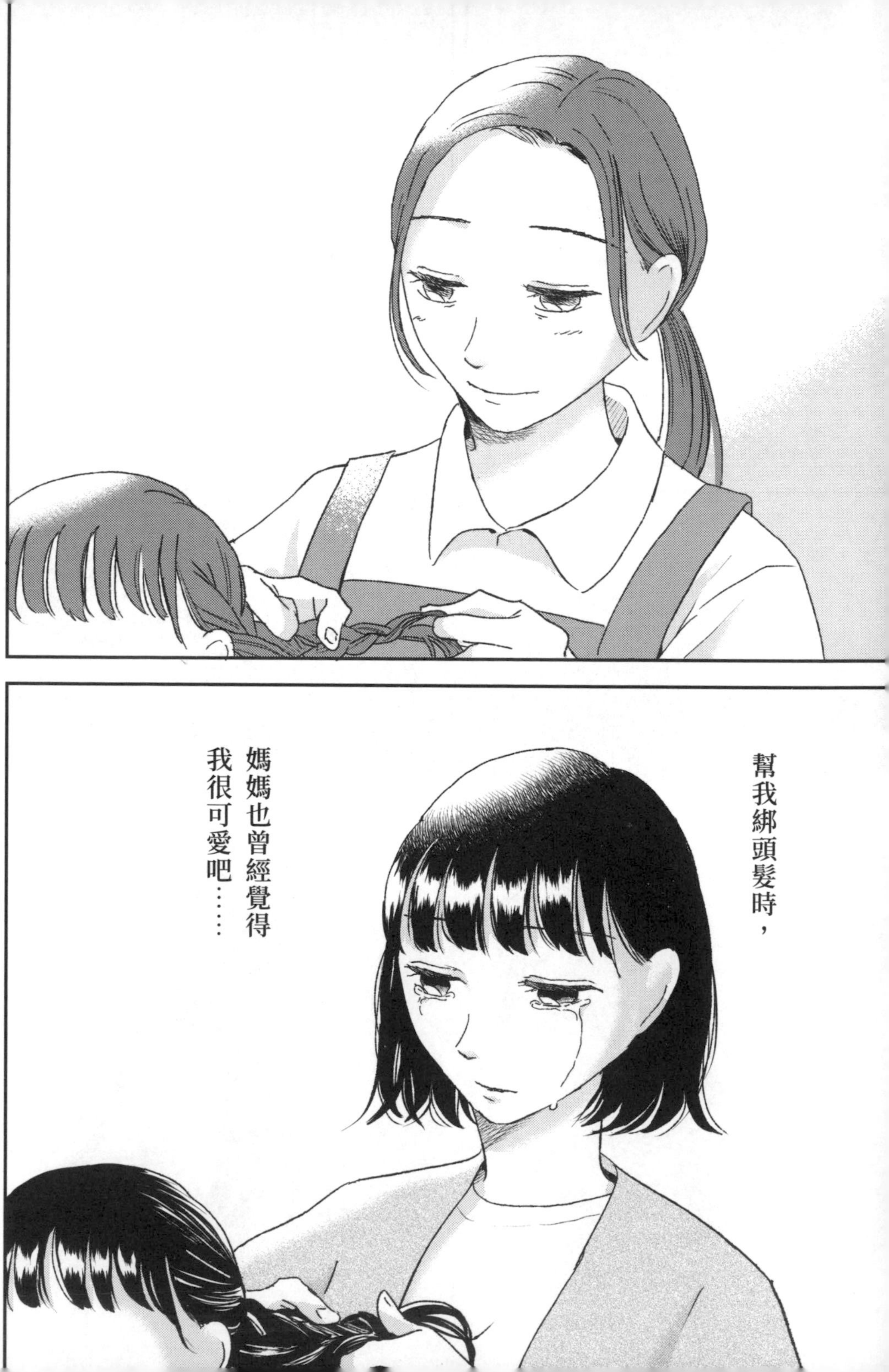

幫我綁頭髮時，
媽媽也曾經覺得我很可愛吧……

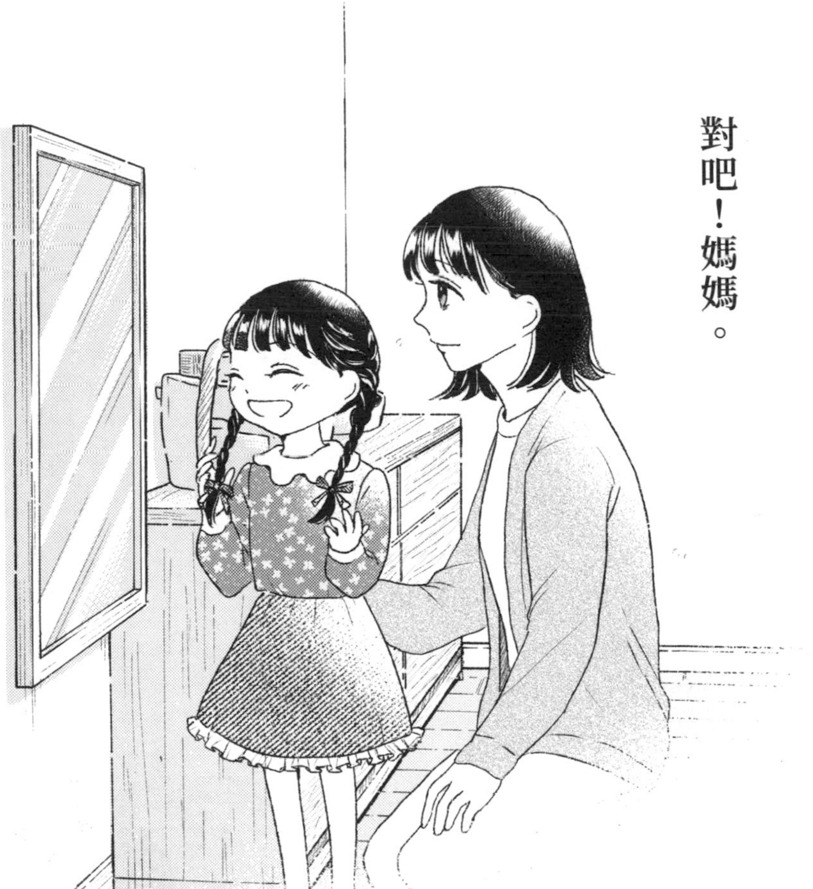
對吧！媽媽。

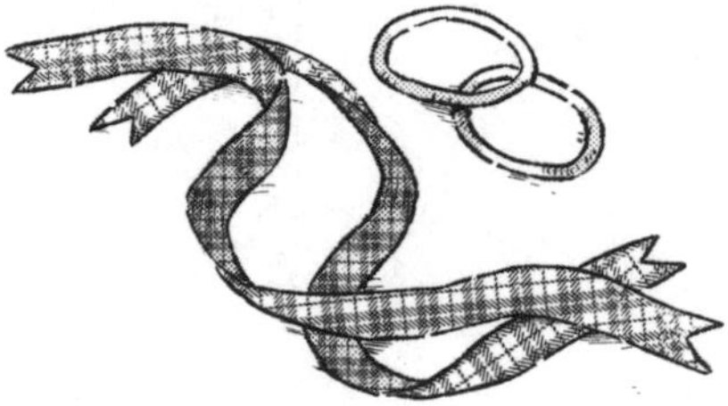

後記

大家好，我是作者水谷綠。

本書內容不完全是虛構。
雖然我為了避免相關人物遭到鎖定而有所改編，
但內容都是源自實際採訪的故事。
在採訪過程中，我在在因為受訪者的經歷而驚訝不已。
其實受訪者的體驗有時比收錄的內容更加艱辛，
只是礙於情節，不得不刪除。

採訪過程中，我發現其實「小孩的自尊心很強」。
這些兒少照顧者不想被同情，
做任何事前都會冷靜觀察對方是什麼樣的人，為何憤怒或喜悅。
因此描繪本書的大前提是著重兒童的心理韌性。

本書從兩年前開始採訪，過程一波三折，我也曾為此沮喪消沉。
但多虧我的編輯白川惠吾、我的偉大助手、傾聽我訴說煩惱的友人和家人，
以及撥冗受訪的眾多人士，本書才得以問世。
創作過程中，我感覺到眾人的力量。
在此由衷感謝本書的所有相關人員。

期盼讀者透過本書能多多少少獲得點什麼。

感謝大家閱讀本書。

社會福利中心

提供福利諮詢、補助、物資、
協助就醫、諮商、長照等資源，
保障兒少照顧者的就學權益、
人際互動及生涯發展。

官網：https://topics.mohw.gov.tw/SS/cp-4530-50091-204html

讓愛喘息～家庭照顧者關懷專線 0800-507272

衛生福利部提供的諮詢熱線。

官網：https://www.mohw.gov.tw/cp-2633-14643-1html

補充資訊

臺灣目前缺乏專為兒少照顧者設立的機構和團體，協助家庭照顧者的最大組織為「中華民國家庭照顧者關懷總會」。

中華民國家庭照顧者關懷總會

官網：https://www.familycare.org.tw

關於兒少照顧者的新聞稿：
https://www.familycare.org.tw/policy/11655

關懷 e 起來

發現兒少照顧者時的通報諮詢平台。

官網：https://ecare.mohw.gov.tw

國家圖書館出版品預行編目(CIP)資料

為了這個家，我殺了我自己：兒少照顧者的重生日記
水谷綠 作；陳令嫻 譯
初版；臺北市；遠流出版事業股份有限公司；2024.08
192面；14.8×21公分
譯自：私だけ年を取っているみたいだ。ヤングケアラーの再生日記
ISBN：978-626-361-755-1(平裝)

1.照顧者　2.醫學心理學　3.漫畫

410.14　113008199

S p e c i a l　T h a n k s

在此向下列人士表達由衷的謝意：

採訪對象
伊波奈津美（Hapinchu 沖繩）／川上佐知子／小林鯰奈（兒童 pia）
坂本拓（兒童 pia）／純／嶌田愛理沙／hachi
細尾千秋（NPO 法人 PULUSUALUHA）／桃子（Mothers Dialogue Cafe）

審定
小瀨古伸幸（居訪護理站 minori）
村上純一（琵琶湖醫院）

審定、專欄執筆
橫山惠子（橫濱創英大學）

作畫協力
I／SHIMAKUMA／廣木素數

以及其他不吝提供協助的各界人士。
再次感謝各位。

為了這個家，我殺了我自己：兒少照顧者的重生日記

私だけ年を取っているみたいだ。ヤングケアラーの再生日記

作者	水谷綠（Midori Mizutani）
譯者	陳令嫻
主編	陳子逸
封面設計	大梨設計
校對	魏秋綢
特約行銷	劉妍伶
發行人	王榮文
出版發行	遠流出版事業股份有限公司
	104 臺北市中山北路一段11號13樓
	電話／(02) 2571-0297
	傳真／(02) 2571-0197
	劃撥／0189456-1
著作權顧問	蕭雄淋律師
初版一刷	2024年8月1日
初版二刷	2024年9月9日
定價	新臺幣320元
ISBN	978-626-361-755-1

遠流博識網

www.ylib.com

Email: ylib@ylib.com